Onderwijs in wetenschap

Lesbrieven voor paramedici

Onderwijs in wetenschap

Lesbrieven voor paramedici

dr. R.W.J.G. Ostelo
dr. A.P. Verhagen
prof. dr. ir. H.C.W. de Vet

Derde, herziene druk

Bohn
Stafleu
van Loghum

Springer Media

Houten 2012

ISBN 978 90 313 91677
NUR 801

Ontwerp omslag: Bottenheft, Marijenkampen
Ontwerp binnenwerk: Studio Bassa, Culemborg
Automatische opmaak: Pre Press Media Groep, Zeist

Eerste druk, 2002
Tweede herziene druk, 2006
Derde herziene druk, 2012

Springer Media
Het Spoor 2
Postbus 246
3990 GA Houten

www.bsl.nl

Inhoud

Redacteuren en auteurs

Redacteuren

R.W.J.G. Ostelo
Afdeling Epidemiologie & Biostatistiek, VU medisch centrum, Amsterdam; Afdeling Gezondheidswetenschappen, Vrije Universiteit Amsterdam, EMGO+ Instituut, Amsterdam

A.P. Verhagen
Instituut Huisartsgeneeskunde, Erasmus Medisch Centrum, Rotterdam; Lectoraat Diagnostiek, Avans Hogeschool, Breda

H.C.W. de Vet
Afdeling Epidemiologie & Biostatistiek, VU medisch centrum, Amsterdam, EMGO+ Instituut, Amsterdam

Auteurs

M. van den Akker
Capaciteitsgroep Huisartsgeneeskunde, Universiteit Maastricht, Maastricht

H.J.M. van Beek
BMC Advies Management, Amersfoort

J. van den Berg
Amsterdamse Hogeschool voor Paramedische Opleidingen, Hogeschool van Amsterdam, Amsterdam

M.Y. Berger
Instituut Huisartsgeneeskunde, Erasmus Medisch Centrum, Rotterdam

A.J.H.M. Beurskens
Kenniskring Autonomie en Participatie, Hogeschool Zuyd, Heerlen

R.A. de Bie
Capaciteitsgroep Epidemiologie, Universiteit Maastricht, Maastricht

J.A.J. Borghouts
Opleiding Fysiotherapie, Avans Hogeschool, Breda

L.B. Borghouts
Fontys Sporthogeschool, Tilburg

J.E. Bosmans
Afdeling Gezondheidswetenschappen, Vrije Universiteit Amsterdam, EMGO+ Instituut, Amsterdam

M.W. Heymans
Afdeling Epidemiologie & Biostatistiek, VU medisch centrum, Amsterdam; Afdeling Gezondheidswetenschappen, VU Amsterdam; EMGO+ Instituut, Amsterdam

A. Kinébanian
Opleiding Ergotherapie, Amsterdamse Hogeschool voor Paramedische Opleidingen, Hogeschool van Amsterdam, Amsterdam

A.J.A. Köke
Zorggroep Adelante, Hoensbroek

P. Leffers
Capaciteitsgroep Epidemiologie, Universiteit Maastricht, Maastricht

A.F. Lenssen
Capaciteitsgroep Epidemiologie, Universiteit Maastricht; Afdeling Fysiotherapie, Academisch Ziekenhuis Maastricht; Opleiding Fysiotherapie, Hogeschool Zuyd, Heerlen

I. Logghe
Opleiding Fysiotherapie, Avans Hogeschool, Breda

Y.C.M. Nelissen-de Vos
Faculteit Gezondheidszorg, Hogeschool Zuyd, Heerlen

F. van Nes
Lectoraat Paramedische zorg, Amsterdamse Hogeschool voor Paramedische Opleidingen, Hogeschool van Amsterdam, Amsterdam

L. van Oort
Opleiding Fysiotherapie en Lectoraat Diagnostiek, Avans Hogeschool, Breda

R. van Peppen
Hogeschool Utrecht, Utrecht

J.J.M. Pool
Master opleiding Fysiotherapie, Hogeschool Utrecht, Utrecht

A. Rademaker
Opleiding Fysiotherapie, Avans Hogeschool, Breda

T. Satink
Opleiding Ergotherapie, Hogeschool Arnhem, Nijmegen

R.J.P.M. Scholten
Dutch Cochrane Centre, Academisch Medisch Centrum, Amsterdam

N. Smidt
Afdeling Klinische Epidemiologie en Biostatistiek, Amsterdam Medisch Centrum, Amsterdam

R. Swinkels
Kenniskring Autonomie en Participatie, Hogeschool Zuyd, Heerlen

M.W. van Tulder
Afdeling Epidemiologie & Biostatistiek, VU medisch centrum, Amsterdam; Afdeling Gezondheidswetenschappen, VU Amsterdam; $EMGO^+$ Instituut, Amsterdam

J. Twisk
Afdeling Epidemiologie & Biostatistiek, VU medisch centrum, Amsterdam; Afdeling Gezondheidswetenschappen, VU Amsterdam; $EMGO^+$ Instituut, Amsterdam

M.F. van Wier
Afdeling Epidemiologie & Biostatistiek, VU medisch centrum, Amsterdam; Afdeling Gezondheidswetenschappen, VU Amsterdam; $EMGO^+$ Instituut, Amsterdam

P.M.J.C. Wolters
Faculteit Gezondheidszorg, Hogeschool Zuyd, Heerlen

Woord vooraf

De kwaliteit van de gezondheidszorg hangt sterk af van de mate waarin deze wetenschappelijk onderbouwd is. De verantwoordelijkheid van de in de zorg werkzame beroepsgroepen is daarbij groot. Of het nu gaat om diagnostiek, therapie, of prognostiek, telkens heeft men te maken met het tweerichtingsverkeer van twee belangrijke processen: de vertaling van beschikbare wetenschappelijke kennis naar de individuele zorg enerzijds, en het vanuit de zorg bijdragen aan de verdere ontwikkeling van die kennis anderzijds.

Het handelen in het individuele contact met de patiënt is nauw verbonden met cumulatie van kennis: iedere volgende patiënt wordt gezien tegen de achtergrond van kennis over en ervaring met 'groepen van vergelijkbare patiënten'. Daarbij kan het gaan om ervaringen met eigen patiënten uit het verleden, om kennis vanuit de opleiding of leerboeken, om wat men van collega's of uit de media hoort, en om wat zich via wetenschappelijke tijdschriften en het internet aandient. De onderzoeksmethodologie biedt daarbij het samenstel van spelregels dat garant moet staan voor een verantwoorde selectie, opbouw en bijstelling van wetenschappelijke kennis, en voor het daarbij scheiden van het kaf van het koren. 'Wetenschappelijk' houdt dan in dat het gaat om de productie van kennis die generaliseerbaar is, dat wil zeggen, van toepassing is op vergelijkbare patiënten met vergelijkbare problemen.
Wetenschappelijk onderzoek en onderzoeksmethodologie zijn van belang voor elke discipline in de gezondheidszorg, en voor iedere (toekomstige) hulpverlener. Het is daarom verheugend dat in de paramedische opleidingen en de na- en bijscholing van paramedici steeds meer aandacht wordt besteed aan de methodologie van wetenschappelijk onderzoek.
Hoewel onderzoeksmethodologie een universeel karakter heeft en er geen aparte onderzoeksmethodologie voor paramedische zorg bestaat, is het van groot belang dat dit boek zich speciaal richt tot de doelgroep van toekomstige paramedische hulpverleners en reeds in de praktijk werkzame paramedici. Weliswaar is het onderzoek in het paramedische veld in de afgelopen decennia goed op gang gekomen, ten opzichte van het medische onderzoek is er nog steeds een achterstand in te halen. Een voorwaarde daarvoor is dat de principes en methoden van wetenschappelijk denken en wetenschappelijk onderzoek gemeengoed zijn onder de paramedische beroepsbeoefenaren. Daarbij dient men niet aangewezen te zijn op boeken die geschreven zijn voor geneeskundige of gedragswetenschappelijke doelgroepen. Het is veel beter als de ervaringen met het onderzoek in het paramedisch veld zelf in de leerstof zijn verweven, en dat gebruikte voorbeelden aan dat veld ontleend zijn. Daardoor wordt de stof veel toegankelijker, en wordt de relevantie ervan voor de paramedische zorg veel duidelijker zichtbaar.

Dit boek is gebaseerd op een serie 'Lesbrieven' over wetenschappelijk onderzoek gepubliceerd in het *Nederlands Tijdschrift voor Fysiotherapie*. Het biedt een veelomvattend overzicht van de 'state of the art' van de methodologie van wetenschappelijk onderzoek, aan de hand van ervaringen en voorbeelden vanuit de paramedische zorg. Probleem- en vraagstelling, de onderzoeksopzet, meetmethoden, data-analyse, de interpretatie van onderzoeksresultaten, en het herkennen en waar mogelijk vermijden van valkuilen, het komt allemaal aan bod. Ook wordt aandacht besteed aan het optimaal benutten van reeds eerder uitgevoerde en gepubliceerde studies, door middel van systematisch literatuuronderzoek. Ten slotte wordt ook de economische evaluatie niet vergeten: wegen de effecten van een bepaalde behandeling wel op tegen de belasting van patiënten en de kosten die ermee gemoeid zijn?

Voor de kwaliteit van dit boek staat garant dat de auteurs ervaren onderzoekers zijn afkomstig uit dan wel sterk betrokken bij het paramedisch veld. In zekere zin waren zij pioniers, die veelal op eigen kracht en door onderlinge samenwerking hun weg in het onderzoek hebben gevonden, en nu optimale voorwaarden willen scheppen voor diegenen die zelf onderzoek willen gaan doen. Met dit boek in de hand kunnen zij vlot doordringen tot de kern van het metier van het patiëntgebonden onderzoek. Zij kunnen dan zelf aan de slag met het verder wetenschappelijk ontginnen van ervaringskennis, met het scheiden van kaf van koren, en verdere ontwikkeling en wetenschappelijke onderbouwing van de paramedische zorg. Maar dit boek is evenzeer van belang voor (toekomstige) praktiserende beroepsbeoefenaren. Dit boek kan hen leren hoe zij de wetenschappelijke literatuur kritisch kunnen lezen en beoordelen, en kan hen steun bieden bij het bijhouden en uitbouwen van hun kennis en bij het selecteren van relevante en kwalitatief verantwoorde wetenschappelijke literatuur. Het boek zal vele beroepsbeoefenaren ook stimuleren om aan onderzoek mee te werken en daar eventueel in de toekomst zelf meer aan te gaan doen. Onderzoek biedt de paramedicus practicus niet alleen de mogelijkheid om vanuit de ervaring bij te dragen aan de cumulatie van kennis ten behoeve van goede zorg, maar het is ook leuk en motiverend, en houdt je scherp.

De samenstellers en auteurs hebben een prachtig boek gecomponeerd. Ik wens het boek een behouden vaart, en zijn gebruikers een succesvolle expeditie in de boeiende wereld van het wetenschappelijk onderzoek.

Prof. dr. J.A. Knottnerus
voorzitter Gezondheidsraad en hoogleraar Huisartsgeneeskunde aan de Universiteit Maastricht
juli 2002

Van de redactie bij de eerste druk

Enkele jaren geleden zijn de opleidingen voor fysiotherapie, met wisselend enthousiasme, het thema onderzoeksmethodologie op gaan nemen in hun curriculum. Tegelijkertijd ontstond er ook vanuit het beroepsveld zelf de behoefte om meer inzicht te krijgen in bepaalde begrippen en concepten van wetenschappelijk onderzoek. Dit alles gebeurde onder invloed van 'verwetenschappelijking' van de fysiotherapie. Een soortgelijke beweging was ook waar te nemen bij veel andere paramedische beroepsgroepen. Naar aanleiding van een vraag aan de redactie van dit boek (toen nog allen medewerkers van de Capaciteitsgroep Epidemiologie van de Universiteit Maastricht) om een educatief artikel over de principes van diagnostisch meten te schrijven, verscheen er in 1998 een eerste 'Lesbrief' in het *Nederlands Tijdschrift voor Fysiotherapie*. Deze werd enthousiast ontvangen door zowel het werkveld als door verschillende opleidingen. Een belangrijke reden hiervoor was het tot dan toe ontbreken van toegankelijke literatuur over de methoden van wetenschappelijk onderzoek voor paramedici. Na één lesbrief volgde al snel een tweede en de auteurs werden aangemoedigd door Anton de Wijer, de hoofdredacteur van het *Nederlands Tijdschrift voor Fysiotherapie*, om na te denken over een hele reeks van zulke lesbrieven die mogelijk later gebundeld zouden kunnen worden. De eerste lesbrief droeg als ondertitel 'De ver van mijn bed show' en zo voelde dit plan toen ook nog. Echter, gaandeweg slaagden wij erin een steeds grotere groep auteurs bij dit hele project te betrekken en werden er steeds meer lesbrieven gepubliceerd. Het werd steeds duidelijker dat een boek wel degelijk mogelijk was. Het product ligt nu voor u.
De redactie claimt niet dat dit boek baanbrekend werk bevat. De kracht van dit boek ligt in het feit dat de basisprincipes van wetenschappelijk onderzoek nu bij elkaar zijn gebracht en toegespitst zijn op de paramedische beroepsgroep. Daarom is dit boek zowel in de verschillende hbo-opleidingen te gebruiken als bij de na- en bijscholingscursussen die veel paramedische beroepsgroepen in toenemende mate organiseren voor hun leden. Uiteraard is het ook geschikt voor zelfstudie.
Om de toegankelijkheid te vergroten, heeft de redactie geprobeerd zo veel mogelijk gebruik te maken van Nederlandse terminologie. Echter, sommige termen worden toch in hun Engelse vorm gehanteerd omdat ze nu eenmaal zo zijn ingeburgerd. De term 'evidence-based' is daar een voorbeeld van. Een andere taalkundige worsteling was de persoonsvorm waarin we zouden schrijven. Het gedrocht 'hij/zij' vonden we uiteindelijk toch niet acceptabel en de keuze is gevallen op het gangbare 'hij'. We willen hierbij echter nadrukkelijk stellen dat overal waar in dit boek 'hij' staat ook 'zij' gelezen kan worden.

Tot slot: met zo'n groep auteurs achter ons en nog zo veel 'paramedisch-relevante' aspecten die middels een lesbrief nader toegelicht kunnen worden, is het zeer goed mogelijk dat de reeks lesbrieven voorlopig doorgaat. Daarnaast verandert ook de wetenschap zelf voortdurend door nieuwe inzichten. Beide aspecten maken dat wij ons over een tijdje wellicht genoodzaakt zien dit boek te herzien en/

of verder uit te breiden. Wellicht staan er ook nog fouten in, ondanks nauwkeurige controles. Daarom willen wij de lezer van harte uitnodigen om ons reacties te sturen om ons zo te helpen onze eigen 'blinde vlekken' zichtbaar te maken.

Veel leesplezier.
Maastricht, Rotterdam, Amsterdam
juli 2002

Van de redactie bij de tweede druk

De reeks 'Lesbrieven' is inderdaad doorgegaan. Als hoofdredactrice van het *Nederlands Tijdschrift voor Fysiotherapie* ondersteunde Els van den Ende de voortzetting van deze rubriek en dit zal de trouwe lezers van het tijdschrift niet zijn ontgaan. De lesbrieven hebben zelfs internationale belangstelling gekregen. Enkele lesbrieven zijn namelijk verschenen als 'Research Notes' in het *Australian Journal for Physiotherapy*. Verder heeft het boek ook in Nederland zijn weg gevonden naar de verschillende opleidingen en andere belangstellenden.

De reden dat de reeks is voortgezet, heeft te maken met het feit dat er diverse relevante onderwerpen niet waren opgenomen in de eerste druk en dat bij bepaalde onderwerpen verdere verdieping noodzakelijk was. Vandaar deze tweede druk. De opzet van het boek is in grote lijnen gehandhaafd, maar er zijn enkele wijzigingen en uitbreidingen.

De eerste wijziging betreft de titel. De ontstaansgeschiedenis van de reeks Lesbrieven heeft ertoe geleid dat de eerste druk van dit boek de ondertitel: 'Lesbrieven voor de fysiotherapeut' meekreeg. Omdat in dit boek de onderzoeksmethodologie centraal staat en de eisen die men aan kwalitatief goed wetenschappelijk onderzoek stelt onafhankelijk zijn van een specifieke beroepsgroep, is dit boek voor een breder publiek relevant. Om dit te benadrukken is nu gekozen voor de ondertitel: 'Lesbrieven voor paramedici'.

Een tweede verandering die hiermee nauw samenhangt, is dat er enkele nieuwe relevante onderwerpen zijn opgenomen. De basisprincipes van kwalitatief onderzoek zijn nu beschreven. Voor bepaalde typen onderzoeksvragen in de paramedische zorg is het namelijk van belang kwalitatieve onderzoeksmethoden toe te passen. In de toekomst hopen we dit onderwerp nog verder te kunnen uitbreiden. Verder is het onderwerp prognostiek nu ook opgenomen. Tot slot is er nu ook aandacht voor de praktische kant van wetenschappelijk onderzoek. Het stappenplan wordt beschreven, waardoor de beginnend onderzoeker ook handvatten krijgt voor de uitvoering van wetenschappelijk werk.

Naast deze nieuwe onderwerpen zijn ook een paar onderwerpen verder uitgediept. Dat betreft met name de statistiek en de interpretatie van resultaten van wetenschappelijk onderzoek. We zijn van mening dat hierdoor deze onderwerpen, die traditioneel als lastig worden ervaren, op een toegankelijke wijze worden behandeld.

Amsterdam/Rotterdam
januari 2006

Van de redactie bij de derde druk

Er zijn diverse wijzigingen aangebracht ten opzichte van de vorige druk. Ten eerste zijn veel hoofdstukken geactualiseerd. Dit is met name het gevolg van voortschrijdend inzicht over de manier waarop wetenschappelijk onderzoek optimaal uitgevoerd dient te worden. In de hoofdstukken over meten, diagnostiek en predictie zijn de veranderingen het meest ingrijpend. Daarnaast zijn er ook op het gebied van de systematische review nieuwe ontwikkelingen die nu hun plek hebben gekregen in dit boek. Tot slot is ook in de wet- en regelgeving aangaande mensgebonden onderzoek de laatste tijd veel veranderd, en hoewel dit boek niet over wet- en regelgeving gaat, wilden we dit toch op zijn minst aanstippen in het hoofdstuk over het Stappenplan voor het opzetten en uitvoeren van kwantitatief wetenschappelijk onderzoek.
Daarnaast zijn er nu per onderdeel leerdoelen geformuleerd, zodat de lezer makkelijker kan testen of de leerstof in voldoende mate wordt beheerst.
Mocht u nog onvolkomenheden aantreffen in dit boek, dan stellen we het zeer op prijs als u ons daarop wilt attenderen. We houden ons natuurlijk altijd aanbevolen voor verdere suggesties voor verbeteringen.

Amsterdam/Rotterdam
januari 2012

Inleiding

'Bezint eer ge begint' is een goede raad voor eenieder die zich bezighoudt met wetenschappelijk onderzoek. Dat geldt voor kwalitatief én voor kwantitatief onderzoek. Zowel degene die van plan is zelf onderzoek uit te voeren als degene die gebruik wil maken van de resultaten van wetenschappelijk onderzoek moeten starten vanuit een duidelijke onderzoeksvraag. Als van tevoren niet goed wordt afgebakend waarnaar men op zoek is in de literatuur, gaat men veel te veel lezen. Het onvermijdelijke gevolg is dat men op een gegeven moment door de bomen het bos niet meer ziet. Een goede focus op de relevante patiëntengroep, interventies en uitkomstmaten is belangrijk. Ook bij het uitvoeren van onderzoek is een goede onderzoeksvraag het beginpunt. Dit houdt in dat de vraag duidelijk en eenduidig is, én goed te operationaliseren. De onderzoeksvraag moet afkomstig zijn uit of aansluiten bij de dagelijkse praktijk van paramedici. Dat biedt de garantie dat de resultaten van het onderzoek ook in de praktijk kunnen worden toegepast. De mate waarin van tevoren vaststaat hoe het onderzoek precies gaat verlopen kan wel verschillen tussen kwalitatief onderzoek en kwantitatief onderzoek. Deze verschillen zullen in de desbetreffende hoofdstukken nader worden toegelicht. In beide gevallen dient vóór aanvang van het onderzoek ook te worden bedacht met welke onderzoeksopzet de onderzoeksvraag het best kan worden beantwoord en welke consequenties dat heeft voor het aantal deelnemers dat men nodig heeft. Dit is tevens het moment waarop moet worden bedacht hoe men de deelname aan het onderzoek kan maximaliseren om zo veel mogelijk deelnemers in het onderzoek te houden. Uit de hoofdstukken 1 t/m 6 blijkt dat de slagingskans van een onderzoek wordt bepaald door een weldoordachte opzet van het onderzoek.

Leerdoelen

Na bestudering van de hoofdstukken 1 t/m 6 is de lezer in staat om:

- de uitgangspunten van evidence-based practice te beschrijven;
- de drie componenten die evidence-based practice incorporeert te benoemen;
- verschillende vormen van wetenschappelijk bewijs te onderscheiden;
- een aantal knelpunten bij de implementatie van wetenschappelijk bewijs te benoemen;
- het basisschema van een gerandomiseerd effectonderzoek te schetsen en de belangrijkste kenmerken uit te leggen;

- de verschillen tussen experimentele en niet-experimentele studies te beschrijven en de belangrijkste onderzoekdesigns te benoemen;
- het begrip confounding uit te leggen;
- voor een eenvoudige vraagstelling van een kwantitatieve studie een stappenplan op te stellen en uit te werken;
- de belangrijkste vormen van kwalitatief onderzoek uit te leggen;
- de belangrijkste verschillen tussen kwantitatief en kwalitatief onderzoek te benoemen;
- de kwaliteitscriteria voor kwantitatief en kwalitatief onderzoek te benoemen en uit te leggen;
- uit te leggen wat een aselecte steekproef trekken inhoudt;
- een aantal strategieën te benoemen om de patiënteninstroom in een kwantitatieve studie te maximaliseren;
- een aantal strategieën te benoemen om in de analyse met uitvallers om te gaan.

1 Evidence-based practice: een inleiding

R.W.J.G. Ostelo, R.A. de Bie, A.F. Lenssen en A.P. Verhagen

In de zeventiende eeuw had de Britse Marine een serieus probleem: er stierven meer soldaten ten gevolge van scheurbuik dan ten gevolge van vijandelijke ontmoetingen. Omdat het vervelend is je leger al kwijt te zijn voordat de strijd begonnen is, wilde men dit probleem aanpakken. De Britse admiraliteit verzocht James Lind (Brits marinearts) om dit probleem te bestuderen en op te lossen. Na een uitgebreide zoektocht in de gepubliceerde studies (waar volgens Lind veel 'rubbish' tussen zat) kwam Lind tot de conclusie dat er zes potentieel effectieve interventies waren. Vervolgens selecteerde hij twaalf matrozen die allen in dezelfde fase van de aandoening verkeerden, scheepte hen in op hetzelfde gedeelte van het schip en gaf ieder duo, naast een basisdieet, een van zes interventies.
De resultaten lieten overduidelijk zien dat het toevoegen van sinaasappels en limoenen aan het dieet het effectiefst was. Hij publiceerde deze resultaten in 1753. Hoewel het bewijs overduidelijk was (en het probleem ook nijpend), besloot de admiraliteit pas in 1795 dat sinaasappels en limoenen in ruime mate verstrekt moesten worden aan de matrozen. De twee daaropvolgende jaren stierf geen enkele Britse matroos meer aan scheurbuik. Saillant detail was dat de maatregel uiteindelijk op basis van economische overwegingen werd gemaakt: de admiraliteit verloor teveel geld aan het uitbetalen van weduwen- en wezenpensioenen aan de nabestaanden.

'The treatise on the scurvy, in three parts' van Lind is in feite een van de eerste gepubliceerde systematische reviews met een daaropvolgend experiment.[1] Het toont aan dat de speurtocht naar wetenschappelijk bewijs (evidence) om (medisch) handelen te onderbouwen wellicht al zo oud is als de geneeskunde zelf. Het feit dat de term 'evidence-based practice' (EBP) circa vijftien jaar geleden voor het eerst werd geïntroduceerd in de literatuur door Dave Sackett, suggereert dat het om een nieuw concept gaat.[2] Maar het verhaal van Lind toont aan dat er eigenlijk weinig nieuws onder de zon is. De verdienste van evidence-based practice is wél dat er nu explicietere aandacht is voor het toepassen van de evidence, gebaseerd op deugdelijk wetenschappelijk onderzoek.[3] (NB: Evidence-based medicine (EBM) en evidence-based practice (EBP) worden in de internationale literatuur door elkaar gebruikt.)

Evidence-based practice

Evidence based-practice (EBP) incorporeert drie componenten (zie figuur 1.1). Op basis van de hulpvraag worden in de zoektocht naar een oplossing (therapie, behandeling) een drietal bronnen geraadpleegd, namelijk: 1) de wensen en ervaringen van de patiënt, 2) het beste wetenschappelijke bewijs (evidentie of evidence) en 3) de klinische expertise van de behandelaar.
Het toepassen van de evidence-based practice methodiek in de dagelijkse praktijk vereist van een behandelaar een aantal vaardigheden. Zo

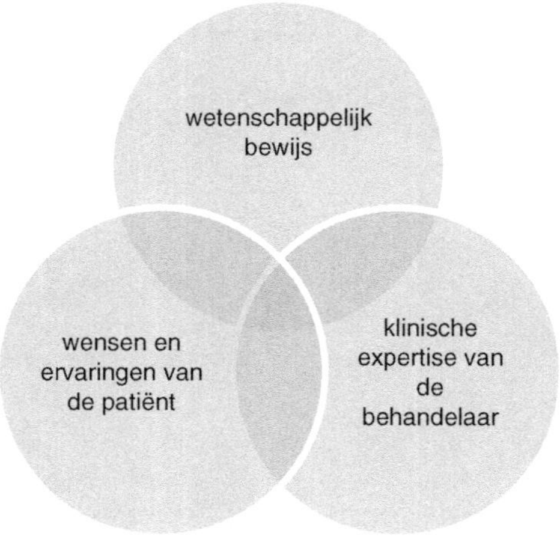

Figuur 1.1 *De drie componenten van evidence-based practice.*

moet een behandelaar in staat zijn om vanuit het klinische scenario een te beantwoorden vraag op te stellen, moet hij de weg weten te vinden in de elektronische bibliotheken zoals PubMed, MEDLINE en PEDro, en moet hij ook nog eens in staat zijn om de gevonden evidence op zijn merites te beoordelen. Vervolgens moet hij de interventie waarvoor hij de positieve resultaten heeft gevonden, kunnen toepassen en tot slot moet hij zijn eigen handelswijze waarin hij de interventie toepast ook nog evalueren. Dit zijn belangrijke vaardigheden, waarin een behandelaar vaak niet direct is opgeleid. Daarnaast is er nog een heel praktisch probleem: het uitoefenen van bovenstaande vaardigheden kost veel tijd. In de praktijk van alledag is het voor behandelaars dan ook een hele uitdaging om de stappen van de evidence-based practice methodiek strikt toe te passen. Maar ook andere praktische omstandigheden zoals toegang tot de wetenschappelijke literatuur spelen een rol, net als inhoudelijke aspecten: kun je van een therapeut eisen dat hij een complex wetenschappelijk artikel kan beoordelen?
Het doel van dit boek is de (beginnend) behandelaar juist bij deze beoordeling van de wetenschappelijke literatuur te ondersteunen. In dit inleidende hoofdstuk wordt kort een aantal belangrijke algemene aandachtspunten belicht. In de hoofdstukken daarna zal dieper ingegaan worden op allerlei belangrijke aspecten van wetenschappelijk onderzoek.

Wetenschappelijk bewijs

De vraag wat nu precies wetenschappelijk bewijs is, valt nog niet zo gemakkelijk te beantwoorden. In eerste instantie moet je hiervoor nadrukkelijk naar de onderzoeksvraag kijken. Onderzoek naar risicofactoren vraagt vaak om een andere aanpak dan onderzoek dat zich richt op effectiviteit van therapie. In jargon: welk design de meest hoogwaardige wetenschappelijke bewijskracht heeft, hangt sterk af van de onderzoeksvraag.
Stel dat de onderzoeksvraag gaat over de effectiviteit van een interventie. In dat geval wordt het gerandomiseerde experiment (een zogeheten RCT) vaak gezien als de hoogste vorm van wetenschappelijk bewijs. Daarna komt het cohortonderzoek en onderaan de piramide (zie figuur 1.2) staat de gevalsbeschrijving. Deze hiërarchie dient men wel met enige nuance toe te passen. Sommige aandoeningen zijn heel zeldzaam. In dat geval is het moeilijk om voldoende proefpersonen met deze aandoening te vinden om een gerandomiseerd experiment te kunnen uitvoeren en kan wellicht de enige vorm van wetenschappelijk bewijs geleverd worden door een patiëntserie. Hoewel de patiëntserie laag staat in de hiërarchische piramide kan zo'n onderzoek in zulke gevallen toch het 'best beschikbare' bewijs opleveren. Kortom, het verdient aanbeveling om binnen de context van het gezondheidsprobleem en uitgaande van de onderzoeksvraag eerst te beoordelen welke vormen van onderzoek geschikt zijn om wetenschappelijk bewijs te vergaren. De belangrijkste designs zullen in dit boek in detail worden toegelicht.

Afwezigheid van wetenschappelijk bewijs

Binnen de gezondheidszorg in het algemeen, en dus ook binnen de paramedische zorg,

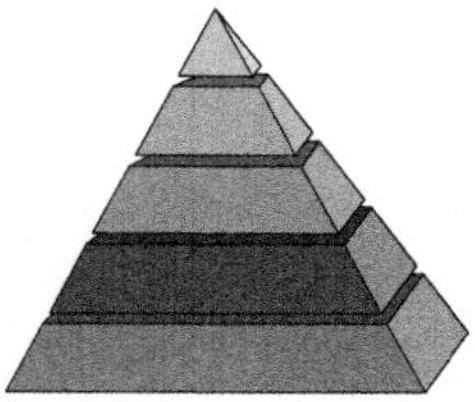

Figuur 1.2 *Hiërarchie bij effectiviteitsonderzoek.*

doet zich soms een soort 'omgekeerd' probleem voor ten aanzien van wetenschappelijk bewijs, namelijk de *afwezigheid* van wetenschappelijk bewijs. In zulke gevallen treedt er vaak verwarring op. Een illustratie daarvan is het rapport 'Effectiviteit van de fysiotherapie' dat in 1991 verscheen.[4] De eindconclusie van dat rapport luidde dat er voor een aantal applicaties binnen de fysiotherapie (bijvoorbeeld elektrotherapie en tractie) weinig of geen evidence was ('no evidence of effect'). Dat betekent dus dat er *geen* wetenschappelijk bewijs was ten aanzien van de effectiviteit van deze interventies, omdat er op dat moment simpelweg nog geen studies naar waren uitgevoerd. Dat wil dus ook zeggen dat er *geen* wetenschappelijk bewijs is dat de interventie niet effectief zou zijn. Met andere woorden, de onderzoekers konden deze vraag niet beantwoorden. Deze conclusie van het rapport werd echter al snel en onzorgvuldig vertaald (o.a. in de media, maar zeker ook door de zorgverzekeraar) als 'evidence of no effect'. Om de uitspraak te kunnen onderbouwen dat een interventie niet effectief is, moet er dus wel onderzoek zijn uitgevoerd dat aantoont dat een interventie niet effectief is. Dat was hier dus niet het geval. Deze 'onzorgvuldige' vertaling leidde er echter wel toe dat hier 'wetenschappelijk onderbouwing' gevonden leek voor de bezuinigingen op de fysiotherapie.

Wetenschappelijk bewijs en meten

Meten vormt een van de hoekstenen van het wetenschappelijk onderzoek. Nadat is vastgesteld wat de belangrijke uitkomstmaten zijn in een onderzoek (bijvoorbeeld: het verbeteren van het dagelijks functioneren van mensen met COPD) moeten meetinstrumenten gekozen worden die valide (meet het instrument ook echt 'functioneren'?) en betrouwbaar zijn (meet het instrument precies en nauwkeurig?). Het nut van kwalitatief goede meetinstrumenten moge duidelijk zijn. Daarom wordt er in dit boek (in de hoofdstukken 7 t/m 10) ruim aandacht besteed aan de belangrijkste aspecten van meten. Een zaak die daarbij soms wat onderbelicht blijft, is de keuze voor de uitkomstmaat. Er kunnen soms uitkomstmaten gekozen worden omdat ze gemakkelijk te meten zijn, terwijl ze toch van weinig waarde zijn vanuit klinische perspectief. Het gaat in dit geval dus niet zozeer over het gekozen meetinstrument, maar om het concept dat men wil meten. Tijdens zijn rede ter ere van het eredoctoraat aan de Vrije Universiteit van Amsterdam (oktober 2007) gaf Ian Chalmers daar een treffend voorbeeld van. In een review naar de ruggenprik om de bevalling pijnloos te laten verlopen waren twaalf min of meer gerandomiseerde onderzoeken geanalyseerd. In slechts twee daarvan was aan barende vrouwen zelf gevraagd hoeveel pijn ze hadden. In de andere studies werden bloedgaswaarden, plasmaspiegels en cortisolgehaltes gemeten. Dat is opmerkelijk bij een interventie die als hoofddoel heeft de pijn van de barende vrouw te verlichten. Dit soort 'afgeleide' maten worden ook wel intermediaire maten of proxy-uitkomsten genoemd. De mate waarin een intermediaire uitkomst nu ook daadwerkelijk iets zegt over de echte uitkomst bepaalt de waarde van het onderzoek.

Wetenschappelijk bewijs samenvatten

We zagen al dat evidence-based practice expliciet de aandacht vestigt op het toepassen van wetenschappelijk bewijs. Omdat er veel onderzoek uitgevoerd wordt, is het samenvatten van wetenschappelijk bewijs steeds belangrijker geworden. In een systematische samenvatting (ook wel systematische review genoemd) worden alle onderzoeken die over dezelfde expliciete vraagstelling gaan op een inzichtelijke wijze samengevat. Een systematische review kan daarom ook worden gezien als een vorm van empirisch onderzoek. Het enige verschil is dat nu niet langer patiënten of deelnemers de 'onderzoekseenheid' zijn, maar juist een gepubliceerde studie. De regels die gevolgd moeten worden komen aan bod in hoofdstuk 25. Daarbij volgen we de regels van de Cochrane Collaboration. Deze organisatie heeft sinds de opkomst van evidence-based practice een belangrijke bijdrage geleverd aan het ontwikkelen van de methodiek van systematische reviews. Over een heel aantal aspecten is al consensus bereikt, bijvoorbeeld over hoe men de studies moet zoeken en identificeren en over enkele statistische aspecten. Andere aandachtspunten zijn nog volop in ontwikkeling. Een van die punten betreft het onderbouwen van de sterkte van de bewijskracht, waarbij rekening wordt gehouden met de kwaliteit van individuele studies. Binnen de Cochrane Collaboration zijn de 'levels of evidence' een gangbare werkwijze. Onlangs is het GRADE-systeem gelanceerd, dat op een enigszins andere wijze de individuele studies samenvat. Van der Velde toonde onlangs aan dat twee methodieken van samenvatten van de evidence ten aanzien van de effectiviteit van interventies bij lage rugklachten tot enigszins verschillende resultaten leiden.[5] Kortom, de systematische review is een belangrijk type onderzoek binnen de evidence-based practice, dat op transparante wijze een overzicht geeft, maar er zijn ook nog uitdagingen.

Toepassen van wetenschappelijk bewijs

Het uiteindelijke doel van evidence-based practice is dat de resultaten uit wetenschappelijk onderzoek hun weg weten te vinden naar de praktijk. We zagen dat de implementatie van wetenschappelijk bewijs lang niet altijd makkelijk is, en zeker niet vanzelf gaat, net als in de tijd van Lind. Dat komt onder andere doordat strikte wetenschappelijke regels soms op gespannen voet staan met de klinische praktijk. Anders gezegd, kwalitatief goede studies zijn niet altijd bruikbaar in de klinische praktijk. Dit komt omdat onderzoekers streven naar studies met een hoge interne validiteit: studies dus die op een wetenschappelijk verantwoorde manier zijn uitgevoerd, wat de conclusies die uit die studie wordt getrokken geldig maakt voor de groep mensen die meededen aan zo'n studie. Dit gaat nogal eens ten koste van de generaliseerbaarheid van de resultaten van een studie. Generaliseerbaarheid gaat over de vraag of de resultaten van een studie ook vertaalbaar zijn naar mensen die niet meededen aan de studie. In het algemeen streven wetenschappers naar een homogene populatie in hun studie, wat vanuit wetenschappelijk oogpunt nodig is om zo veel mogelijk bronnen van vertekening ('bias') uit te sluiten (= interne validiteit). Daarom worden vaak zeer strikte in- en exclusiecriteria gebruikt, met als gevolg dat bepaalde subgroepen die een therapeut of arts vaak zal tegenkomen in de dagelijkse praktijk, onvoldoende vertegenwoordigd zijn in wetenschappelijk onderzoek. Dat betreft onder andere oudere mensen, mensen met comorbiditeit en complexe patiënten, zwangeren, maar ook vrouwen in het algemeen.[6,7] Ter illustratie, er zijn tal van studies verricht naar het effect van looptherapie bij patiënten met claudicatio intermittens (CI). Uit die studies blijkt dat het gemiddelde effect van de looptherapie een toename laat zien in de loopafstand met 195 procent. Echter, in deze studies zijn veelal mensen ingesloten die enkel en alleen lijden aan CI. Mensen met CI en COPD, diabetes mellitus of artrose, patiënten die u in de praktijk wel degelijk ziet, waren van deelname aan de studie uitgesloten. De vraag in welke mate de resultaten (toename in loopafstand met 195 procent) ook gelden voor déze patiënten is niet meteen helder. In jargon heet dit dan ook wel dat de generaliseerbaarheid van de resultaten beperkt is als de in- en exclusiecriteria slechts beperkt overeenkomen met die van de patiënten zoals hulpverleners ze in de praktijk zien. In hoofdstuk 6 komen we hier in meer detail op terug.

Evidence-based richtlijnen

Richtlijnen die gebaseerd zijn op wetenschappelijk bewijs, ook wel evidence-based richtlijnen genoemd, spelen een zeer belangrijke rol bij het toepassen van wetenschappelijk bewijs in de dagelijkse praktijk. Maar deze evidence-based richtlijnen kennen ook hun uitdagingen. Een van de problemen is dat men zich (volgens de strikte evidencehiërarchie) in eerste instantie richt op systematische reviews. Ondanks het feit dat systematische reviews een belangrijke vorm van onderzoek is, zagen we ook dat nog niet alle aspecten van de methodiek van een systematische review uitgekristalliseerd zijn. Daarnaast zijn richtlijnen vooral beschikbaar bij aandoeningen die met enige regelmaat voorkomen in de klinische praktijk. Dat betekent dus ook dat voor aandoeningen die minder vaak voorkomen veelal geen evidence-based richtlijnen voorhanden zijn. Daarnaast zagen we ook al dat er in sommige gevallen simpelweg geen wetenschappelijk bewijs aanwezig is. Bij evidence-based richtlijnen voor lage rugklachten is het evidencegehalte ten aanzien van de therapie meestal best aardig, maar ten aanzien van diagnostiek of prognose is de evidence vaak ver te zoeken. Een tegenovergesteld beeld doet zich voor bij schouder- of knieklachten, waar het wetenschappelijk bewijs zich vooral lijkt te richten op diagnostiek, maar minder op de interventies. In zulke gevallen kan men vaak alleen maar varen op de mening van de experts. Dat is dan de best voorhanden zijnde vorm van 'bewijskracht'. Men dient zich hiervan bewust te zijn, omdat juist deze aanbevelingen het minst hard zijn en wellicht bij een update van die richtlijn aangepast moeten worden. Voor onderzoekers vormen dit soort 'gaten in het wetenschappelijk bewijs' juist de uitdaging om deze te dichten door het uitvoeren van wetenschappelijk onderzoek dat zich hierop richt.

Richtlijnen spelen een belangrijke rol bij het rationaliseren van de keuzes, en optimaliseren het gebruik van de wetenschappelijke kennis. Een veelgehoord bezwaar is dat richtlijnen ten koste zouden gaan van de professionele autonomie en zouden leiden tot kookboekgeneeskunde: de paramedicus wil zich niet in een (te) knellend keurslijf laten persen. Dit is een van de redenen dat evidence-based richtlijnen niet als vanzelfsprekend gebruikt worden, ondanks het feit dat er momenteel een behoorlijk aantal ontwikkeld en beschikbaar is binnen de paramedische zorg. (In vergelijking met Linds tijd is er nog niet zo veel vooruitgang geboekt ten aanzien van de implementatie van evidence...) Het is echter belangrijk om te beseffen dat evidence-based richtlijnen nooit kunnen of zullen leiden tot deze gevreesde kookboekgeneeskunde. Daarvoor zijn meerdere redenen. We zagen al dat er altijd situaties blijven bestaan waarvoor geen richtlijn beschikbaar is, bijvoorbeeld omdat de klacht te weinig voorkomt. Daarnaast zullen zich ook steeds situaties blijven voordoen waarin een beschikbare richtlijn geen soelaas biedt, bijvoorbeeld omdat de persoon in kwestie afwijkt van de populatie waarvoor de richtlijn is bedoeld. Beargumenteerd afwijken van de richtlijn is dan het credo. Daarnaast zullen richtlijnen altijd een zekere mate van vrijheid in zich dragen, moeten ze eenvoudig zijn en in de praktijk toepasbaar. Met andere woorden: de klinische expertise zal altijd nodig blijven bij het nemen van beslissingen door een (para)medicus en om de richting die men is ingeslagen met een cliënt op een verantwoorde manier concreet in te vullen. Evidence-based practice wil dus niet zeggen dat enkel en alleen op basis van wetenschappelijk onderzoek keuzes worden gemaakt. Het afstemmen van de behandeling op de specifieke patiënt in zijn specifieke situatie, waarbij de evidence gewogen dient te worden, blijft een kwestie van passen en meten.[8]

Naast de hiervoor genoemde problemen, zijn er ook kritische kanttekeningen te plaatsen ten aanzien van richtlijnen. In de eerste plaats dienen richtlijnen gebaseerd te zijn op de laatste stand van de wetenschappelijke inzichten. Dit betekent dat, indien relevante nieuwe evidence beschikbaar is, de richtlijn aangepast dient te worden. Het moge duidelijk zijn dat er praktische problemen zijn bij het voortdurend up-to-date houden van richtlijnen. Het actualiseren van richtlijnen is momenteel dan ook een van de grote uitdagingen waar de verschillende beroepsverenigingen (waaronder het Koninklijk Nederlands Genootschap voor Fysiotherapie, KNGF) voor staan. In de tweede plaats willen we ook wijzen op het feit dat het vooraf lang niet altijd zeker is dat evidence-based practice daadwerkelijk leidt tot betere uitkomsten op patiëntniveau. In 2005 is er een eerste studie afgerond naar het effect van implementatie van de *KNGF-richtlijn Lage Rugpijn*. Een groep therapeuten kreeg een intensieve training in het volgen van de richtlijn, waarbij gebruikgemaakt werd van de wetenschappelijke literatuur over de effectiviteit van implementatiestrategieën. De controletherapeuten ontvingen de richtlijn slechts op de gebruikelijke manier, zonder verdere training. De resultaten lieten zien dat, hoewel de therapeuten in de implementatiegroep de aanbevelingen van de richtlijn beter opvolgden, er geen verschillen tussen de beide groepen werden gevonden op patiëntniveau.[9] Maar het is verdedigbaar dat het succes van evidence-based practice in eerste instantie gemeten dient te worden op het niveau van de behandelaar, op diens werkwijze en attitude en op het niveau van de organisatie van de zorg. De *KNGF-richtlijn Lage Rugpijn* beveelt aan om patiënten met een goede prognose niet te behandelen, omdat het natuurlijk beloop bij deze patiënten zeer gunstig is. Daarnaast worden niet-effectieve behandelingen afgeraden. Opvolgen van deze aspecten van de richtlijn zal niet leiden tot een betere effectiviteit op patiëntniveau, maar wel tot minder kosten. Daarnaast spelen er ten aanzien van de effectiviteit van een behandeling op patiëntniveau meer zaken een rol als het gaat om de beïnvloeding van de uitkomst. Hierbij valt te denken aan de sociale omgeving van de patiënt. In de derde plaats is het nog van belang om op te merken dat richtlijnen, zeker multidisciplinair ontwikkelde richtlijnen, ook een belangrijke rol kunnen spelen in het afstemmen van zorg door verschillende behandelaars bij dezelfde klacht. Ofwel, een richtlijn kan ook antwoord geven op de vraag: wie doet wat wanneer?

Tot slot: evidence-based practice is vooral van belang bij het nadenken over de zorg en de onderbouwing ervan. Om clinici en paramedici bewust te maken van het feit dat zij grotendeels handelen in onzekerheid is evidence-based practice een belangrijk instrument. Maar ook niet meer dan een instrument. De principes van evidence-based practice dienen dan ook niet blind te worden toegepast, maar het biedt een framework om na te denken over nieuwe wegen om wetenschap, professionaliteit en goede zorg op elkaar af te stemmen. We hopen dat we met dit hoofdstuk dan ook een breder kader bieden op de onderzoeksmethodologie die in dit boek verder beschreven zal worden

Literatuur

1 Lind J. The treatise on the scurvy, in three parts. Second edition. London; 1753.
2 Evidence based medicine: what it is and what it isn't. It's about integrating individual clinical expertise and the best external evidence BMJ. 1996; 312:71-2.
3 Knottnerus A, Dinant GJ. Medicine based evidence, a prerequisite for evidence based medicine. BMJ. 1997;315:1109-11.
4 Beckerman H, Bouter LM. Effectiviteit van fysiotherapie. Een literatuuronderzoek. Maastricht: Rijksuniversiteit Limburg; 1991.
5 van der Velde G, Tulder M van, Cote P, Hogg-Johnson S, Aker P, Cassidy JD, et al. The sensitivity of review results to methods used to appraise and incorporate trial quality into data synthesis. Spine. 2007;32:796-806.
6 Gurwitz JH, Col NF, Avorn J. The exclusion of the elderly and women from clinical trials in acute myocardial infarction. JAMA. 1992;268:1417-22.
7 Trimble EL, Carter CL, Cain D, Freidlin B, Ungerleider RS, Friedman MA. Representation of older patients in cancer treatment trials. Cancer. 1994;74:2208-14.
8 Ostelo R. Onderzoek in de paramedische zorg - Passen en meten. Openbare Les (november 2005) aan de Hogeschool van Amsterdam.

9 Bekkering GE, Tulder MW van, Hendriks EJ, Koopmanschap MA, Knol DL, Bouter LM, et al. Implementation of clinical guidelines on physical therapy for patients with low back pain: Randomized trial comparing patient outcomes after a standard and active implementation strategy. Phys Ther. 2005;85:544-65.

Van patiënt naar wetenschappelijk onderzoek

2

A.J.H.M. Beurskens, R.W.J.G. Ostelo en P.M.J.C. Wolters

Er bestaat in de paramedische zorg veel aandacht voor wetenschappelijk onderzoek. De behoefte aan onderbouwing van het eigen vakgebied staat daarbij centraal. Vaak wordt gedacht dat wetenschappelijk onderzoek moeilijk is en ver van de dagelijkse praktijk af staat.
In dit hoofdstuk wordt aan de hand van een casus beschreven hoe het effect van een behandeling kan worden onderzocht. Daarbij komen belangrijke aspecten van wetenschappelijk onderzoek aan bod, zoals vraagstelling, interventie, selectiecriteria, randomisatie, blindering en meten van het effect. Het blijkt niet eenvoudig te zijn een geldige uitspraak over het effect van een therapie te verkrijgen. Het uitvoeren van een effectonderzoek is een proces van jaren.

In de paramedische zorg bestaat veel aandacht voor wetenschappelijk onderzoek. De behoefte om het eigen vakgebied beter te onderbouwen staat daarbij centraal. De term 'evidence-based' paramedische zorg wordt in dit kader vaak genoemd. Een groot aantal paramedici schoolt zich bij op het gebied van wetenschap. Dit kan variëren van een post-hbo-cursus tot een master- of PhD-opleiding. Vaak wordt gedacht dat wetenschappelijk onderzoek moeilijk is en ver van de dagelijkse praktijk af staat. Resultaten uit onderzoek worden nog moeizaam geïmplementeerd in het handelen van de paramedicus in de dagelijkse praktijk. Paramedici die werkzaam zijn in de patiëntenzorg zien hun patiënten vooruitgaan en kunnen zich vaak moeilijk inleven in negatieve resultaten uit de wetenschappelijke hoek, die vaak nog worden versterkt door een ongenuanceerde verslaglegging in de pers. Het doel van dit hoofdstuk is om uitgaande van een casus uit de fysiotherapie inzicht te geven in de vraag op welke wijze het effect van een behandeling kan worden onderzocht. Daarbij worden op een eenvoudige manier belangrijke aspecten van wetenschappelijk effectonderzoek uitgelegd.

Casus
De 40-jarige heer L.U.M. Bago wordt door de huisarts naar uw praktijk verwezen met de diagnose 'spit'. Na het onderzoek formuleert u de volgende fysiotherapeutische diagnose.

- Algemene patiëntkenmerken: veertigjarige man, lichamelijk niet actief, zittend werk en zittende hobby's, in totaal gemiddeld twaalf uur per dag, de laatste vier jaar elk jaar een periode van rugklachten die spontaan herstelden, momenteel geen herstel (drie maanden).
- Hulpvraag: zijn werk en hobby's weer zonder pijn kunnen uitvoeren.
- Functiestoornis: pijn in de gehele lumbosacrale regio die in de loop van de dag toeneemt, verdiepte lordose en verlengde kyfose, spierkracht van alle spieren in bekken-rugregio verzwakt,

idem wat betreft de romp-bekkenstabiliteit.
- Activiteiten: zitten en staan slechts vijf minuten achter elkaar mogelijk.
- Participatie: patiënt vindt dat hij moet werken, maar is hiertoe niet in staat.

Uw visie is dat de klachten worden veroorzaakt door de slechte 'conditie' van de rug en door het zittende leven van de patiënt. U bespreekt dit met de patient en geeft aan dat meer bewegen belangrijk is. In overleg met de patiënt worden de volgende behandeldoelen opgesteld:
- versterking rugspieren;
- stabilisering en houdingscorrectie bekken/wervelkolom;
- optimalisering zit-werkhouding, ook op de werkplek;
- verandering van leefpatroon van de patiënt, vooral meer lichaamsbeweging en zoeken naar actievere hobby's.

De heer Bago oefent goed, controleert bewust zijn houding en zorgt ervoor dat zijn activiteitenpatroon minder eenzijdig is. Na afloop van de behandelreeks is hij klachtenvrij. Na een halfjaar komt u de heer Bago op straat tegen. Hij bedankt u nogmaals voor de goede behandeling. Hij oefent nog steeds regelmatig en heeft geen last van zijn rug meer gehad.

Effect van behandeling meten

Het succesvol afsluiten van een behandelreeks is voor zowel patiënt als therapeut bevredigend. De therapeut wordt beloond voor zijn professionele inspanning en de patiënt voor het trouw doen van de oefeningen en het opvolgen van de adviezen. Hierbij wordt uitgegaan van een directe relatie tussen oorzaak en gevolg. De behandeling is de oorzaak van het gevolg: het positieve resultaat van de behandeling. Wij stellen ons nu de vraag: 'Zijn de rugklachten van de heer Bago verdwenen door de therapie?' Het volgende antwoord is het enige juiste: 'Dat is niet duidelijk.'
Om na te gaan of de rugklachten door de therapie verdwenen zijn, moet de evaluatie van het effect aan voorwaarden voldoen. In het navolgende wordt een aantal belangrijke aspecten besproken die nodig zijn om een geldige uitspraak te kunnen doen over het effect van behandelingen.

Vraagstelling

Allereerst is het belangrijk dat duidelijk is wát men wil weten. De vraagstelling bij wetenschappelijk effectonderzoek dient duidelijk te zijn. De vraag kan in de wat-, wie- en hoevorm worden gesteld. Wat wilt u bereiken, wat is het doel van de behandeling? Bij wie wilt u dat doel bereiken, bij welke doelgroep? Tot slot, hoe wilt u het doel bereiken, welke behandeling krijgen de patiënten? Vaak wordt de vraag opgesteld in een zogeheten PICO-vorm. Waarbij de 'P' staat voor patiënt; de 'I' voor Interventie; de 'C' voor comparison ofwel controlegroep en de 'O' voor outcome. (zie ook hoofdstuk 4).

Controlegroep

Wil men kunnen nagaan of de behandeling effectief is, dan is het nodig dat de patiënt wordt vergeleken met een identieke patiënt die geen behandeling krijgt. Het kan namelijk zo zijn dat de klachten van de heer Bago door het natuurlijk beloop hersteld zijn. Met andere woorden: als de heer Bago géén fysiotherapie zou hebben gekregen, zouden de rugklachten misschien ook zijn verdwenen. De heer Bago zou ook nog met een derde patiënt kunnen worden vergeleken die een andere behandeling krijgt, bijvoorbeeld behandeling door de huisarts.
Als er maar twee of drie patiënten in een onderzoek met elkaar worden vergeleken, kunnen deze patiënten door het toeval van elkaar verschillen. De invloed van deze toevallige verschillen op het resultaat van de behandeling wordt kleiner als er groepen patiënten van

voldoende omvang met elkaar worden vergeleken, een interventiegroep en een of twee controlegroepen.

Interventie

Om uiteindelijk een uitspraak te kunnen doen over een bepaalde therapeutische interventie is het noodzakelijk de behandelparameters exact vast te leggen: welke oefeningen en adviezen worden gegeven en hoelang duurt de behandeling? De inhoud van de behandeling van de controlegroep kan verschillend zijn. De controlegroep kan bijvoorbeeld geen behandeling krijgen of een placebobehandeling. De controlepatiënten kunnen ook een andere fysiotherapeutische behandeling krijgen, zoals massage. Het is ook mogelijk meer dan twee groepen met elkaar te vergelijken. Eén groep krijgt bijvoorbeeld oefentherapie, een tweede groep massage, en een derde groep krijgt geen behandeling.

Selectiecriteria

Het beste zou zijn om 100 patiënten te hebben die identiek zijn aan de heer Bago: 50 patiënten voor de interventiegroep en 50 voor de controlegroep. Hoewel er genoeg patiënten met rugklachten zijn, is het niet mogelijk zo veel identieke patiënten te selecteren. Er bestaan altijd verschillen tussen patiënten, bijvoorbeeld met betrekking tot de duur, het ontstaan of de locatie van de klachten en de ernst van de pijn of beperkingen.
Er moeten duidelijke selectiecriteria worden opgesteld waaraan de patiënten zeker moeten voldoen. Het effect van de therapie kan het beste worden onderzocht bij patiënten die aan het begin van het onderzoek evenveel kans op herstel hebben. Het opstellen van selectiecriteria is altijd een proces van wikken en wegen. Enerzijds moet men ervoor oppassen niet zo streng te zijn dat er geen enkele patiënt in het onderzoek komt en de onderzochte groep niet langer lijkt op patiënten die in de dagelijkse praktijk behandeld worden. Anderzijds moeten de patiënten met betrekking tot variabelen die belangrijk zijn voor het herstel (prognostische variabelen) op elkaar lijken, zoals 'duur van de klachten', of 'wel of geen uitstraling in het been'. Een probleem is dat men bij veel klachten nog niet weet wat de oorzaak van die klachten is, wat het formuleren van selectiecriteria bemoeilijkt.
Voor een aantal groepen patiënten is het beter als zij worden uitgesloten voor de behandeling. Dit betreft patiënten voor wie het risico van de behandeling te groot is, bijvoorbeeld patiënten met osteoporose of een tumor. Patiënten die al een andere behandeling krijgen of onlangs hebben gekregen, mogen ook niet meedoen, bijvoorbeeld patiënten die een brace dragen. Dit geldt ook voor patiënten bij wie al bij voorbaat vaststaat dat de therapie geen effect kan hebben, zoals patiënten die als gevolg van ernstige gonartrose voortdurend foutief belasten en daardoor rugklachten hebben gekregen.

Randomisatie

Het verdelen van de patiënten over de interventie- en de controlegroep dient eerlijk en op basis van toeval te gebeuren: randomisatie (zie hoofdstuk 21). Als een arts of therapeut dit naar eigen goeddunken doet, kan zijn persoonlijke mening over de kans op herstel van de klachten de keuze beïnvloeden. De meest objectieve manier is loten: het toeval bepaalt wie in welke groep terechtkomt. Als de groepen groot genoeg zijn, zijn ze goed vergelijkbaar wat betreft bekende en onbekende prognostische factoren. Aan het begin van het onderzoek kan worden nagegaan of de randomisatie gelukt is door na te gaan of bekende prognostische factoren gelijk zijn verdeeld over de groepen.

Blindering

Om vertekening ('bias') te voorkomen zou het wenselijk zijn dat niemand weet welke behandeling de patiënten krijgen: men noemt dit ook wel blindering (zie hoofdstuk 22). Bij onderzoek naar het effect van medicijnen is dat goed mogelijk. De geblindeerde dokter kan de geblindeerde patiënt een pil voorschrijven waaraan niet te zien is of deze nep (placebo) of echt is. Een geblindeerde effectbeoordelaar kan bij de patiënten nagaan wat het effect van de behandeling geweest is. De geblindeerde onderzoeker kan de gegevens gaan analyseren. Op het gebied van de paramedische zorg is blindering op zo veel niveaus bijna onmogelijk. Het is echter belangrijk dat de persoon die het effect beoordeelt niet weet welke behandeling de patiënt krijgt.

Bepaling van effect

Met behulp van de gekozen uitkomstmaten moet een antwoord kunnen worden gegeven op de centrale vragen van het onderzoek. Als men bijvoorbeeld wil weten of het activiteitenpatroon van de patiënt verbeterd is, moet dit ook rechtstreeks worden gevraagd of op andere wijze worden gemeten. De spierkracht of bewegingsuitslag als maat voor het functioneren nemen, lijkt in principe onjuist. Het kan zijn dat de kracht of bewegingsuitslag wel veranderd is, maar het activiteitenpatroon niet. (In de hoofdstukken over meten wordt hieraan uitgebreid aandacht besteed.)

In de analyse worden de gemiddelde veranderingen in beide groepen met elkaar vergeleken. De verandering is het verschil tussen de meting vóór de interventie (voormeting) en de meting na de behandelreeks (nameting). Als blijkt dat de interventiegroep veel meer vooruitgaat dan de controlegroep, is de behandeling effectief. Het verschil in vooruitgang dient in eerste instantie klinisch relevant te zijn. Men kan zich immers afvragen of het de moeite waard is om een behandeling te geven wanneer het verschil tussen de groepen maar een paar procent vooruitgang in het activiteitenpatroon is. De klinische relevantie ligt natuurlijk anders als het gaat over een paar procent verschil in sterftecijfer. Daarnaast is het informatief te weten of het gevonden verschil statistisch significant is. Daarbij is het belangrijk dat men zich realiseert dat de statistische significantie niet alleen afhangt van de grootte van het gevonden verschil, maar ook van de grootte van de onderzoeksgroepen. Bij kleine groepen hoeft een klinisch relevant verschil niet significant te zijn en bij zeer grote groepen kan een klein, klinisch niet-relevant verschil wel statistisch significant zijn. In hoofdstukken over de '*p*-waarde' en 'alternatieven voor de *p*-waarde' wordt hierop dieper ingegaan.

Randomized controlled trial

Als met alle voorgaande aspecten rekening wordt gehouden bij het opzetten van effectonderzoek, krijgt het onderzoek de vorm van een gerandomiseerd klinisch experiment. In het Engels wordt dit 'randomized controlled trial' (RCT) genoemd (ook wel: randomized clinical trial). De RCT wordt vaak als paradigma beschouwd. Figuur 2.1 geeft de basisstructuur van een RCT weer. Na de selectie van de patiënten vindt de voormeting plaats. Vervolgens worden de patiënten gerandomiseerd over de behandelingen X_1 of X_2. Bij de nameting wordt het verschil tussen de behandelingen beoordeeld.

De kern van een RCT is dat de onderzoeker probeert alle mogelijke storende invloeden onder controle te houden. De onderzoeker voegt een interventie toe aan de dagelijkse gang van zaken om geldige uitspraken te kunnen doen over het effect van de behandeling. Dit betekent een groot verschil met observationeel onderzoek, waarin wordt gekeken naar wat er in de dagelijkse praktijk plaatsvindt. Registratie van de dagelijkse praktijk in een fysiotherapiepraktijk kan men zien als een vorm van observationeel onderzoek.

RCT toegepast op casus

In het begin van dit hoofdstuk werd de casus van de heer Bago gepresenteerd. Nu volgt een eenvoudig onderzoeksvoorstel, waarvan de PICO-vraagstelling luidt: 'Wat is het effect van oefentherapie en voorlichting gegeven door fysiotherapeuten (*Intervention*) op het functioneren van patiënten met rugklachten (*Outcome*)

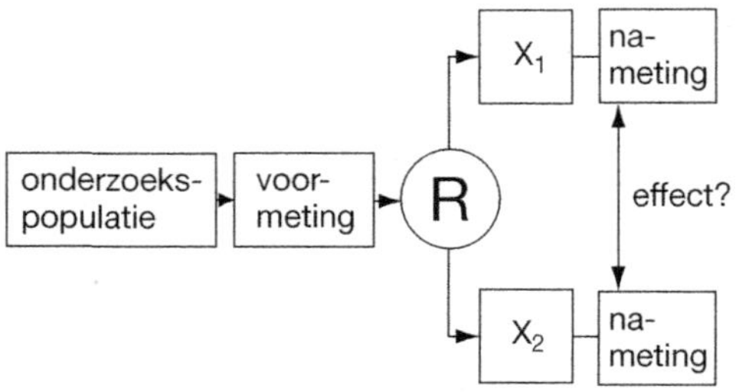

Figuur 2.1 *Basisstructuur van een randomized controlled trial (RCT).*

als gevolg van houdingsproblemen (*Patients*) vergeleken met een groep patiënten die adviezen krijgen van de huisarts (*Comparison*)?' Het onderzoek zal het verschil in effect moeten laten zien bij patiënten die worden behandeld met oefentherapie en voorlichting door de fysiotherapeut en de groep die adviezen krijgt van de huisarts. In samenspraak met de fysiotherapeuten wordt de inhoud van de behandeling vastgelegd. Hetzelfde vindt plaats bij de huisartsen.
Alle patiënten die rugklachten hebben als gevolg van houdingsproblemen mogen meedoen. Het is moeilijk goed te operationaliseren wat wel en geen houdingsproblemen zijn. De onderzoekers bestuderen hierbij van tevoren de laatste stand van zaken via een literatuuronderzoek. Patiënten met duidelijke andere redenen voor de rugklachten worden uitgesloten van deelname, bijvoorbeeld patiënten met reuma en postoperatieve patiënten.
Huisartsen vragen aan mogelijk geschikte patiënten of zij willen meedoen aan het onderzoek. Die verwijzen geïnteresseerde patiënten naar de onderzoeksassistent. Deze gaat na of een patiënt voldoet aan alle selectiecriteria en gemotiveerd is om mee te doen aan het onderzoek. Dan ondertekent de patiënt een formulier ter toestemming voor deelname: 'informed consent'. Een informed consent moet voldoen aan een aantal strenge eisen, zoals beschreven in de *Wet medisch-wetenschappelijk onderzoek met mensen (WMO)*. Deze wet is er ten behoeve van de bescherming van proefpersonen.
Voorafgaand aan de behandelreeks vindt er een 'baseline'meting (voormeting) plaats. Bij deze meting wordt vastgelegd wat de beginscore op de effectmaten is en worden belangrijke prognostische factoren gemeten. Vervolgens worden geschikte patiënten gerandomiseerd. Dit gebeurt door een onderzoeksassistent die de patiënt een gesloten envelop geeft met daarin de inhoud van de therapie. De enveloppen zijn van tevoren klaargemaakt en op volgorde gelegd door een persoon die niets met het onderzoek te maken heeft. Een geschikte patiënt krijgt de eerstvolgende gesloten envelop. De onderzoeksassistent weet op deze manier niet welke therapie de desbetreffende patiënt krijgt.
De belangrijkste effectmaten in dit onderzoek zijn algeheel ervaren herstel en functionele status. Algeheel ervaren herstel wordt gemeten op een tienpuntsschaal en de functionele status met behulp van een vragenlijst (bijvoorbeeld de Roland Disability Questionnaire). De effectmetingen vinden na afloop van de behandeling plaats en zes en twaalf maanden na de randomisatie.
Alle resultaten worden met behulp van de computer ingevoerd. De onderzoeker analyseert vervolgens de gegevens. Bij de analysen is de onderzoeker blind voor de toegewezen behandeling. Als alle analysen zijn uitgevoerd, wordt de code voor de behandelgroep doorbroken. Dan pas wordt duidelijk welke patiënten in welke groep zaten. Daarmee kan de uitkomst van het onderzoek worden vastgesteld.

Beschouwing

In dit hoofdstuk is aan de hand van een casus beschreven hoe het effect van een behandeling kan worden onderzocht. Daarbij zijn belangrijke aspecten van effectonderzoek aan bod gekomen. Het blijkt niet eenvoudig te zijn een geldige uitspraak te formuleren over het effect van een therapie.
Het RCT is als design voor effectonderzoek

beschreven. Een RCT wordt als paradigma beschouwd voor het evalueren van effect van een behandeling, maar het design heeft ook zijn beperkingen. Om alles onder controle te houden, wordt bijvoorbeeld de te geven therapie vrij exact voorgeschreven, wat als nadeel heeft dat het op de patiënt gericht vormgeven van de therapie beperkt wordt. Strenge selectiecriteria hebben vaak tot gevolg dat de onderzochte groep patiënten geen weerspiegeling meer is van de patiënten die we in de dagelijkse praktijk zien. De vertaling van de onderzoeksresultaten naar de dagelijkse praktijk wordt door beide aspecten bemoeilijkt.

In het verleden zijn veel RCT's uitgevoerd waarin niet precies duidelijk was hoe de interventie werkte of gegeven werd. Tegenwoordig wordt er steeds meer voor gepleit om bij het uivoeren van een RCT een gedegen procesevaluatie uit te voeren, waarbij ook kwalitatieve onderzoeksmethoden ingezet worden. Er wordt dan gebruikgemaakt van mixed-methods. Op deze manier krijgen we er niet alleen inzicht in of er een effect is, maar ook in wat er gebeurt en hoe het effect tot stand komt. Ook komt er steeds meer nadruk te liggen op de aandacht voor de ontwikkeling (theoretische basis) van de interventie, het uitvoeren van pilots naar onderdelen van de interventie en de implementatie van de effecten in de dagelijkse praktijk.

Vaak is het uitvoeren van een RCT niet mogelijk. Denk bijvoorbeeld aan het evalueren van het effect van chemotherapie bij patiënten met kanker. Het zou niet ethisch zijn om hen deze behandeling te onthouden. Meer observationele designs zijn dan wel mogelijk. Ook bij het evalueren van complexe interventies, onderzoek bij patiënten met meerdere aandoeningen en in complexe settings (bijvoorbeeld in de verpleeghuissetting) is de klassieke RCT vaak moeilijk uitvoerbaar. Het combineren van diverse onderzoeksmethoden is dan een must.

Hopelijk heeft dit hoofdstuk enig inzicht gegeven in het hoe en waarom van effectonderzoek. Het was niet mogelijk op alle onderwerpen gedetailleerd in te gaan, maar in de volgende hoofdstukken van dit boek worden diverse aspecten verder uitgewerkt. Tot slot worden hierna nog enkele referenties van naslagwerken vermeld waarin de geïnteresseerde lezer meer informatie kan vinden.

Aanbevolen literatuur

Baarda B. Dit is onderzoek richtlijnen voor het opzetten, uitvoeren en evalueren van kwantitatief en kwalitatief onderzoek. Groningen: Noordhoff Uitgevers BV; 2009.

Bouter LM, Dongen MJCM van, Zielhuis GA. Epidemiologisch onderzoek; opzet en interpretatie. 6e druk. Houten: Bohn Stafleu van Loghum; 2010.

Craig P, Dieppe P, Macintyre S, Mitchie S, Nazareth I, Petticrew M. Developing and evaluating complex interventions: the new Medical Research Council Guidance. BMJ. 2008;337:979-983. Beschikbaar via: www.mrc.ac.uk/complexinterventionsguidance.

Hofman A, Grobbee DE, Lubsen J. Klinische epidemiologie. 2e druk. Utrecht: Bunge; 2002.

Plochg T, Juttmann RE, Klazinga NS, Mackenbach JP. Handboek gezondheidszorgonderzoek. Houten: Bohn Stafleu van Loghum; 2007.

Architectuur van kwantitatief wetenschappelijk onderzoek

3

R.W.J.G. Ostelo, H.C.W. de Vet en H.J.M. van Beek

Wetenschappelijk onderzoek dient te allen tijde uit te gaan van een van tevoren opgestelde en geoperationaliseerde vraagstelling of probleemstelling. Uitgaande van deze vraagstelling kiest de onderzoeker het type onderzoek dat de beste mogelijkheid biedt om deze vraagstelling te beantwoorden. Indien de vraagstelling gericht is op het ontstaan of beloop van een ziekte, kan de onderzoeker het best kiezen voor een observationeel onderzoek om een antwoord op de onderzoeksvraag te krijgen. Indien de onderzoeksvraag gericht is op de effectiviteit van interventies, is een experimenteel design te prefereren en dan in het bijzonder het gerandomiseerde experiment.

Het uitvoeren van een wetenschappelijk experiment staat symbool voor de activiteit die een onderzoeker ontplooit. In de normale spreektaal verwijst het experiment naar iedere vorm van onderzoek of naar alle soorten tests die worden uitgevoerd. Zo experimenteert de topsporter met de verschillende merken schoenen die hem ter beschikking staan of voert de trainer een experiment uit met een nieuwe trainingsmethode. In de wetenschappelijke wereld moet echter aan een aantal specifieke eisen zijn voldaan, wil men kunnen spreken van een experiment. In de meeste gevallen gaat het over waarnemingen die op systematische wijze verkregen zijn onder gecontroleerde omstandigheden. Veel wetenschappers zullen hier nog een eis aan toevoegen, en wel dat de onderzoeker de condities in het onderzoek heeft gemanipuleerd.[1] Ethische overwegingen en praktische perikelen zorgen er vaak voor dat een wetenschappelijk experiment niet mogelijk is. Het is niet ethisch om mensen bloot te stellen aan een bepaalde risicofactor enkel en alleen om te bestuderen hoe groot het aandeel van deze factor is in de ziekte. (Het feit dat mensen zichzelf wel willens en wetens blootstellen aan allerlei toxische stoffen, bijvoorbeeld door te roken, terwijl de oorzakelijke relatie hiervan met kanker als gemeengoed geldt, doet hier niets aan af.) Deze beperking zorgt er in veel gevallen voor dat de onderzoeker niet-experimenteel onderzoek (= observationeel onderzoek) moet uitvoeren om een antwoord op zijn onderzoeksvraag te krijgen. Behalve deze ethische overwegingen zijn er ook in veel gevallen methodologische overwegingen die de doorslag geven ten gunste van een niet-experimenteel design. Dit maakt duidelijk dat er geen rigide hiërarchie bestaat in de sterkte van de verschillende designs. Vaak wordt gesteld dat een gerandomiseerd experiment het 'sterkste' design is, op de voet gevolgd door het cohortdesign. Het patiëntcontroleonderzoek wordt in dit verband vaak als het minst 'sterke' design beschouwd. Wat bij deze indeling over het hoofd gezien wordt, is dat de vraagstelling veelal bepalend is voor de keuze van het design. Aan de hand van het wetenschappelijk onderzoek naar lage-rugklachten zal het verschil in architectuur tussen experimenteel en niet-experimenteel onderzoek nader worden uitgediept.

Onderzoeksvraag

Wetenschappelijk onderzoek dient te allen tijde uit te gaan van een van tevoren opgestelde en geoperationaliseerde vraagstelling (= onderzoeksvraag). Uitgaande van deze vraagstelling kiezen de onderzoekers vervolgens het type onderzoek dat de beste mogelijkheid biedt om deze vraagstelling aan het eind van hun onderzoek te beantwoorden. In het onderzoek naar lage-rugklachten zijn veel onderzoeksvragen (nog) niet beantwoord. Zo is op dit moment niet bekend waarom bij sommige mensen na verloop van tijd de rugklachten zonder therapie wel verdwijnen en bij anderen niet. Verder is het nog helemaal de vraag welke factoren echt leiden tot lage-rugklachten en welke factoren deze klachten kunnen voorkomen. Indien er rugklachten aanwezig zijn, zijn er ook nog veel onbeantwoorde vragen wat betreft de therapie die deze mensen zouden moeten krijgen. Enkele therapieën worden afgeraden (bijvoorbeeld meer dan twee dagen bedrust) en over het algemeen is er consensus dat oefentherapie effectief is. Echter welk type oefentherapie het meest effectief is, blijft vooralsnog een onderzoeksvraag.[2]

Niet-experimenteel onderzoek

Indien het onderzoek gericht is op de prevalentie (vóórkomen) of de incidentie van lage-rugklachten (het aantal nieuwe gevallen per tijdseenheid), zijn observationele, beschrijvende onderzoeken geschikt om deze getallen in kaart te brengen. Observationeel onderzoek wil zeggen dat de onderzoeker niet ingrijpt in de gang van zaken, maar deze op een systematische wijze in kaart tracht te brengen. De onderzoeker volgt de normale gang van zaken op de voet. Op deze manier heeft Frymoyer vastgesteld dat 60 tot 90 procent van de hele bevolking ooit een episode van lage-rugklachten zal hebben.[3] Ook stelde hij op deze wijze vast dat de jaarlijkse incidentie van lage-rugklachten 5 procent is. Onderzoeken van deze aard kunnen zich ook toespitsen op bepaalde populaties. Zo stelden Van Ravensberg et al. aan de hand van een beschrijvend onderzoek vast dat 27 procent van de patiënten die zich bij de fysiotherapeut melden, rugklachten heeft.[4]

COHORTONDERZOEK

Een andere vraag die op het gebied van lage-rugklachten moet worden beantwoord, is wat de impact is van werkgerelateerde factoren. Om deze vraag op een valide manier te kunnen beantwoorden kan de onderzoeker een speciale vorm van een observationeel onderzoek uitvoeren: een cohortonderzoek, waarbij men een groep mensen (cohort) in de tijd volgt. Belangrijke aspecten van een cohortonderzoek zijn: een adequate selectie en een goede afbakening van de onderzoekspopulatie, een expositiemeting en een follow-upmeting. Figuur 3.1 toont het basisschema van een cohortonderzoek.

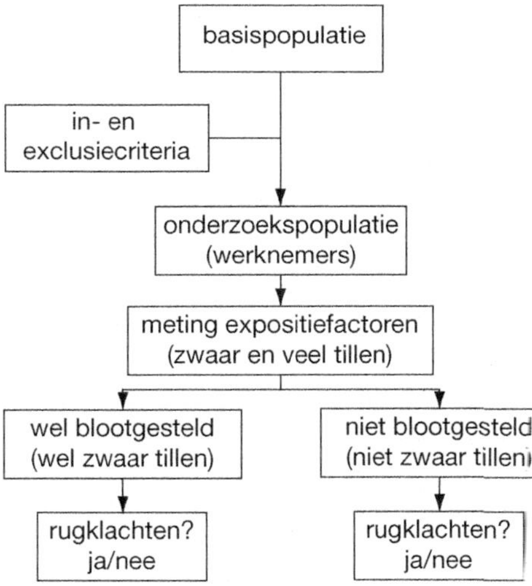

Figuur 3.1 *Basisschema cohortonderzoek.*

Indien er een cohortonderzoek wordt uitgevoerd naar de relatie tussen werkgerelateerde factoren en het krijgen van lage-rugklachten, betekent een adequate selectie vooral dat mensen die meedoen aan het onderzoek, op het moment dat zij starten vrij moeten zijn van de ziekte. Het gaat dus over nieuwe gevallen

(incidentie) van rugpijn en niet over de patiënten die reeds rugklachten hadden (prevalentie). In het voorbeeld wil dat zeggen dat alleen werkende mensen meedoen die bij aanvang van het onderzoek geen lage-rugklachten hebben. Vervolgens probeert de onderzoeker door middel van een goede afbakening zo specifiek mogelijk die mensen te selecteren over wie hij een uitspraak wil doen zonder dat daarbij andere factoren een rol spelen. Zo kan de onderzoeker zich beperken tot een bepaalde leeftijdscategorie, zodat de invloed van leeftijd geen verstorende factor ('confounder') kan zijn. Immers, als mensen ook op basis van hun leeftijd een grote kans hebben op lage-rugklachten, kan men de zuivere relatie tussen werkgerelateerde factoren en lage-rugklachten niet meer goed bestuderen. Om tot een adequate selectie en een goede afbakening te komen stelt de onderzoeker van tevoren dus in- en exclusiecriteria op.
Stel dat de deelnemers voor het cohortonderzoek op een juiste wijze zijn gerekruteerd. De onderzoeker gaat dan verder met de expositiemeting (mate van blootstelling). De expositiemeting is gericht op factoren waarin de onderzoekers geïnteresseerd zijn. Zwaar en vaak tillen, tillen met romprotatie en de ervaren stress van mensen op het werk kunnen voorbeelden hiervan zijn. Tijdens de follow-upmetingen wordt dan bekeken welke deelnemers wel en welke deelnemers geen lage-rugklachten hebben gekregen. Op deze manier kan worden berekend hoe groot de kansen zijn op het krijgen van rugklachten indien een werknemer bijvoorbeeld zwaar en veel moet tillen ten opzichte van werknemers die dit niet doen.

Confounding

Op deze plaats is het zinvol kort in te gaan op het begrip 'confounding'. In de context van een cohortonderzoek is confounding een vertekening van het empirisch gevonden verband tussen een bepaalde risicofactor en het ontstaan van de bestudeerde aandoening door een of meer andere risicofactoren. Een factor is werkzaam als confounder (verstorende factor) in een onderzoek wanneer deze factor (a) zelf een risicofactor is voor de aandoening in kwestie en (b) in het onderzoek ongelijk blijkt te zijn verdeeld over de categorieën van de risicofactor waarvan men het effect wil bestuderen.[5] Zo zal het feit dat mensen veel en zwaar moeten tillen een belangrijke potentiële confounder zijn wanneer wordt bestudeerd of er een relatie is tussen houdingsafwijkingen van de wervelkolom en lage-rugklachten. Immers, veel en zwaar tillen heeft een relatie met lage-rugklachten en het is goed mogelijk dat er een associatie is tussen de factor veel en zwaar tillen en houdingsafwijkingen. Er zijn enkele maatregelen die men kan treffen om in de opzet van een onderzoek confounding zo veel mogelijk te voorkomen (bijvoorbeeld ervoor zorgen dat ze wel gelijk verdeeld zijn over de verschillende groepen door middel van 'matching'). Verder kan men er in de analyse (in beperkte mate) rekening mee houden.
Een voordeel van een cohortonderzoek is dat de natuurlijke gang van zaken wordt gevolgd (= prospectief). Dat wil zeggen dat de factoren die mogelijk de klachten (mede)veroorzaken, worden gemeten voordat de klacht is opgetreden. Bovendien wordt gemeten op individueel niveau, zodat de onderzoekers precies kunnen vaststellen welke deelnemers welke blootstelling hebben én of dit de mensen zijn die uiteindelijk rugklachten krijgen. Er zijn verschillende beperkingen bij een cohortonderzoek. Zo zal de onderzoeker eerst een goede indruk moeten hebben van de factoren die van belang zijn voor het krijgen van lage-rugklachten. Verder is het bepalen van de follow-up vaak een probleem: hoelang moet iemand zwaar tillen voordat hij lage-rugklachten krijgt? Met andere woorden, moet het onderzoek tien jaar duren of is twee jaar voldoende? Een zeldzame ziekte bestuderen met behulp van een cohortonderzoek is overigens weinig efficiënt. De onderzoeker moet zeer veel mensen volgen (het is dus ook kostbaar) om uiteindelijk slechts enkele ziektegevallen te vinden. Wel is cohortonderzoek uitermate geschikt om zeldzame expositiefactoren te

bestuderen, omdat deze juist geselecteerd kunnen worden.

PATIËNTCONTROLEONDERZOEK

Aan een cohortonderzoek kleven dus enige nadelen. Een van die nadelen is dat het meestal lang duurt en dat de onderzoekers eigenlijk al een idee moeten hebben van de mogelijke risicofactoren. Sommige onderzoekers omzeilen deze nadelen door het onderzoek als het ware om te draaien. In plaats van gezonde mensen in de tijd te gaan volgen (prospectief) beginnen deze onderzoekers met patiënten met lage-rugklachten en gaan dan 'terug in de tijd' om de mogelijke risicofactoren in kaart te brengen. Men spreekt ook wel van een retrospectieve tijdsas. In de epidemiologie wordt dit design ook wel een patiëntcontroleonderzoek genoemd. Over het algemeen gaat dit uiteraard veel sneller (en goedkoper), omdat men niet hoeft te wachten totdat deelnemers lage-rugklachten krijgen om te kunnen gaan bekijken welke risicofactoren een rol spelen. Echter, ook dit onderzoeksdesign is niet vrij van allerlei (potentiële) bronnen van vertekening. Welke mensen kunnen bijvoorbeeld nog op een juiste wijze inschatten hoe groot de ervaren stress was op hun werkplek, vijf jaar geleden? Met andere woorden, vooral de risicofactoren die subjectief worden gemeten en die mogelijk ook weer onder invloed staan van de ziekte zelf (lage-rugklachten), zijn moeilijk in kaart te brengen. Indien de risicofactor objectief te meten is en niet gemodificeerd kan worden door de ziekte zelf, speelt dit probleem minder. Een mogelijk voorbeeld hiervan is de lichaamslengte. In tabel 3.1 worden de verschillen tussen een cohortonderzoek en een patiëntcontroleonderzoek samengevat.

Experimenteel onderzoek

Tot nu toe waren de onderzoeksvragen die als vertrekpunt voor het onderzoek dienden, allemaal gericht op factoren die een rol spelen bij het ontstaan van de lage-rugklachten. Een andere type vraagstelling dat van belang is, heeft als uitgangspunt de effectiviteit van therapie. Een voorbeeld hiervan is: 'Wat is de effectiviteit van oefentherapie bij patiënten met lage-rugklachten?'

PRE-EXPERIMENTEEL

In eerste instantie zouden onderzoekers bij mensen die bepaalde therapie krijgen, het verloop van lage-rugklachten kunnen bestuderen. Dat geldt zeker als onbekend is wat een

Tabel 3.1 Belangrijkste verschillen tussen cohortonderzoek en patiëntcontroleonderzoek.[5]

patiëntcontroleonderzoek	cohortonderzoek
retrospectief	prospectief
relatief goedkoop	vaak duur
snel resultaten	vaak lang wachten
onderzoekspopulatie relatief klein	onderzoekspopulatie relatief groot
geschikt voor zeldzame ziekten	geschikt voor frequent voorkomende ziekten
ongeschikt voor zeldzame exposities	geschikt voor zeldzame exposities
één ziekte, meer expositiefactoren te bestuderen (exploratief)	meer ziekten, beperkt aantal risicofactoren te bestuderen
vaak moeilijk om expositie te meten, soms problemen, omdat selectieve groep deelnemers (m.n. controles) wordt onderzocht en confounding kan optreden	minder problemen met expositiemeting, wel soms moeilijk om ziekte te meten, confounding kan optreden evenals selectieve uitval en verandering in procedures omdat het meestal langer duurt

therapie überhaupt doet met patiënten met lage-rugklachten. De onderzoekers selecteren patiënten met lage-rugklachten, beschrijven de belangrijke kenmerken hiervan, leggen de beginsituatie goed vast en beschrijven vervolgens de situatie na afloop van de therapie. Dit soort onderzoek wordt vaak pre-experimenteel onderzoek genoemd, omdat een controlegroep ontbreekt. Men weet dan wel wat het verloop is van de klachten bij patiënten die deze therapie hebben gekregen, maar kan dit verloop niet enkel en alleen toeschrijven aan de therapie. Wellicht was het verloop hetzelfde geweest als men een andere therapie had gevolgd of het natuurlijk beloop had afgewacht. Bovendien kan door meetfouten echter ook worden gesuggereerd dat een effect optreedt dat er in werkelijkheid niet is.

QUASI-EXPERIMENTEEL

Indien dezelfde procedure als hiervoor wordt gehanteerd, maar de onderzoeker nu hetzelfde doet bij een groep patiënten die de therapie niet krijgt, is er wel sprake van een controlegroep. Echter, omdat het in dit type onderzoek vaak onduidelijk is welke procedure verantwoordelijk is voor het feit dat sommige patiënten de therapie krijgen en anderen niet, spreekt men ook wel van quasi-experimenteel onderzoek. Was het bijvoorbeeld de huisarts die bepaalde welke patiënten wel en welke niet de therapie kregen? In dat geval is deze procedure een mogelijke bron van vertekening. Immers, patiënten die door de huisarts als 'ernstige' gevallen werden gezien, kwamen waarschijnlijk terecht bij de fysiotherapeut, terwijl de milde gevallen de therapie niet kregen. Hierdoor waren de twee groepen aan het begin van het onderzoek niet echt vergelijkbaar. Men kan hier in de analyse voor een deel rekening mee houden, maar het is beter als de onderzoeker ervoor zorgt dat beide groepen wel vergelijkbaar zijn bij aanvang van het onderzoek. Figuur 3.2 laat het basisschema van zowel een pre- als een quasi-experimenteel design zien.

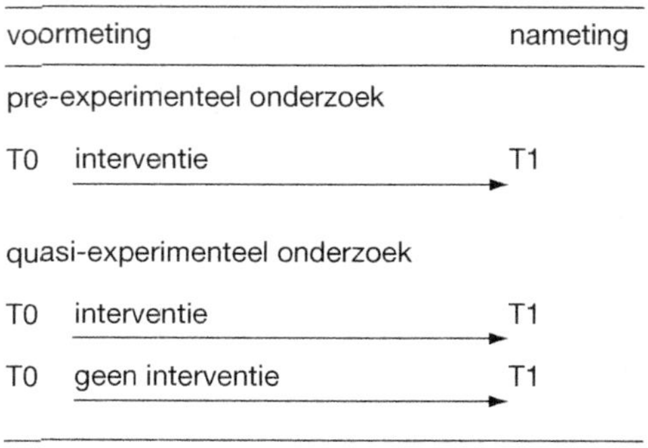

Figuur 3.2 *Basisschema pre- en quasi-experimenteel onderzoek.*

GERANDOMISEERD EXPERIMENT

Een gerandomiseerd experiment ('randomized controlled trial' of 'randomized clinical trial', RCT) is het design dat onderzoekers het best kunnen kiezen als zij bijvoorbeeld de effectiviteit van oefentherapie vergelijken met een behandeling door de huisarts bij lage-rugklachten. Ten eerste dient men, net als in een observationeel onderzoek, ervoor te zorgen dat de geschikte mensen meedoen aan het onderzoek. Vervolgens zorgt de onderzoeker ervoor dat door middel van een randomisatieprocedure iedere patiënt dezelfde kans heeft om in een van beide groepen terecht te komen. Dat willen zeggen dat slechts door toeval ('at random') wordt bepaald in welke behandelgroep de geschikte patiënten terechtkomen (zie hoofdstuk 24). Door deze randomisatie zorgt de onderzoeker er (in principe) voor dat beide groepen aan het begin van het onderzoek vergelijkbaar zijn. Met andere woorden: beide groepen hebben gemiddeld genomen een even grote kans op herstel. Na de interventie evalueert de onderzoeker het effect van beide behandelingen aan de hand van tevoren gekozen meetinstrumenten. Om ook de effecten op de lange termijn te kunnen onderzoeken volgt meestal na enige maanden (afhankelijk van de vraagstelling) een follow-upmeting. Figuur 3.3 laat het basisschema van een gerandomiseerd experiment zien.

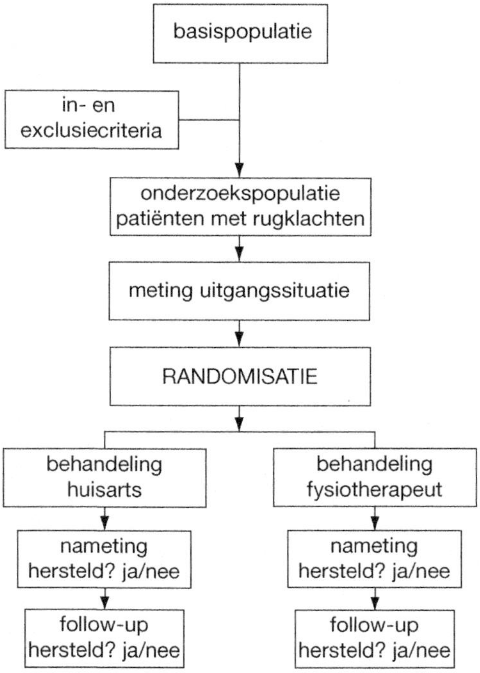

Figuur 3.3 *Basisschema randomized controlled trial (RCT).*

Beschouwing

Afhankelijk van de vraagstelling kiest de onderzoeker het design dat het best in staat is een antwoord te geven op deze onderzoeksvraag. Op zich is het weinig informatief als een onderzoeker vertelt dat hij bezig is met een cohortonderzoek. Het doel van het onderzoek is veel belangrijker, want met een cohort kan men zowel trachten vast te stellen wat de risicofactoren van een ziekte zijn als het natuurlijk beloop in kaart brengen. Met andere woorden: alleen het design zegt niets over het beoogde doel van het onderzoek. Bij de opzet en interpretatie van wetenschappelijk onderzoek moet eerst een duidelijk antwoord worden gegeven op de vraag: wat wordt onderzocht? Vervolgens komt dan de vraag aan bod: hoe wordt dit onderzocht? In die zin kan men stellen dat alleen op basis van het design niet kan worden vastgesteld of het onderzoek op een adequate wijze wordt uitgevoerd. Om dit te kunnen beoordelen dient men weet te hebben van 'wat' er wordt onderzocht.

Zowel observationeel als experimenteel onderzoek hebben hun nut. Echter, bij beide vormen dient een heldere, van tevoren geformuleerde onderzoeksvraag het vertrekpunt te zijn. Vervolgens wordt beoordeeld wat de praktische mogelijkheden zijn om die vraag te beantwoorden. Het is zeer wel mogelijk dat een minder 'sterk' design, gezien de situatie, toch het best is om een antwoord te geven op de onderzoeksvraag. Een gerandomiseerd experiment kan bijvoorbeeld een 'mission impossible' zijn indien het niet duidelijk is 'wat' men wil onderzoeken. Hetzelfde geldt voor observationeel onderzoek waarbij het onduidelijk is 'wat' men wil onderzoeken. Dit is gedoemd uit te monden in een ongebreidelde dataverzameling waarbij het meest waarschijnlijke scenario is dat de onderzoeker de weg kwijtraakt. Kortom: uitgaande van wat men wil weten, kiest men de juiste bouwstenen om op deze wijze de optimale architectuur voor het onderzoek te verkrijgen. Als kritische consument van de wetenschappelijke literatuur is het in eerste instantie dan ook van groot belang de vraag te beantwoorden of het gekozen design wel het beste design is gezien de vraagstelling van het desbetreffende onderzoek.

Literatuur

1 Rothman KJ, Greenland S. Modern epidemiology. Washington: Lippincott-Raven Publishers, 1998.
2 Koes BW, van Tulder M, Lin CW, Macedo LG, McAuley J, Maher C. An updated overview of clinical guidelines for the management of non-specific low back pain in primary care. Eur Spine J. 2010 Dec;19(12):2075-94.
3 Frymoyer JW. Medical progress, back pain and sciatica. N Engl J Med 1988;318:291-300.
4 Ravensberg CD van, Oostendorp RAB, Elvers JWH. Inventarisatie van de zorg in de eerstelijns fysiotherapie. Ned Tijdschr Fysiother 1995;105: 36-58.
5 Bouter LM, Dongen MJCM van, Zielhuis GA. Epidemiologisch onderzoek; opzet en interpretatie. Zesde herziene druk. Houten: Bohn Stafleu van Loghum, 2010.

4 Stappenplan voor het opzetten en uitvoeren van kwantitatief wetenschappelijk onderzoek

N. Smidt, Y.C.M. Nelissen-de Vos en R.W.J.G. Ostelo

Voorwaarde voor een succesvolle uitvoering van (kwantitatief) wetenschappelijk onderzoek begint bij een eenduidige vraagstelling, gevolgd door een weloverwogen onderzoeksopzet en goed geïnformeerde projectmedewerkers. Ondanks een goede voorbereiding kunnen er tijdens de uitvoering van een project echter toch tegenvallers zijn die de validiteit van het onderzoek aantasten, zoals een tegenvallende instroom van deelnemers, logistieke problemen of afwijkingen van het onderzoeksprotocol.
In dit hoofdstuk worden de verschillende stappen voor het opzetten en uitvoeren van wetenschappelijk onderzoek besproken. Verder worden de problemen die tijdens de uitvoering van een project kunnen spelen besproken, en hoe deze voorkomen kunnen worden. Bij verschillende stappen wordt een praktijkvoorbeeld genoemd uit het inmiddels gepubliceerde tenniselleboogonderzoek.[1,2]

Wetenschappelijk onderzoek begint met een vraagstelling, doorloopt vervolgens een aantal fasen en eindigt uiteindelijk met een verslag van dit onderzoek in de vorm van een scriptie, rapport, proefschrift of een artikel in een (inter)nationaal tijdschrift. Voor het uitvoeren van betrouwbaar en valide onderzoek is het noodzakelijk deze fasen te kennen en in goede volgorde te doorlopen. Hiervoor is een stappenplan ontwikkeld (zie kader 4.1).[3,4]

Kader 4.1 Stappenplan voor het opzetten en uitvoeren van onderzoek

1. Beschrijven van het onderzoeksprobleem
2. Bestuderen van relevante literatuur
3. Formuleren van de definitieve vraagstelling
4. Selecteren van een passende onderzoeksvorm
5. Beschrijven van het globale onderzoeksontwerp
6. Definiëren van de onderzoeksvariabelen
7. Operationalisatie
8. Overleg met betrokken partijen
9. Goedkeuring METC
10. Schrijven van een draaiboek
11. Dataverzameling
12. Data-analyse
13. Interpretatie van de resultaten
14. Rapportage en publicatie

STAP 1 BESCHRIJVEN VAN HET ONDERZOEKSPROBLEEM

Wetenschappelijk onderzoek begint altijd met de probleemomschrijving. Het is verstandig om het onderzoeksprobleem direct te formuleren in een voorlopige vraagstelling. Hierbij is het van belang om je eerst af te vragen of het probleem relevant is, bijvoorbeeld: hoe vaak komt het probleem voor.[5] De voorlopige vraagstelling wordt dusdanig geformuleerd dat de kans op een zinvol antwoord zo groot mogelijk is (zie het voorbeeld in figuur 4.1).

Als hulpmiddel wordt vaak het PICO-systeem gebruikt. Dit staat voor 'Patient – Intervention – Comparison – Outcome'. Uit de vraagstelling wordt duidelijk wat de onderzoekspopulatie (P) is, wat de onderzochte interventie (I) is, welke vergelijking wordt gemaakt (C) en wat de uitkomstmaten zijn (O).[6]

STAP 2 BESTUDEREN VAN RELEVANTE LITERATUUR

Na stap 1 is het handig de literatuur te bestuderen, waardoor inzicht wordt verkregen in wat al of niet bekend is en welke kennis nodig is voor het opzetten en uitvoeren van eigen onderzoek (bijvoorbeeld met welke prognostische factoren je rekening moet houden). Belangrijke databases voor wetenschappelijke literatuur voor (para)medische beroepen zijn onder andere MEDLINE(of PubMed), EMBASE, Cochrane Library, PEDro of OT Seeker. Vaak is er zo veel gepubliceerd dat het onmogelijk is deze artikelen allemaal te lezen. Richt je daarom in eerste instantie op de systematische reviews. Ook kan gezocht worden naar belangrijke en recente rapporten van gezondheidsorganisaties (bijvoorbeeld het Nivel, de Gezondheidsraad) of evidence-based richtlijnen voor (para)medici.

STAP 3 FORMULEREN VAN DE DEFINITIEVE VRAAGSTELLING

Na bestudering van de literatuur en door gesprekken met experts kan de voorlopige vraagstelling omgeschreven worden naar de definitieve vraagstelling: een exacte formulering van de onderzoeksvraag waarbij slechts een eenduidige interpretatie mogelijk is. Gebrek aan eenduidigheid leidt onherroepelijk tot verkeerde keuzes bij de onderzoeksopzet, waardoor de kwaliteit en efficiëntie van het onderzoek afnemen. De definitieve vraagstelling kan in de vorm van een vraag of in een vorm van een toetsbare stelling worden genoteerd (zie figuur 4.2).

STAP 4 SELECTEREN VAN EEN PASSENDE ONDERZOEKSVORM

De keuze voor een bepaald onderzoeksdesign wordt vaak al bepaald door de vraagstelling.[7] Echter, aspecten zoals praktische haalbaarheid, tijd, geld, faciliteiten die nodig zijn en ethische overwegingen bepalen mede het onderzoeksdesign.

Voorbeeld van selectie van passende onderzoeksvorm

Om de onderzoeksvraag naar de effectiviteit van corticosteroïdinjecties en fysiotherapie bij patiënten met een tenniselleboog te beantwoorden, kan een gerandomiseerde gecontroleerde trial (RCT) of een systematische review van RCT's worden uitgevoerd. Uit de bestudering van de literatuur bleek dat er onvoldoende bewijs was voor de effectiviteit van fysiotherapie en dat corticosteroïdinjecties op korte termijn effectief zijn, maar dat de effecten op lange termijn nog onbekend zijn.
Door het ontbreken van een effectieve behandeling voor patiënten met een epicondylitis lateralis en het relatieve gunstige beloop van een epicondylitis lateralis werd in de standaard van het Nederlands Huisartsen Genootschap een afwachtend beleid aanbevolen. De

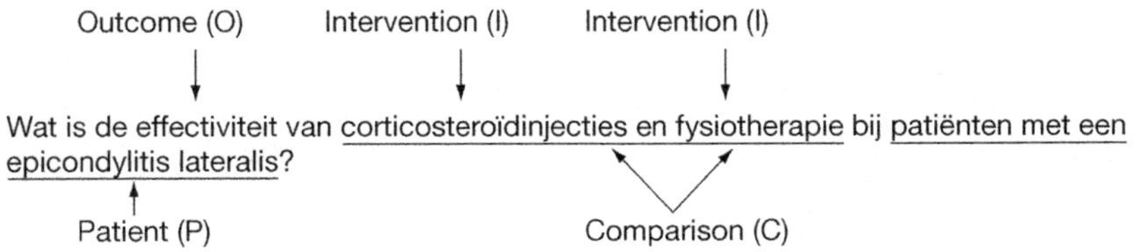

Figuur 4.1 *Voorbeeld van een voorlopige vraagstelling.*

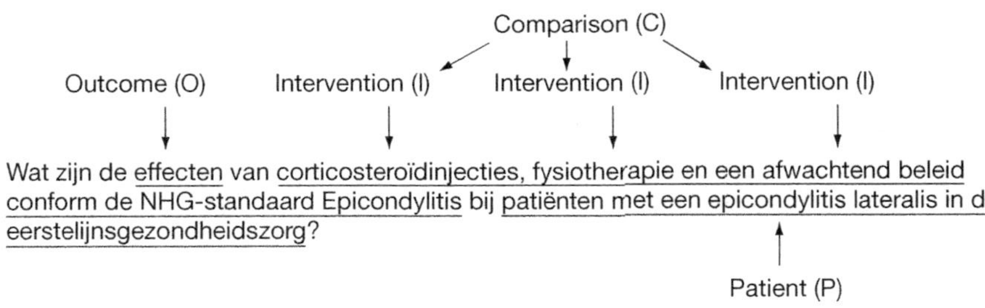

Figuur 4.2 *Voorbeeld van een definitieve vraagstelling.*

effectiviteit hiervan was echter nog onbekend. Uiteindelijk is besloten een RCT uit te voeren om de onderzoeksvraag te beantwoorden.

STAP 5 BESCHRIJVEN VAN HET GLOBALE ONDERZOEKSONTWERP

Nu het onderzoeksdesign bepaald is, kan in grote lijnen het onderzoek worden gepland. De beschrijving van het onderzoeksontwerp kan de onderzoekspopulatie betreffen, de rekrutering van patiënten (via huisartsen, fysiotherapeuten of algemene bevolking), het aantal benodigde patiënten ('power'berekening), de interventies, de locatie waar het onderzoek wordt uitgevoerd, de aard van de metingen (bijvoorbeeld vragenlijsten, lichamelijk onderzoek), het aantal en tijdstip van de meetmomenten en de wijze waarop de gegevens verzameld worden (bijvoorbeeld telefonisch, schriftelijk of interview). Wanneer het globale onderzoeksontwerp beschreven is, kan de projectgroep worden samengesteld.

Voorbeeld van een globaal onderzoeksontwerp

Het tenniselleboogonderzoek betreft een gerandomiseerd pragmatisch onderzoek in de huisartspraktijk en zal worden uitgevoerd bij drie groepen van ongeveer zestig patiënten met een epicondylitis lateralis. Werving van patiënten vindt plaats in huisartspraktijken in Amsterdam-Noord, Amstelveen, Alkmaar, Purmerend en Haarlem.

Patiënten met pijn aan de laterale zijde van de elleboog, provoceerbaar bij druk op de laterale epicondyl en bij dorsaalflexie van de pols tegen weerstand, in de leeftijd van 18 tot 70 jaar, die in staat zijn om een schriftelijke vragenlijst in te vullen en toestemming te geven ('informed consent') komen in aanmerking voor deelname aan het onderzoek.

Potentiële kandidaten worden geselecteerd door de huisartsen. Die verwijzen de patiënten naar een fysiotherapeut-onderzoeksassistent in een nabijgelegen onderzoekscentrum. Deze verricht de definitieve patiëntenselectie, de 'baseline'-metingen en rondt de informed-consentprocedure af. Ingesloten patiënten worden door loting aan een van de drie interventies toegewezen: corticosteroïdinjecties, fysiotherapie of een gestandaardiseerd afwachtend beleid.

De effectmetingen vinden plaats 3, 6, 12, 26 en 52 weken na het eerste contact (randomisatie) op het onderzoekscentrum. De effectmetingen richten zich op mate van herstel, verandering van klachten, functiebeperking, knijpkracht en algehele gezondheidstoestand.

STAP 6 DEFINIËREN VAN DE ONDERZOEKSVARIABELEN

Voor het onderzoek is het van belang te weten wat de uitkomstvariabelen zijn (afhankelijke variabelen), in welke determinanten (onafhankelijke variabelen) je geïnteresseerd bent en welke variabelen de uitkomst kunnen verstoren c.q. vertekenen (confounders, effectmodificatoren). Verder is van belang hoe je in je onderzoek met deze verstorende variabelen omgaat. Dat kan op verschillende manieren. Door middel van in- en exclusiecriteria kun je deze variabelen uitsluiten zodat de interne validiteit verhoogd wordt, wat vaak (enigszins) ten koste gaat van de generaliseerbaarheid. Immers, voor de generaliseerbaarheid van de onderzoeksresultaten naar de dagelijkse praktijk (externe validiteit) zijn ook de achtergrondvariabelen van de patiënten van belang, zoals geslacht, leeftijd, duur van de klachten, eerdere episoden, werksituatie enzovoort (zie hoofdstuk 1). In een gerandomiseerd experiment zorgt de randomisatie ervoor dat verstorende variabelen geen of slechts weinig invloed kunnen hebben (zie hoofdstuk 21). Tot slot zou men ook nog kunnen corrigeren voor deze verstorende variabele bij de analyses (zie hoofdstuk 14).[8]

STAP 7 OPERATIONALISATIE

Bij de operationalisatie dienen de onderdelen van de vraagstelling (PICO) te worden toegelicht: welke patiënten (in- en exclusiecriteria), welke setting (bijvoorbeeld eerstelijnsgezondheidszorg, algemene populatie), het precieze behandelprotocol (welke behandeling precies, met duur, frequentie en intensiteit), hoe de uitkomstmaten worden gemeten en met welke meetinstrumenten. Het is hierbij belangrijk om op de hoogte te zijn van de literatuur over de verschillende onderwerpen. Voor het kiezen van de meetinstrumenten zijn eigenschappen zoals de validiteit, betrouwbaarheid en responsiviteit belangrijk (zie hoofdstuk 7 en 8).

Voorbeeld van operationalisatie van knijpkracht

De pijnvrije en maximale knijpkracht wordt door een fysiotherapeut-onderzoeker gemeten met behulp van de Jamar®-handdynamometer (PGB Active Living, 's-Hertogenbosch). De patiënt staat rechtop met de elleboog gestrekt langs het lichaam. De wijzerplaat van de handkrachtmeter wijst naar buiten en mag tijdens de test het lichaam niet raken. Een warming-up is niet toegestaan. De pijnvrije knijpkracht en de maximale knijpkracht worden drie keer gemeten, telkens met een pauze van 20 seconden. Bij het meten van de pijnvrije knijpkracht wordt de patiënt gevraagd de knijpkracht langzaam op te voeren, totdat het eerste symptoom van ongemak, pijn of last optreedt. Bij de maximale knijpkracht wordt gevraagd langzaam (in drie tellen) de knijpkracht op te voeren tot het maximum. De fysiotherapeut-onderzoeker probeert de patiënt te stimuleren zo hard mogelijk te knijpen. Indien de wijzer bijvoorbeeld tussen de 20 en 21 kilogram staat, wordt de laagste stand genoteerd (20 kg). De gemiddelde waarde (in kg) geldt nu als uitkomst. De meting van de pijnvrije knijpkracht gaat vooraf aan de meting van de maximale knijpkracht. De maximale knijpkracht wordt gemeten aan beide armen en gepresenteerd als de ratio van de maximale pijnkracht aan de niet-aangedane arm.

STAP 8 OVERLEG MET BETROKKEN PARTIJEN

Als een onderzoeksprotocol geschreven is, kan overleg plaatsvinden met de betrokkenen. Met de projectgroep kunnen dan nog de puntjes op de i worden gezet. Het rekruteren van huisartsen of fysiotherapeuten kost tijd. Voor het verzamelen van de adresgegevens van de huisartsen en fysiotherapeuten ben je afhankelijk van de regionale huisartsenorganisaties en het KNGF. Bedenk goed hoe je de fysiotherapeuten en huisartsen wilt benaderen (bijvoorbeeld telefonisch of schriftelijk). De betrokkenheid van stakeholders bij het onderzoek kan de rekrutering van huisartsen en fysiotherapeuten bevorderen. De eerste indruk die je achterlaat bij alle betrokkenen is belangrijk voor het wel of niet deelnemen aan het onderzoek. Voordat je behandelaars benadert, zorg je voor een beknopte beschrijving van het onderzoek (maximaal één A4'tje) met daarin de vraagstelling, het onderzoeksprotocol, de belasting voor de patiënt en wat er van de behandelaar wordt verwacht. Mochten de behandelaars een training krijgen waarin het onderzoek en de interventies worden uitgelegd, zorg dan dat experts deze training geven en dat de cursus geaccrediteerd wordt voor de deelnemers aan de cursus. Zorg dat de praktijkassistenten ook goed geïnformeerd worden over het onderzoek: zij zijn vaak jouw contactpersoon.

STAP 9 GOEDKEURING MEDISCH-ETHISCHE TOETSINGSOMMISSIE (METC) EN DE WET MEDISCH-WETENSCHAPPELIJK ONDERZOEK MET MENSEN

Om deelnemers aan onderzoek te beschermen dient voor veel medisch wetenschappelijk onderzoek het onderzoeksprotocol te worden getoetst door een onafhankelijke medisch-ethische toetsingscommissie (METC), welke is erkend door de Centrale Commissie Mensgebonden Onderzoek (CCMO). De CCMO heeft als primaire doelstelling het vertegenwoordigen van de patiëntenbelangen. Sinds eind 1999 bestaat er voor onderzoek met mensen een eigen wet: de *Wet medisch-wetenschappelijk onderzoek met mensen* (WMO). De METC beoordeelt dan of de onderzoekers zich houden aan deze WMO. Zo moeten de proefpersonen schriftelijk worden geïnformeerd over het onderzoek, moeten de proefpersonen voldoende bedenktijd krijgen, moet een onafhankelijke arts beschikbaar zijn voor advies, moet de proefpersoon schriftelijk toestemming geven voor deelname aan het onderzoek (informed consent), mag de proefpersoon zich te allen tijde uit het onderzoek terugtrekken, zonder opgaaf van redenen en moet de proefpersoon verzekerd zijn tegen eventueel door het onderzoek ontstane schade (http://www.ccmo-online.nl). Voor onderzoek met minderjarigen en/of wilsonbekwame volwassenen gelden extra strenge eisen. Voordat de patiëntenrekrutering start, dient het protocol goedgekeurd te zijn door de METC. Daarnaast dienen alle gecontroleerde gerandomiseerde trials voor de start van de patiëntenrekrutering aangemeld te worden bij het Nederlands Trial Register (www.trialregister.nl).

STAP 10 SCHRIJVEN VAN EEN DRAAIBOEK

Mocht de hoofdonderzoeker uitvallen (vanwege ziekte of vakantie), dan kan een draaiboek goede diensten bewijzen voor de voortzetting van het onderzoek. Voor de onderzoeker zelf is een draaiboek een handige back-up. In het draaiboek worden de volgende aspecten overzichtelijk weergegeven.

- De vraagstelling, de samenvatting van het literatuuronderzoek, de onderzoekspopulatie (in- uitsluitingscriteria, berekening groepsgrootte), de omschrijving van de interventies, de meetinstrumenten en de meetmomenten.
- De onderzoeksorganisatie. Alle betrokkenen (projectgroep, onderzoeksassistenten, deelnemende behandelaars en praktijkassistenten) en hun bereikbaarheid (adressen, telefoonnummer, faxnummer, e-mailadres, werkdagen). Ook staan hierin de adressen van belangrijke contactpersonen, zoals de verkoopadressen van onderzoeksmaterialen (bijvoorbeeld Jamar®-handdynamometer).
- Logistiek. Een overzicht van welke activiteiten er gedaan moeten worden (bijvoorbeeld huisartsen bezoeken, nieuwsbrief schrijven, declaraties van patiënten betalen), wie waarvoor verantwoordelijk is en wanneer de activiteiten uitgevoerd moeten worden (bijvoorbeeld iedere zes weken nieuwsbrief versturen). Probeer onderzoeksassistenten

goed te instrueren, ze zijn het visitekaartje van je onderzoek. Maak een checklist van wat er tijdens een meting gedaan moet worden. Meet tijdens de pilot hoeveel tijd één meting in beslag neemt. Realiseer je dat de deelnemers, maar ook de behandelaars, vaak vrijwillig meedoen aan het onderzoek en dat hun tijd ook kostbaar is. Zorg zelf ook voor een goede bereikbaarheid, rekening houdend met de werktijden van de behandelaars. Wees efficiënt aan de telefoon (noteer naam en telefoonnummer van de patiënt, naam van de behandelaar en vertel kort hoe de verdere gang van zaken is en wat er van de behandelaar op dat moment verwacht wordt).

- Financiële begroting. Een overzicht van de kosten voor het opzetten en uitvoeren van het onderzoek, zoals personeelskosten en materiële kosten. Het is belangrijk om vast te leggen wie de financiële verantwoordelijkheid draagt.
- Registratie en beveiliging van gegevens. Nadat is vastgesteld hoe de gegevens worden verzameld, is het van belang te bepalen hoe deze gegevens worden opgeslagen. Wanneer worden de gegevens ingevoerd: direct of na afronding van de gegevensverzameling? Hoe kunnen de gegevens beschermd worden tegen brand of een computercrash? En hoe bescherm je de privacy van de persoonsgebonden gegevens? Richtlijnen voor de opzet, uitvoering, rapportage en archivering van medisch-wetenschappelijk onderzoek staan beschreven in *Het GCP boekje* (Good Clinical Practice) (www.gcpboekje.nl). De GCP is verplicht voor alle patiëntgebonden interventieonderzoek met geneesmiddelen en hoewel het strikt genomen niet verplicht is voor het overige interventieonderzoek, is het wel een zeer goede leidraad voor medisch-wetenschappelijk onderzoek met mensen in het algemeen.

STAP 11 DATAVERZAMELING

Als alle voorbereidingen voor de start van het onderzoek zijn getroffen (formulieren zijn gedrukt, instrumenten zijn geijkt, de onderzoeksassistenten zijn getraind enz.), kan de dataverzameling beginnen. Het is belangrijk de voortgang van de dataverzameling en de kwaliteit van de gegevens doorlopend te controleren (ontbrekende waarden, invoerfouten enz.) en rekening te houden met de beschikbaarheid van alle betrokkenen. Met gebruik van data-entry software (SPSS data entry en builder, Microsoft Access) kan er ook voor gekozen worden de antwoorden van de deelnemers direct op locatie in te voeren in de computer. Sinds eind jaren negentig wordt internet meer gebruikt bij de dataverzameling van het onderzoek, zogeheten webbased datacollection (zoals netquestionnaires (www.netq-enquete.nl), surveymonkey (nl.surveymonkey.com).[9] Voordeel hiervan is dat de gegevens direct te downloaden zijn in SPSS of SAS en dat er automatische reminders verstuurd kunnen worden.

Een vaak voorkomend en frustrerend probleem tijdens de dataverzameling is de tegenvallende patiënteninstroom. Meestal wordt op basis van registratiegegevens een inschatting gemaakt van de patiënteninstroom. Maar onderzoekers onderschatten de invloed van de wet van Lasagna die zegt dat de patiënteninstroom slechts 10 procent is van wat op basis van registratiegegevens verwacht zou mogen worden.[10] Om de patiënteninstroom te stimuleren, is de betrokkenheid van de deelnemende behandelaars en praktijkassistenten van groot belang. Houd hen daarom zorgvuldig op de hoogte van de voortgang van het onderzoek (d.m.v. een nieuwsbrief, bezoekjes aan de praktijk, telefoontjes) en bespreek de tegenvallende patiënteninstroom.[11,12] Laat de betrokkenen zien dat de tijd en energie die zij in het onderzoek steken, wordt gewaardeerd door kleine attenties toe te sturen (bijvoorbeeld kerstkaarten, op 5 december een zak van Sinterklaas met lekkers en een gedicht, een prijsvraag – denk aan 'Hoeveel patiënten zijn er ingesloten op een bepaalde datum? – met een leuke prijs). Daarnaast blijkt dat organisatie van het onderzoek, zoals een sterk(e) projectmanagement/infrastructuur, de patiëntenrekrutering positief stimuleert.[13] Patiëntenuitval tijdens je onderzoek kan de interne validiteit van je onderzoek aantasten.[14] Bedenk van tevoren hoe je met patiëntenuitval omgaat. Probeer te achterhalen waarom een patiënt niet meer wil meedoen aan het onderzoek. Soms is het bijvoorbeeld alleen die pijnlijke knijpkrachtmeting of kost het op dat moment te veel tijd om naar het onderzoekscentrum te komen. Probeer hier flexibel mee om te gaan. Het is beter om een ontbrekende waarde te hebben (bijvoorbeeld geen 12-weekse knijpkrachtmeting) dan een drop-out. Ook kunnen door middel van nieuwsbrieven, verjaardags- en kerstkaarten en een kleine attentie tijdens een van de laatste metingen de patiënten betrokken houden bij het onderzoek.

STAP 12 DATA-ANALYSE

Voordat met de data-analyse begonnen wordt, moet er een analyseplan zijn. De volgende aspecten staan in het analyseplan: schonen van de bestanden (o.a. invoercontrole, controle op vreemde waarden, hercoderen), beschrijvende statistiek (welke variabelen), eind- en verschilscores berekenen voor de uitkomstmaten en data-analyse (welke toetsen, welke subgroepen, per-protocolanalyse). In het codeboek zijn de variabelen van het analysebestand beschreven.

STAP 13 INTERPRETATIE VAN DE RESULTATEN

Bij de interpretatie van de resultaten wordt geadviseerd om niet alleen naar de getallen te kijken zoals p-waarden (zie hiervoor de hoofdstukken 11 t/m 16), maar ook een grafiek te maken. Vaak zegt dit meer dan een p-waarde.[15,16] Probeer bij de interpretatie van de resultaten antwoord te geven op de oorspronkelijke vraagstelling en laat je niet afleiden door allerlei andere interessante bevindingen. Houd bij de interpretatie van de resultaten van het onderzoek rekening met de interne validiteit en generaliseerbaarheid van je onderzoek en de gegevens uit de literatuur.

STAP 14 RAPPORTAGE EN PUBLICATIE

Ongeacht de resultaten van het onderzoek is het van groot belang de bevindingen van het onderzoek openbaar te maken. Dit kan in de vorm van een artikel in een wetenschappelijk tijdschrift, een proefschrift, rapport of congresbijdrage (presentatie of poster). Voor een wetenschappelijk artikel geldt een standaardopmaak met een inleiding, methode, resultaten en discussie. Houd rekening met het feit dat het schrijven altijd meer tijd kost dan je denkt en begin er daarom tijdig mee. Een inleiding en de methodeparagraaf kunnen tijdens de dataverzameling geschreven worden. Indien het artikel is gepubliceerd, is verspreiding onder vakgenoten gegarandeerd. Vergeet niet de betrokkenen van je onderzoek te bedanken in het dankwoord van het artikel (*acknowledgement*) en hen op de hoogte te stellen van de resultaten van je onderzoek.

Beschouwing

Een stappenplan voor het opzetten en uitvoeren van wetenschappelijk onderzoek is een hulpmiddel om een betrouwbaar en valide onderzoek uit te voeren. Het is echter geen garantie dat het onderzoek daadwerkelijk betrouwbaar of valide is. Vaak spelen daarbij onverwachte problemen, zoals een tegenvallende instroom en patiëntenuitval, een grote rol.

Literatuur

1 Smidt N, Windt DAWM van der, Assendelft WJJ, Devillé W, Korthals-de Bos I, Bouter LM. Corticosteroid injections, physiotherapy or a wait-and-see policy for lateral epicondylitis: a randomised controlled trial. Lancet. 2002;359:657-62.
2 Smidt N, Windt DAWM van der, Assendelft WJJ, Deville W, Bouter LM. Corticosteroïd injecties, fysiotherapie of een afwachtend beleid voor patiënten met een epicondylitis lateralis? Een gerandomiseerd onderzoek in de eerste lijn. Ned Tijdschr Fysiother. 2004;114(1):14-18,23.
3 Zielhuis GA, Heydendael PHJM, Maltha JC, Riel PLCM van. Handleiding medisch-wetenschap-

pelijk onderzoek. Utrecht: Bunge; 1995; pp. 9-31.
4 Aufdemkampe G, Berg J van den, Windt D van der. Hoe vind ik het? Zoeken, interpreteren en opzetten van fysiotherapeutisch onderzoek. Houten: Bohn Stafleu van Loghum; 2000; pp. 95-105.
5 Assendelft WJJ, Aertgeerts B. Zoeken en selecteren van literatuur. In: Offringa M, Assendelft WJJ, Scholten RJPM, editors. Inleiding in Evidence Based Medicine. Klinisch handelen gebaseerd op bewijsmateriaal. Houten: Bohn Stafleu van Loghum; 2008; pp 42-53.
6 Koopmans RP, Benthem PPG van, Offringa M. De juiste vragen stellen. In: Offringa M, Assendelft WJJ, Scholten RJPM, editors. Inleiding in Evidence Based Medicine. Klinisch handelen gebaseerd op bewijsmateriaal. Houten: Bohn Stafleu van Loghum; 2008; pp 32-41.
7 Ostelo RWJG, Vet HCW de, Beek HJM van. De architectuur van wetenschappelijk onderzoek. Ned Tijdschr Fysiother. 2001;111:23-6.
8 Twisk J, Ostelo RWJG, Berg J van den. Interpretatie van wetenschappelijke resultaten; over confounding, effectmodificatie, univariabele en multivariabele analyses. Ned Tijdschr Fysiother. 2005;115:15-7.
9 Cooper CJ, Cooper SP, del Junco DJ, Shipp EM, Whitworth R, Cooper SR. Web-based data collection: detailed methods of a questionnaire and data gathering tool. Epidemiol Perspect Innov. 2006;3:1.
10 Lasagna L. Problems in publication of clinical trial methodology. Clin Pharmacol Ther. 1979; 25:751-3.
11 Windt DAWM van der, Koes BW, Aarst M van, Heemskerk MAMB, Bouter LM. Practical aspects of conducting a pragmatic randomised trial in primary care: patient recruitment and outcome assessment. Br J Gen Pract. 2000;50: 371-4.
12 Smidt N. Conservative treatments for tennis elbow in primary care. Thesis. Wageningen: Ponsen & Looijen BV; 2001; pp. 137-50.
13 Foy R, Parry J, Duggan A, Delaney B, Wilson S, Lewin-Van Den Broek NT, et al. How evidence based are recruitment strategies to randomized controlled trials in primary care? Experience from seven studies. Fam Pract. 2003;20(1):83-92.
14 Akker M van den, Ostelo RWJG, Borghouts LB. Deelnemers en uitvallers in patiëntgebonden onderzoek. Ned Tijdschr Fysiother. 2002;112: 86-9.
15 Scholten RJPM, Verhagen AP, Ostelo RWJG. Interpretatie van resultaten uit wetenschappelijk onderzoek. Ned Tijdschr Fysiother. 2002; 112:106-9.
16 Verhagen AP, Ostelo RWJG, A Rademaker. Is de p-waarde wel zo significant? Ned Tijdschr Fysiother. 2000;110:92-5.

Deelnemers en uitvallers in patiëntgebonden onderzoek

5

M. van den Akker, R.W.J.G. Ostelo en L.B. Borghouts

Een aselecte steekproef trekken is een eerste voorwaarde om valide uitspraken te kunnen doen over een doelpopulatie. Verder dienen de onderzoekers hun uiterste best te doen om de respons zo hoog mogelijk te krijgen en de uitval te minimaliseren. Komen er toch uitvallers, dan is het zaak de redenen van uitval te achterhalen, zodat men kan nagaan of deze selectief is.
In dit hoofdstuk worden tips gegeven voor hoe men de deelname aan onderzoek en de patiënteninstroom kan maximaliseren en hoe men in de analyse met uitvallers kan omgaan.

In veel gevallen zal wetenschappelijk onderzoek – of het nu gaat om een 'survey', enquête of interventieonderzoek – een uitspraak willen doen over de doelpopulatie van het onderzoek. Uit de vraagstelling van een onderzoek is in grote lijnen op te maken wat deze doelpopulatie is. Stel dat de vraagstelling van een onderzoek luidt: 'In welke mate verhoogt het aantal uren dat beeldschermwerkers werkzaam zijn achter de computer de kans op 'repetitive strain injury' (RSI)?' In dit geval is het duidelijk dat beeldschermwerkers de doelpopulatie vormen. Het is in de meeste gevallen vanwege tijd en financiële beperkingen echter niet mogelijk de gehele doelpopulatie in het onderzoek mee te nemen. Daarom wordt een aselecte steekproef getrokken. Aangezien de uitspraken op basis van dit onderzoek geldig moeten zijn voor de gehele doelpopulatie (daar was het onderzoek immers om begonnen), is het belangrijk dat de steekproef (in dit geval de beeldschermwerkers aan wie wordt gevraagd deel te nemen aan het onderzoek) een goede representatie vormt van de doelpopulatie (zie figuur 5.1).[1]
Het lukt helaas bijna nooit alle proefpersonen of patiënten die voor een onderzoek geselecteerd zijn (de steekproef) te includeren en vervolgens alle deelnemers het onderzoek volledig af te laten ronden. Dat kan verschillende redenen hebben: bij een enquête vinden mensen bijvoorbeeld dat het te veel tijd kost of ze zien het nut er niet van in. Indien interventies centraal staan bij het onderzoek (bijvoorbeeld bij een randomized controlled trial, RCT), kan het voorkomen dat patiënten er zeker van willen zijn dat zij een bepaalde behandeling krijgen (ze willen niet het risico lopen in de controlegroep of juist in de experimentele groep terecht te komen). Dat kan een reden zijn niet deel te nemen aan het onderzoek. De patiënten die – om welke reden dan ook – aan het begin van het onderzoek niet willen deelnemen, noemt men 'non-responders'. Bij longitudinaal onderzoek (hetgeen betekent dat patiënten in de loop van de tijd verscheidene metingen ondergaan) is er nog een ander mogelijk probleem. Patiënten kunnen namelijk wel bereid zijn deel te nemen aan het onderzoek, maar in de loop van het onderzoek alsnog stoppen. Mogelijke redenen hiervoor zijn dat ze ontevreden zijn over de behandeling of een andere ziekte krijgen waardoor deelname uiteindelijk te zwaar is. Dit soort uitval noemt men 'loss to follow-up' of 'drop-outs'.

Is het erg dat niet alle geselecteerde patiënten deelnemen of het onderzoek niet helemaal afronden? In dit hoofdstuk wordt deze vraag van verschillende kanten belicht. Er wordt aandacht besteed aan het voorkómen en de consequenties van non-respons en loss to follow-up. Daarbij wordt onderscheid gemaakt tussen selectieve en niet-selectieve (toevallige = 'random') uitval.

Generaliseerbaarheid van resultaten

Wat is generaliseerbaarheid? Hiermee wordt bedoeld dat zowel de steekproef van het onderzoek (de onderzoekspopulatie) als de groep uiteindelijke deelnemers aan het onderzoek vergelijkbaar moet zijn met de doelpopulatie waar het onderzoek een uitspraak over wil doen. Stel dat men wil weten hoe vaak per jaar patiënten naar hun huisarts gaan. Aangezien dit samenhangt met het opleidingsniveau van patiënten,[2] moet hiermee rekening worden gehouden bij het trekken van de steekproef. Indien wordt besloten drie opleidingscategorieën te definiëren (bijvoorbeeld hoog, midden en laag), zal de verhouding in de doelpopulatie met betrekking tot het opleidingsniveau ook moeten terugkomen in de steekproef. Idealiter moet diezelfde verhouding er ook zijn onder de deelnemers van het onderzoek. Het is duidelijk dat een ondervertegenwoordiging van bijvoorbeeld de mensen met een laag opleidingsniveau een verkeerd beeld zal geven van het gemiddelde aantal keren dat patiënten per jaar naar de huisarts gaan. Figuur 5.1 geeft een illustratie van een goede selectie van de steekproef, terwijl in de figuur de (non-)respons wat betreft opleiding selectief is (hoe lager de opleiding, des te lager de respons).

In dit geval brengt deze selectieve non-respons de generaliseerbaarheid van de onderzoeksresultaten in gevaar. Hetzelfde geldt, in geval van longitudinaal onderzoek, als er sprake is van loss to follow-up. Dat wil zeggen dat te veel of selectieve uitval van patiënten in het onderzoek ertoe leidt dat men geen uitspraken meer kan doen over de gehele doel-

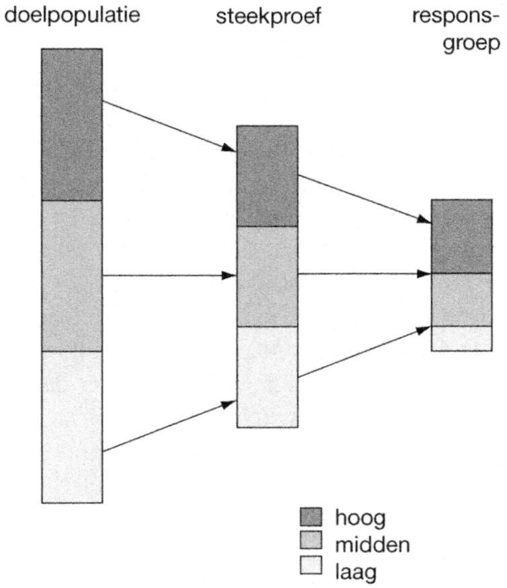

Figuur 5.1 *.Verdeling van opleidingsniveau in doelgroep, steekproef en responsgroep.*

populatie. Een voorbeeld uit de fysiotherapie waarbij het fenomeen non-respons een rol speelt, is een enquête onder 100 fysiotherapeuten (= steekproef) om te inventariseren hoeveel fysiotherapeuten volgens de richtlijn 'Acuut enkelletsel' werken.[3] Stel dat er in totaal 62 fysiotherapeuten meewerken. Waarschijnlijk hebben deze 62 meer interesse in onderzoek dan de 38 die geen vragenlijst hebben teruggestuurd. Mogelijk hebben de deelnemende fysiotherapeuten vanwege hun belangstelling voor onderzoek ook meer interesse in richtlijnen, hetgeen tot gevolg heeft dat zij de richtlijnen vaker toepassen dan hun collega's die niet aan het onderzoek deelnemen. Als dat zo is, resulteert deze non-respons vermoedelijk in een overschatting. Met andere woorden, in werkelijkheid zal zeer waarschijnlijk een kleiner percentage fysiotherapeuten volgens de richtlijn werken dan de onderzoeker op basis van de enquête schat. Selectieve uitval van deelnemers kan ook optreden bij interventieonderzoek. Stel er wordt een randomized clinical trial (RCT) uitgevoerd naar de behandeling van chronische

'whiplash'-klachten. In deze RCT wordt fixatie van de cervicale wervelkolom met behulp van een halskraag vergeleken met een intensief oefenprogramma, waarvoor patiënten drie keer per week naar de praktijk moeten komen. De patiënten in de groep van het oefenprogramma moeten er veel tijd in investeren. Als gevolg daarvan kunnen er in de experimentele groep relatief veel patiënten uitvallen; zij hebben meer moeite de experimentele behandeling vol te houden. Als deze loss to follow-up heel groot is (er valt bijvoorbeeld meer dan 35% van deze behandelgroep uit), wordt het moeilijk conclusies uit dit onderzoek te trekken. Als de uitval binnen de perken blijft (bijvoorbeeld minder dan 5% van de oefengroep valt uit), zal de generaliseerbaarheid niet echt in het geding komen.
Bij het beoordelen van de kwaliteit van RTC's wordt in het algemeen de arbitraire vuistregel gehanteerd dat een uitval tussen 5 en 10 procent geen ernstige vertekening zal geven. Er zijn echter geen richtlijnen voor een maximaal uitvalspercentage dat acceptabel is. Stel nu dat er meer patiënten uitvallen die bij aanvang veel pijn hebben. De onderzoeker weet dan niet of de conclusies die hij uit het onderzoek kan trekken ook gelden voor deze subgroep 'patiënten met veel pijn'. Met andere woorden: het is de vraag of de conclusies uit dit onderzoek – die vooral gebaseerd zijn op de mildere gevallen – generaliseerbaar zijn naar de ernstige gevallen.

Optimaliseren en minimaliseren

Het voorgaande maakt duidelijk dat het belangrijk is dat zo veel mogelijk mensen die geselecteerd zijn voor het onderzoek daadwerkelijk beginnen én het onderzoek afronden. Hoe is de respons te optimaliseren en de uitval te minimaliseren? De belangrijkste stelregel daarbij is: zorg voor minimale belasting en maximale informatieverstrekking en ondersteuning voor de patiënten.
Zowel voor de initiële respons, maar zeker ook voor het afronden van een onderzoek is het belangrijk dat patiënten weten waar zij aan toe zijn.

- Schrijf een duidelijke informatiebrief. Vermijd jargon en onnodig lange zinnen, gebruik correct Nederlands. Houd als richtlijn aan dat kinderen uit groep 8 de brief moeten kunnen begrijpen. Test de brief (en ook de eventuele vragenlijst) altijd bij een paar leken (ouders, buren enz.).
- Geef een reële inschatting van de tijdsinvestering voor patiënten (vooral een te lage inschatting leidt tot irritatie en mogelijk uitval).
- Maak duidelijk wat de doelstelling van het onderzoek is en waarom het onderzoek relevant is.
- Leg uit waarom de deelname van zo veel mogelijk patiënten belangrijk is en dat elke patiënt telt.
- Leg uit wanneer en waar de behandelend therapeut en/of onderzoeker bereikbaar is voor vragen (en zorg dat er dan ook iemand bereikbaar is).

Andere tips die helpen patiënten 'in' het onderzoek te krijgen en te houden, zijn de volgende.

- Laat de behandelaar de schriftelijke uitnodiging voor deelname aan het onderzoek (mede) ondertekenen. Gebruik indien mogelijk briefpapier van de behandelaar of het instituut waarmee wordt samengewerkt in het kader van het onderzoek. Bij veel patiënten versterkt dit het vertrouwen in het onderzoek.
- Zorg voor een minimale tijdsbelasting van de patiënt. Gebruik niet meer meetinstrumenten dan noodzakelijk.
- Zorg ervoor dat patiënten geen kosten hoeven te maken voor deelname aan het onderzoek. Geef bijvoorbeeld reiskostenvergoedingen en verstrek portvrije retourenveloppen.
- Zorg ervoor dat als patiënten naar een onderzoekscentrum (of andere locatie) moeten komen, er een duidelijke routebeschrijving is en regel parkeergelegenheid. Kies bij voorkeur een centrum dat ook goed per

openbaar vervoer bereikbaar is en de patiënt zo weinig mogelijk reistijd kost.
- Zorg in geval van vragenlijsten voor eenduidige vragen en een overzichtelijke lay-out.
- Stuur wanneer patiënten niet reageren na enkele weken één of twee keer een 'reminder'. Wanneer patiënten al deelname aan een onderzoek hebben toegezegd, is telefonisch benaderen ook een goede optie.
- Beloning voor deelname (in de vorm van een financiële vergoeding of een presentje) motiveert.

Verder zijn er bij longitudinaal onderzoek nog andere mogelijkheden om patiënten bij het onderzoek betrokken te houden.
- Herinner patiënten telefonisch aan vervolgafspraken.
- Bel om te informeren of post aangekomen is en of de patiënt nog vragen heeft.
- Stuur regelmatig een nieuwsbrief waarin de stand van zaken van het onderzoek wordt vermeld.
- Stuur deelnemers een kaartje met feestdagen (bijvoorbeeld Kerstmis of hun verjaardag) of als er bepaalde 'mijlpalen' in het onderzoek zijn bereikt (bijvoorbeeld als de helft van alle deelnemers is ingesloten).

Zorg er dus voor dat patiënten goed geïnformeerd zijn en dat deelname aan het onderzoek zo gemakkelijk en leuk mogelijk is. Het spreekt voor zich dat deze lijst niet volledig is (zie bijvoorbeeld ook Brinkman[4]) en dat niet alle punten bij elk onderzoek van toepassing zullen zijn. Bekijk per onderzoek welke suggesties van toepassing zijn en denk creatief na over andere mogelijkheden om patiënten (of therapeuten) te motiveren aan het onderzoek deel te (blijven) nemen.

Non-responsanalyse

Ondanks alle inspanningen is het meestal zo dat een aantal patiënten niet deelneemt of in de loop van het onderzoek uitvalt. Het is dan zaak om door middel van een non-responsanalyse zo goed mogelijk in kaart te brengen welke mensen niet deelnemen/uitvallen en waarom ze niet (meer) meedoen, zodat kan worden nagegaan of het een selectieve groep mensen is. Vraag bijvoorbeeld als mensen niet willen deelnemen of ze wel bereid zijn een korte vragenlijst in te vullen (of telefonisch te beantwoorden), waarin u navraagt waarom ze niet (meer) aan het onderzoek mee willen werken, wat de mate van de klachten is en waarin ze een paar basale demografische kenmerken (zoals leeftijd, geslacht en opleidingsniveau) aangeven. Soms is het ook mogelijk (met toestemming van de patiënt) dergelijke informatie op een andere plaats te verzamelen, bijvoorbeeld in ziekenhuisdossiers of huisartsinformatiesystemen.
Aan de hand van deze informatie kan worden nagegaan of de uitvallers een selectieve groep van de steekproef vormen. Zijn er geen (of kleine) verschillen tussen de deelnemers en de uitvallers, dan kan vaak aannemelijk worden gemaakt dat de resultaten voor de proefpersonen of patiënten die niet hebben deelgenomen of zijn uitgevallen, vergelijkbaar zouden zijn met de gevonden resultaten. Zijn er wel verschillen tussen de deelnemers en de uitvallers, dan kan dit gevolgen hebben voor de generaliseerbaarheid van de resultaten (denk hierbij aan het voorbeeld van de whiplashpatiënten waarbij vooral de mensen met veel pijn uitvielen). Het is belangrijk hier in de rapportage van de onderzoeksresultaten aandacht aan te besteden.

Als deelnemers afspraken niet nakomen

Ondanks duidelijke afspraken van tevoren met deelnemers komt het bijna altijd voor dat (sommige) deelnemers zich niet helemaal aan deze afspraken (kunnen) houden. Zo kan het voorkomen dat patiënten behalve de behandeling die zij in het kader van het onderzoek krijgen, ook andere behandelingen krijgen. Met andere woorden, dit zijn wel deelnemers aan het onderzoek, maar ze houden zich niet aan het behandelprotocol. Een andere vorm van zich niet aan de afspraak houden is dat de proefpersoon of patiënt zich niet meldt voor de afgesproken follow-upmeting (loss to follow-up). Patiënten die zich niet aan afspraken houden, zijn niet per definitie verloren voor de statistische analysen. Hieronder worden analysestrategieën beschreven voor de twee geschetste situaties.[5]

Patiënten doen wel mee aan alle metingen, maar volgen niet het behandelprotocol dat hen is toegekend. Patiënten zoeken soms op eigen initiatief een andere behandeling. Ze volgen dan niet de voorgeschreven behandeling. Het is in dat geval aan te raden twee analyses te verrichten: één waarbij alleen patiënten worden geanalyseerd die zich wel aan het voorgeschreven behandelprotocol hebben gehouden (ook wel 'per-protocolanalyse' of 'compliance only-analyse' genoemd). Met deze analyse kan een goede uitspraak worden gedaan over de effectiviteit van een behandeling, maar die is alleen geldig voor patiënten of proefpersonen die zich helemaal aan het protocol houden. Bij de tweede analyse worden alle patiënten (dus ook degenen die zich niet aan het protocol hebben gehouden) geanalyseerd. Patiënten die zich niet aan de behandeling hebben gehouden, worden in deze analyse behandeld alsof ze dat wel hebben gedaan. Een voordeel van de tweede analyse is dat die recht doet aan de dagelijkse praktijk, waarin patiënten ook niet altijd trouw zijn aan de voorgeschreven behandeling. Als er een groot verschil is tussen de resultaten van de twee analyses is dat een indicatie voor selectieve uitval. Het is belangrijk na te gaan waarom veel mensen van het protocol afwijken.

De proefpersoon (of patiënt) verschijnt niet bij een of meer van de follow-upmetingen of vult bijvoorbeeld een vragenlijst zo slecht in dat deze niet bruikbaar is. De onderzoeker mist dan een follow-upmeting van deze mensen en weet niet of hun klachten al dan niet minder zijn geworden. Als de patiënten die zijn uitgevallen geen selectieve groep lijken te vormen, kan als eindmaat het gemiddelde van de groep worden ingevuld. Hierdoor wordt de omvang van de onderzoekspopulatie vergroot en daardoor de 'power' van de analyse. Als de eindmeting van te veel patiënten ontbreekt, heeft deze methode een belangrijk nadeel: de onderzoeker introduceert een soort kunstmatige gemiddelde uitkomst. Er zijn ook mogelijkheden om met ontbrekende metingen om te gaan waarbij dit niet gebeurt. Een andere optie is het berekenen van een maximum- en minimumvariant: in het eerste geval krijgen alle uitvallers de meest gunstige uitkomst (genezen, vermindering van klachten, werken volgens een bepaalde richtlijn), in het andere geval de meest ongunstige uitkomst. Het resultaat is een minimaal en maximaal te verwachten effect. De ware uitkomst bevindt zich naar alle waarschijnlijkheid ergens tussen deze twee uitkomsten. Stel nu dat de slechtst mogelijke uitkomst toch een bepaald effect laat zien, dan kan de onderzoeker voorzichtig concluderen dat in werkelijkheid de uitkomst wellicht nog iets gunstiger is dan deze 'minimale' uitkomst. Tot slot wordt er bij studies waar meer meetmomenten zijn steeds vaker gebruikgemaakt van geavanceerde analyses zoals 'multilevel analyses' of 'GEE' (General Estimated Equations). Deze analyses kunnen worden uitgevoerd, ook als een deelnemer niet aan alle metingen heeft meegedaan. Vanzelfsprekend moet altijd in de rapportage worden vermeld hoe met ontbrekende metingen is omgegaan.

Het kan ook zijn dat patiënten wel meedoen aan een meting, maar dat een aantal vragen ontbreekt (bijvoorbeeld omdat patiënten die vraag niet wilden beantwoorden, of per ongeluk die vraag niet hebben ingevuld). Dit wordt (net als bij ontbrekende metingen) soms opgelost door een ontbrekende waarde in te vullen met het gemiddelde van de antwoorden van andere deelnemers. Wanneer veel patiënten een vraag niet hebben ingevuld, wordt dit soms ook als één antwoordcategorie gecodeerd. Dit is niet wenselijk, omdat deze categorie meestal in werkelijkheid en heel scala aan antwoorden bevat. Met geavanceerde technieken ('multiple imputations') kunnen ontbrekende waarden – ook als voor veel deelnemers geen waarde bekend is – alsnog ingevuld worden, met behulp van andere gegevens van de respondent en antwoorden van andere deelnemers. Een verdere uitleg van deze methoden voert hier te ver. Ook hier geldt: hoe meer ontbrekende waarden, hoe voorzichtiger je moet zijn met het vervangen.

Beschouwing

Om betrouwbare uitspraken te kunnen doen over de doelpopulatie van een onderzoek is het allereerst nodig dat er een representatieve steekproef wordt getrokken. Verder is het van belang dat de onderzoeker alle mogelijke maatregelen neemt om een zo laag mogelijke non-respons te krijgen en, in geval van een longitudinaal onderzoek, deelname aan de follow-upmetingen zo groot mogelijk is. Het is ook belangrijk te bekijken of mensen die wel en niet aan het onderzoek (blijven) deelnemen, niet van elkaar verschillen.
In dit hoofdstuk zijn aanwijzingen gegeven voor het optimaliseren van de deelname en het minimaliseren van de uitval. Tevens is aandacht besteed aan de consequenties van selectieve uitval en zijn de verschillende strategieën besproken die mogelijk zijn indien deelnemers aan een onderzoek zich niet aan gemaakte afspraken (kunnen) houden.

Literatuur

1 Zielhuis, GA, Heydendael PHJM, Maltha JC, Riel PLCM van. Handleiding medisch-wetenschappelijk onderzoek. Utrecht: Bunge; 1995.
2 Karlsson, H, Lehtinen V, Joukamaa M. Frequent attenders of Finnish public primary health care: Sociodemographic characteristics and physical morbidity. Fam Pract. 1994;11:424-30.
3 Bie RA de, Hendriks HJM, Lenssen AF, Moorsel SR van, Opraus KWF, Remkes WFA, et al. KNGF-richtlijn. Acuut enkelletsel. Ned Tijdschr Fysiother. 1988;108(suppl):1-23.
4 Brinkman J. De vragenlijst. Groningen: Wolters-Noordhoff; 2000.
5 Pocock SJ. Clinical trials. A practical approach. Chichester, New York, Brisbane, Toronto, Singapore: John Wiley & Sons; 1983.

Architectuur van kwalitatief wetenschappelijk onderzoek

6

F. van Nes, T. Satink en A. Kinébanian

Paramedici behandelen vaak mensen die een ernstige levensgebeurtenis (life event) hebben meegemaakt. Dat is een gebeurtenis die 'het leven op zijn kop zet' en het vereist veel doorzettings- en aanpassingsvermogen van mensen om dat leven weer 'op de rails' te krijgen. Inzicht krijgen in de processen die mensen doormaken in dergelijke situaties geeft veel aanknopingspunten voor behandeling. Kwalitatief onderzoek kan daar een bijdrage aan leveren. In de gehele gezondheidszorg doet deze stroming in de onderzoeksmethodologie de laatste jaren steeds meer opgeld. Een tendens die zeker bij de ergotherapie waar te nemen is. Reeds in 1991 wijdde het American Journal of Occupational Therapy een themanummer aan deze vorm van onderzoek. In de fysiotherapie heeft kwalitatief onderzoek inmiddels ook zijn intrede gedaan. Daarnaast wordt kwalitatief onderzoek steeds meer gebruikt als onderdeel van mixed-methods designs en wordt het aanbevolen in de ontwikkeling van complexe interventies. Ook in de ontwikkeling van meetinstrumenten heeft kwalitatief onderzoek een plaats.
In het licht van deze ontwikkelingen beschrijft dit hoofdstuk globaal wat kwalitatief onderzoek inhoudt, hoe het zich verhoudt tot kwantitatief onderzoek, hoe het methodologisch is opgebouwd (de architectuur) en waarom het in de paramedische beroepen goed gebruikt kan worden.

> ***'Not everything that counts can be counted. Not everything that can be counted, counts'. Albert Einstein***

Aan wetenschappelijk onderzoek liggen verschillende stromingen in de wetenschapsfilosofie ten grondslag. Om kwalitatief onderzoek te kunnen plaatsen worden in het kort drie stromingen beschreven. Van den Bersselaar deelt wetenschappelijk onderzoek in verschillende domeinen in, die elk hun eigen onderzoeksstroming en daarbij behorende onderzoeksmethoden kennen.[1] Hij spreekt van 'het domein van de feiten, de beleving, de betekenis, de regels, de begrippen en de belangen'. Bij het onderzoeken van het domein van de feiten gaat men uit van de natuurwetenschappelijke stroming waarin kwantitatieve onderzoeksmethoden gebruikt worden. Bij het onderzoeken van de overige domeinen wordt gebruikgemaakt van de interpretatieve en/of de kritisch-emancipatorische stroming en de daarbij behorende kwalitatieve onderzoeksmethoden.
Onderzoekers die uitgaan van de natuurwetenschappelijke stroming willen graag een zo objectief mogelijk onderzoek uitvoeren en de onderzoekssituatie zo veel mogelijk beheersen. Zij gaan uit van de feiten, het waarneembare, de empirie. In principe neemt de onderzoeker een positie in 'buiten de onderzoekspraktijk'. Deze onderzoeken zijn kwantitatief van aard. (Voor een overzicht van de verschillende designs: zie hoofdstuk 3.)
Onderzoekers die uitgaan van de interpretatieve stroming zijn bijvoorbeeld geïnteresseerd in ervaringen en belevingen van personen met betrekking tot 'life events' die zij hebben meegemaakt, of in de achterliggende ideeën van bijvoorbeeld een sociaal-cultureel programma,

een bepaald cultureel gebruik of een therapeutische behandelwijze. Het onderzoek is veel meer gericht op de manier waarop die personen zelf hun situatie interpreteren. De onderzoeker staat niet per definitie 'buiten de onderzoekspraktijk'. Het kan voorkomen dat onderzoekers onderdeel worden van het onderzoek om op die manier zo veel mogelijk van binnenuit ervaringen en meningen van personen of groepen op te tekenen. Vervolgens proberen ze uit die ervaringen en meningen bepaalde gedrags- of handelingspatronen te distilleren: de analyse. Dit soort onderzoeken zijn over het algemeen kwalitatief van aard.

De kritisch-emancipatorische stroming heeft als uitgangspunt dat de onderzoekers betrokken zijn bij de samenleving, dat zij de samenleving kritisch bekijken, evenals de resultaten van het onderzoek. Deze stroming is gericht op de emancipatie van groepen mensen en het doel is bijvoorbeeld het verbeteren van de positie van mensen met een handicap of psychiatrische aandoening. Het onderzoeksproces is participatief democratisch en interactief van aard. Dat wil zeggen dat de onderzoekers samen de onderzoeksvraag en opzet bepalen en er gedurende het onderzoek een constante dialoog plaatsvindt tussen onderzoekers en onderzochten. Kritisch-emancipatorische onderzoeken zijn niet uitgesproken kwantitatief of kwalitatief, maar hanteren meestal een combinatie van onderzoeksmethoden. Deze vorm van onderzoek wordt ook actieonderzoek of handelingsonderzoek genoemd. Handelingsonderzoek heeft altijd betrekking op het handelen van mensen dat – al onderzoekend – datzelfde handelen probeert te verbeteren.[2]

De aard en opzet van onderzoek in de genoemde wetenschappelijke stromingen verschilt, dat is duidelijk. In tabel 6.1 staan de belangrijkste verschillen tussen de kwantitatieve en kwalitatieve onderzoeksmethodologie.

Tabel 6.1 Kwalitatieve en kwantitatieve onderzoeksmethodologie.[3]

parameter	kwalitatieve methodologie	kwantitatieve methodologie
filosofische achtergrond	existentialistisch en realistisch	rationalistisch en positivistisch
benaderingswijze	holistisch	reductionistisch
wetenschappelijke disciplines	sociologie, antropologie, sociale psychologie	natuurwetenschappen, geneeskunde, psychologie
manier van redeneren	inductief (redeneren van het bijzondere naar het algemene, over afzonderlijke waarnemingen)	deductief (redeneren van het algemene naar het bijzondere)
onderzoekssetting/wijze van dataverzameling	alledaagse setting, zo natuurlijk mogelijk	gecontroleerde wetenschappelijke setting
perspectief	subjectief, van binnen uit (emic)	objectief, van buiten af (etic)
onderzoeksvraag	exploreert een onderzoeksvraag; beschrijft en duidt een setting of fenomeen	test hypotheses, toont oorzaak en gevolg aan
onderzoeksproces	de onderzoeker is onderdeel van de onderzoekssetting ('insider'); definities ontwikkelen zich tijdens het onderzoeksproces; flexibele benadering	de onderzoeker staat buiten het onderzoeksproces; specifieke operationalisaties zijn gemaakt; onderzoekscondities zijn gecontroleerd; een duidelijk gedefinieerd proces
soort data	woorden, subjectieve observaties, interviews, inhoudsanalyses	getallen, metingen, objectieve statistische analyses
methodologische kwaliteit	geloofwaardigheid en transparantie	validiteit en betrouwbaarheid

Jonker en Pennink beschrijven het verschil tussen kwalitatief en kwantitatief onderzoek als volgt:

- kwalitatief onderzoek is gebaseerd op de grondhouding dat kennis over de werkelijkheid alleen verkregen kan worden door de 'ogen van de ander';
- kwantitatief onderzoek is gebaseerd op de grondhouding dat kennis van de werkelijkheid alleen verkregen kan worden 'door de ogen van de onderzoeker'.[4]

Soorten kwalitatief onderzoek

In de interpretatieve en de kritisch-emancipatorische stroming zijn er diverse kwalitatieve onderzoeksmethoden ontwikkeld.[5-13] Enkele daarvan worden hierna kort besproken.

FENOMENOLOGISCH ONDERZOEK

Bij fenomenologisch onderzoek gaat het om het beschrijven van de 'doorleefde ervaring' van mensen ten aanzien van een bepaald fenomeen in de alledaagse werkelijkheid. Zo heeft Bontje bijvoorbeeld beschreven hoe ouderen het aanpassingsproces in de thuissituatie na een verpleeghuisopname ervaren.[14] In de fysiotherapie heeft Mannerkorpi een fenomenologisch onderzoek gedaan naar hoe fibromyalgiepatiënten hun symptomen ervaren.[15] Bij fenomenologisch onderzoek gaat het erom dat de onderzoeker zich zo veel mogelijk inleeft in zowel de situatie als de ervaring van de deelnemende personen. Bij het beschrijven probeert de onderzoeker zo dicht mogelijk bij de ervaringen en beschrijvingen van die deelnemers te blijven. De onderzoeker interpreteert niet vanuit bepaalde theorieën of perspectieven.
Er bestaan verschillende varianten van fenomenologisch onderzoek. Interpreteren heeft wel een plaats in de methode die bekend staat als IPA (Interpretative Phenomenological Analysis).[16] Het gaat bij IPA nog steeds om de ervaringen van mensen, maar de nadruk ligt op de betekenis die mensen aan hun ervaringen geven. In IPA analyseert de onderzoeker dit proces van betekenisgeving en de uitkomsten ervan. Een voorbeeld is het onderzoek van Quinn et al. dat zich richtte op de ervaringen van echtgenoten van mensen met beginnende dementie, omdat weinig bekend is over de wijze waarop echtgenoten betekenis geven aan hun ervaringen en aan de situatie.[17] In het onderzoek werden 34 echtgenoten van mensen bij wie beginnende dementie was vastgesteld geïnterviewd. De interviews werden volledig (verbatim) uitgeschreven en met de IPA-methode geanalyseerd. In dit analyseproces werden na grondige lezing en herlezing van de transcripts, eerst open codes gemaakt dicht bij de woorden van de participanten blijvend, daarna werden stap voor stap thema's en subthema's gevonden. Deze waren gerelateerd aan: het moeilijk vinden de situatie te begrijpen, te ervaren dat de relatie veranderde, problemen en uitdagingen te ervaren en niet te weten hoe met de nieuwe situatie om te gaan. De conclusie van dit onderzoek was dat het belangrijk is om in de eerste fase van dementie familieleden te helpen om een 'werkdefinitie' van de situatie te ontwikkelen. Mede op basis van dit onderzoek is een interventie ontwikkeld. In vervolgonderzoek is aangetoond dat deze interventie effectief is.[18]

HERMENEUTISCH ONDERZOEK

Bij hermeneutisch onderzoek gaat het expliciet om het interpreteren. Hermeneutisch onderzoek is het interpreteren, duiden of verstaan van menselijke uitingen in hun sociaal-culturele context. Het woord hermeneutiek komt van het Griekse werkwoord 'hermeneuein' en betekent verkondigen, vertolken, verklaren of uitleggen. Ook nu leeft de onderzoeker zich in de situatie van de onderzochte in en probeert de situatie, uitingen en ervaringen te begrijpen vanuit allerlei perspectieven. Zo zal de onderzoeker als het ware iedere tegel omdraaien en alle sociaal-culturele en historische feiten bestuderen om de onderzochte mensen te kunnen begrijpen. Voorbeelden van hermeneutisch onderzoek zijn het onderzoek naar hoe ergotherapeuten redeneren bij dilemma's in de behandeling van CVA-patiënten[19] en het onderzoek naar hoe patiënten met multipele sclerose de voor- en nadelen van betaald werk ervaren.[20]

NARRATIEF ONDERZOEK

Een variatie op het hermeneutisch onderzoek is het levensverhaalonderzoek of narratief onderzoek. Narratief onderzoek stelt een proces of verandering in het levensverhaal van personen centraal.[21] Op basis van interviews met deelnemers worden belangrijke thema's in dat veranderingsproces blootgelegd. Voorbeelden van een narratief onderzoek zijn het promotieonderzoek van Jonsson, waarin geanalyseerd wordt hoe mensen die met pensioen gaan het veranderingsproces in hun handelingspatronen beleven,[22] en het onderzoek van Satink, die geanalyseerd heeft hoe de motieven van mensen met chronische lagerugklachten om taken uit te voeren in de loop der tijd veranderen.[23]

ETNOGRAFISCH ONDERZOEK

Een vorm van onderzoek die afkomstig is uit de antropologie, is het etnografisch onderzoek. Dit onderzoek heeft als doel om onderliggende gedrags- en handelingspatronen en de betekenis van die patronen in een bepaalde cultuur te begrijpen. Bij etnografisch onderzoek wordt veel gebruikgemaakt van levensverhalen en observaties. In een etnografisch onderzoek wordt bijvoorbeeld ontrafeld hoe een familie betekenis geeft aan het dagelijks leven met een kind met handicap.[24]

GROUNDED THEORY

'Grounded theory' is het ontwikkelen, testen en beschrijven van een theorie op basis van een inductief denkproces. Het gaat erom de ontwikkelde theorie te baseren ('to ground') op verschijnselen zoals die zich hebben gemanifesteerd in de werkelijkheid.[25] Resultaten van kwalitatieve (deel)onderzoeken worden voortdurend met elkaar vergeleken om uiteindelijk te komen tot een theoretische beschrijving van de werkelijkheid. Een voorbeeld van een dergelijk onderzoek is het promotieonderzoek van Proot over hoe CVA-patiënten uit een verpleeghuis die weer naar huis gaan, het herwinnen van hun autonomie hebben ervaren.[26]

ACTIE- OF HANDELINGSONDERZOEK

Actie- of handelingsonderzoek is een onderzoek waarbij niet alleen de onderzoeker, maar juist ook de deelnemers zélf een belangrijke invloed hebben op het verloop van het onderzoek. Voortkomend uit de stroming van het kritisch-emancipatorisch onderzoek heeft actie- of handelingsonderzoek als uitgangspunt dat de mensen (of groepen mensen) die een verandering in hun leven willen, zelf het best in staat zijn de richting van deze verandering te definiëren en vervolgens het resultaat van die verandering te onderzoeken. Bij deze vorm van onderzoek gaat het erom dat het onderzoek de emancipatie van de betrokkenen bevordert, doordat de mensen zelf een veranderingsproces in gang zetten. De deelnemers aan het onderzoek zijn volledig betrokken bij het ontwerpen, uitvoeren en weergeven van het onderzoek. Een voorbeeld van een actieonderzoek is 'Delen in macht en onmacht'.[27]. Dit proefschrift beschrijft het alledaagse leven van kinderen met diabetes en hoe deze kinderen kunnen en willen partciperen in de behandeling van hun ziekte.

Dataverzameling

Een kwalitatief onderzoek wordt in principe zo breed en open mogelijk uitgevoerd. Het uitvoeren van kwalitatief onderzoek is goed te vergelijken met een leerproces van de onderzoeker. De onderzoeker start meestal met voorlopige ideeën, die gaandeweg steeds meer worden toegespitst op de onderzoeksvraag en het onderzoeksobject.[28] Dat betekent dat de dataverzameling in eerste instantie vaak open en flexibel is (ondervragen en observeren). De manier waarop de data worden verzameld kan variëren van open tot gestructureerde interviews en observatie. Het aantal te onderzoeken personen of documenten staat niet van tevoren vast. In het begin heeft kwalitatief onderzoek meestal een korte cyclus van (empirisch) redeneren. Op basis van de verza-

melde gegevens wordt geredeneerd over vragen als: welke ervaringen worden hier beschreven? Welke meningen komen boven tafel? Wat is typerend in het gedrag, het handelingspatroon? Met dit proces gaat de onderzoeker net zo lang door tot er geen nieuwe inzichten meer uit de waarnemingen worden gehaald en er sprake is van verzadiging.[6,7,29]
De open methodologie van kwalitatief onderzoek verschilt sterk van die van kwantitatief onderzoek, waarbij de methoden van dataverzameling van tevoren worden vastgesteld en de dataverzameling volledig gecontroleerd verloopt. Ondanks de open methodologie verzamelt de onderzoeker bij kwalitatief onderzoek de data wel degelijk volgens bepaalde regels. De kwalitatief onderzoeker legt vast wat hij doet (of niet doet) en bespreekt dit met collega's ('peer review'), zodat achteraf precies is weer te geven hoe gegevens zijn verzameld (structuur en transparantie) en welke keuzes (redenaties) zijn gemaakt. Dit maakt de geldigheid, geloofwaardigheid en transparantie van de gegevens uit een kwalitatief onderzoek groter.
In kwalitatief onderzoek zijn diverse methoden van dataverzameling te onderscheiden. De bekendste zijn het individuele interview en het interview met een focusgroep. Er zijn echter meer manieren. Zo kan men behalve door middel van mondelinge interviews ook gegevens verzamelen door middel van vragenlijsten, observaties of het bestuderen van (persoonlijke) documenten, bijvoorbeeld een dagboek. Ook kunnen foto's gebruikt worden, meestal in combinatie met interviews. Een korte beschrijving van de verschillende methoden van dataverzameling staat in kader 6.1.

INTERVIEW

Het interview is een veelgebruikte methode voor dataverzameling. De vorm van het interview kan variëren van open tot zeer gestructureerd. Bij een open interview wordt de deelnemer door middel van een openingsvraag (de 'gouden vraag') uitgenodigd om te vertellen over zijn of haar ervaringen en belevingen. De interviewer probeert op een zodanige manier door te vragen dat de geïnterviewde persoon 'rijke gegevens' verstrekt. Bij een semigestructureerd of gestructureerd interview heeft de onderzoeker van tevoren een aantal vragen opgesteld, zodat hij verzekerd is van gegevens van de ondervraagde persoon over meerdere onderwerpen. Een (semi)gestructureerd interview biedt de geïnterviewde persoon minder vrijheid tijdens het interview; de invloed van de onderzoeker is groter. Hoe opener het interview, hoe meer de deelnemer zijn 'echte' beleving zal vertellen en hoe rijker de informatie.

Kader 6.1 Methoden van dataverzameling

Interview
- open
- (semi)gestructureerd

Focusgroepinterview
Observatie
- participerende observatie
- gestructureerde observatie

Vragenlijsten
Documenten
- persoonlijke documenten (dagboek)
- niet-persoonlijke documenten (archief)

FOCUSGROEPINTERVIEW

Een focusgroepinterview is meestal gericht op het uitwisselen van kennis en meningen van een bepaalde groep mensen over een specifiek onderwerp. Bijvoorbeeld: hoe denken chronisch zieke mensen over de gevolgen van de nieuwe ziektekostenverzekering? De interactie tijdens het focusgroepinterview kan een belangrijke rol spelen bij het exploreren van ervaringskennis en meningen.[30] Door de interactie krijgen de meningen meer diepgang, hetgeen de meerwaarde van een focusgroepinterview bepaalt.
Een focusgroeponderzoek kenmerkt zich door

het doel (achterhalen van de mening of ervaringen van een groep met betrekking tot een bepaalde vraag of onderwerp), de grootte van de groep (bij voorkeur tussen de 6-10 participanten), de samenstelling (bij voorkeur een groep die ervaring heeft met een zelfde vraag of onderwerp) en specifieke procedures voor datacollectie en data-analyse [28] In een onderzoek van Hils ging het om cliënten die allemaal een fysiotherapeutische behandeling hadden ondergaan voor chronische musculoskeletale problemen.[31] In een focusgroeponderzoek worden één of meerdere interviews afgenomen met een groep mensen. De groepsdynamiek tijdens het interview betekent dat participanten op elkaar reageren, en men zo tot diepere betekenisgeving kan komen. In dit onderzoek zijn vier groepen cliënten geïnterviewd. Twee groepen typeerden zich door 'acute klachten', de andere twee groepen typeerden zich door 'chronische klachten'.[31]

Een focusgroepinterview wordt afgenomen door een 'moderator' (gespreksleider) samen met een focusgroepassistent. Meestal wordt een interviewguide voorbereid, waardoor de moderator weet welke onderwerpen tijdens het groepsinterview aan bod dienen te komen. Doel van een focusgroep is om uiteindelijk een 'gefocuste discussie' te hebben. Het focusgroepinterview wordt, evenals bij andere kwalitatieve onderzoeksmethoden, opgenomen om daarna 'verbatim' uitgewerkt te worden. Voor de analyse van een focusgroep kunnen diverse methoden worden aangehouden, zoals de 'constant comparative method', de 'critical incident method' of 'het zoeken naar sleutelbegrippen'.[28,29,32]

Op basis van de data uit de focusgroepen met deelnemers aan de fysiotherapiebehandeling, zijn de fysiotherapeutische interventies geëvalueerd en bijgesteld.[31]

OBSERVATIE

Een observatie kan, evenals een interview, variëren van heel open tot gestructureerd. Bij een gestructureerde observatie heeft de onderzoeker van tevoren een observatielijst opgesteld en heeft hij een idee van de aspecten die hij wil observeren. De onderzoeker is in dit geval toeschouwer en kan 'live' aanwezig zijn of gebruikmaken van film- of videomateriaal. Een participerende observatie is een vorm van observatie waarbij de onderzoeker geen toeschouwer is, maar participant. De onderzoeker doet mee met de acties van de geobserveerde persoon of groep. Meestal vindt een participerende observatie live plaats, maar ook hier kan gebruikgemaakt worden van film of video, waardoor de geobserveerde situatie achteraf geanalyseerd kan worden.

VRAGENLIJSTEN

Vragenlijsten worden zowel gebruikt bij kwantitatief als kwalitatief onderzoek. Bij kwalitatief onderzoek bevatten vragenlijsten meestal open vragen. De antwoorden, de tekstfragmenten, worden op dezelfde manier geanalyseerd als de tekst van interviews.[32]

DOCUMENTEN

Zowel persoonlijke als niet-persoonlijke documenten zijn bruikbaar voor kwalitatief onderzoek. Zo kunnen een persoonlijk dagboek of notities van personen inzicht geven in de meningen en ervaringen van die personen. Niet-persoonlijke documenten zijn bijvoorbeeld archieven, jaarboeken of cliëntenstatussen die geanalyseerd kunnen worden.

De genoemde methoden zijn algemene methoden voor dataverzameling. De keuze voor een bepaalde onderzoeksmethode bepaalt tevens de methode van dataverzamelen. Heeft de onderzoeker bijvoorbeeld gekozen voor een fenomenologisch onderzoek, omdat dit het best past bij de onderzoeksvraag, dan betekent dit dat in het interview vooral wordt gevraagd naar de 'doorleefde ervaringen' van die persoon. Is echter gekozen voor een narratief onderzoek, dan zal de onderzoeker meer ingaan op het levensverhaal van die persoon: de veranderingen in gedrags- en handelingspatronen die de persoon weergeeft in het verhaal. Verschillende methoden kunnen worden gebruikt om kwalitatieve data te verzamelen.

Zo wordt vaak aanvullend op een interview een observatie gedaan. Is een specifieke onderzoeksmethode eenmaal gekozen, dan stemt de onderzoeker de wijze van dataverzameling daarop af.

Data-analyse

Analyse wordt vaak als een opzichzelfstaande stap in het onderzoek beschouwd, waarbij op methodische wijze vele stappen doorlopen worden om van de data te komen tot de bevindingen. De analyse van kwalitatief onderzoek kenmerkt zich door de hierna volgende aspecten.

GEFASEERDE WERKWIJZE

In kwalitatief onderzoek wordt meestal gefaseerd gewerkt. Via verschillende tussenstappen wordt het verzamelde materiaal bestudeerd en verwerkt.

TEKST ALS MATERIAAL

Meestal wordt in kwalitatief onderzoek met tekstmateriaal gewerkt. De oorspronkelijke interviews, observaties of documenten worden uitgewerkt tot teksten waarin zo veel mogelijk de ervaringen, meningen en perspectieven van de onderzochte groep worden vastgelegd in de woorden van de deelnemers aan het onderzoek. Uiteindelijk vindt de analyse (ontrafeling en synthese) plaats op de uitgeschreven versies van interviews, observaties, gespreksfragmenten of (persoonlijke) documenten.

BESCHRIJVENDE OF INTERPRETERENDE ANALYSE VAN HET MATERIAAL

Volgens *Het groot woordenboek van de Nederlandse taal ('Van Dale')* betekent analyse 'het uiteenleggen in bestanddelen', maar de analyse is meer. Het betreft ook het zoeken van patronen, het duiden van de overeenkomsten of verschillen tussen de data. De analyse resulteert uiteindelijk in een synthese waarbij gedrags- en handelingspatronen in thema's beschreven worden. Beide stappen (ontrafelen en synthese) vragen analytisch (denk)vermogen van de onderzoeker. Bij de analyse zal de onderzoeker, afhankelijk van de onderzoeksmethode, kiezen voor een meer beschrijvende, dan wel een interpreterende benadering.[29] Globaal kan een analyse van een interview als volgt verlopen.

- Interview lezen. Als de onderzoeker het interview enkele malen doorleest, zit hij er helemaal 'in'. Het lezen van het onderzoeksmateriaal is een creatief proces. Tijdens het lezen is er een voortdurende reflectie op het materiaal vanuit de onderzoeksvraag.
- Tekst coderen. Opvallende fragmenten in de tekst worden gecodeerd, dat betekent dat er in de kantlijn een trefwoord bij wordt geplaatst. Afhankelijk van de gekozen methode gebeurt dit met een 'open vizier' of met het oog op van tevoren bepaalde thema's. Ieder afzonderlijk interview wordt gecodeerd en dat gebeurt vanuit de vraagstellingen én vanuit de geïnterviewden. Het coderen van de tekst levert meestal veel trefwoorden op.
- Categoriseren. De codes worden per interview en voor alle interviews samen gerubriceerd. De onderzoeker bepaalt zelf de categorieën of volgt van tevoren bepaalde thema's. In veel gevallen worden de interviews opnieuw gelezen en wordt gekeken of de codes en categorieën overeenkomen met elkaar. Deze stap vraagt denkwerk van de onderzoeker.
- Thematiseren. Thema's worden ontwikkeld voor verschillende of overeenkomstige categorieën voor alle interviews. Ook in deze stap worden de interviews opnieuw gelezen en wordt de 'geldigheid' van de thema's bekeken. De thema's zijn het eindresultaat van het onderzoek (onderzoeksvraag → dataverzameling → data-analyse → thema's).

De onderzoeksvraag kan leiden tot een specifieke kwalitatieve onderzoeksmethode, wat gevolgen heeft voor de analyse van het tekstmateriaal.
Is gekozen voor een fenomenologische analy-

se van het tekstmateriaal, dan zal de onderzoeker zo dicht mogelijk bij de beschrijving van de ervaringen van de respondenten blijven en zo min mogelijk interpreteren. De thema's (de resultaten) zullen worden weergegeven in de woorden van de respondenten. Bij een hermeneutische analyse zal de onderzoeker veel meer interpreteren. De onderzoeker gebruikt behalve het verzamelde tekstmateriaal ook andere bronnen om het tekstmateriaal te begrijpen en te interpreteren. Bij het levensverhaalonderzoek of narratieve analyse staat een proces of verandering centraal. Bij het analyseren van het tekstmateriaal zal daarom specifiek gelet worden op die veranderingen. Meestal wordt gestart met een open codering, vervolgens wordt in volgende stappen van de analyse expliciet aandacht besteed aan die veranderingen. Afhankelijk van de methode kunnen tekstfragmenten worden ontrafeld tot structuurelementen als het begin van een handeling, de plaats van de handeling, de handeling, het tijdsaspect en het einde van de handeling.[21]

Indien de grounded theory als methode van het kwalitatieve onderzoek is gekozen, wordt gesproken van open codering, axiale codering en selectieve codering. Dit is een gefaseerd proces, wat inhoudt dat de onderzoeker allereerst open codeert, in een tweede fase vanuit bestaande codes opnieuw naar de tekstfragmenten kijkt en mogelijke nieuwe codes ontwikkelt en/of codes samenvoegt en ten slotte kijkt naar overeenkomsten en verschillen zodat centrale thema's (op basis van open en axiale codering) kunnen worden geselecteerd.[25]

Steeds vaker worden computerprogramma's (Kwalitan, Atlas-Ti, Nvivo, The Ethnograph en Winmax) gebruikt voor de analyse van kwalitatieve data.[5,32] De computer analyseert echter niet. Het denkwerk komt van de onderzoeker. De computer kan ondersteunen bij het coderen, het zoeken naar categorieën en thema's, en biedt systematiek tijdens het gehele analyseproces.

Criteria voor goed kwalitatief onderzoek

Net als bij kwantitatief onderzoek zijn er bij kwalitatief onderzoek een aantal criteria waarop het onderzoek beoordeeld wordt (zie tabel 6.2). Bij kwantitatief onderzoek streeft men doorgaans naar een zo groot mogelijke objectiviteit (de feiten), bij kwalitatief onderzoek streeft men naar intersubjectiviteit. Deelnemers en onderzoekers zijn immers nauw betrokken bij het onderzoek. Het gaat om het perspectief van de betrokkenen, de ervaringen en belevingen van binnenuit, in een zo natuurlijk mogelijke setting. Belangrijk is dan dat alle betrokkenen overeenstemming bereiken over de resultaten van het onderzoek (intersubjectiviteit).

Om aan de criteria voor goed kwalitatief onderzoek te voldoen kan men gebruikmaken van een aantal strategieën. Bij kwalitatief onderzoek vraagt de onderzoeker zich voortdurend af of de gevonden antwoorden (de the-

Tabel 6.2 Kwaliteitscriteria voor kwantitatief en kwalitatief onderzoek.[4]

kwantitatief	kwalitatief
betrouwbaarheid	verzadiging
validiteit	navolgbaarheid
controleerbaarheid	overdraagbaarheid
herhaalbaarheid	begrijpelijkheid
toetsbaarheid	bruikbaarheid
nauwkeurigheid	geloofwaardigheid
generaliseerbaarheid	gemeenschappelijkheid

ma's) daadwerkelijk dát weergeven wat de deelnemers hebben gezegd en of de onderzoeksvraag beantwoord wordt (reflectie: navolgbaarheid). Om de geloofwaardigheid te vergroten wordt de analyse meestal door meerdere onderzoekers uitgevoerd (peer review: gemeenschappelijkheid, intersubjectiviteit). Meestal worden de deelnemers in het onderzoek betrokken bij het vaststellen van de geldigheid van de thema's en de analyse, door hun die thema's en analyse voor te leggen en na te gaan of ze die begrijpen en herkenbaar vinden (deelnemerscheck: gemeenschappelijkheid, intersubjectiviteit). Het onderzoek neemt in waarde toe als de onderzoeker in staat is helder uiteen te zetten hoe hij zijn onderzoek heeft uitgevoerd (transparantie: overdraagbaarheid en begrijpelijkheid). Van groot belang bij kwalitatief onderzoek is dat de onderzoeker zijn eigen rol in het onderzoek beschrijft. Hij maakt immers deel uit van het onderzoek. Hoe duidelijker zijn rol beschreven is, hoe geloofwaardiger het onderzoek zal overkomen. Triangulatie is een strategie die veel gebruikt wordt om aan de criteria te voldoen. Triangulatie is het gebruiken, combineren en op elkaar betrekken van verschillende gegevensbronnen, bijvoorbeeld documenten, dagboeken, interviews en vooral ook literatuur. Op deze wijze wordt de werkelijkheid vanuit verschillende invalshoeken bekeken. Verzadiging wil zeggen dat de onderzoeker net zo lang naar data zoekt (meestal d.m.v. interviews) tot hij niets nieuws meer hoort. Door triangulatie kan duidelijk gemaakt worden dat er geen nieuwe facetten meer gevonden worden, dat verzadiging is bereikt. Ten slotte wordt bij goed kwalitatief onderzoek besproken wat de bruikbaarheid van het onderzoek voor de praktijk is. De strategieën die gebruikt kunnen worden om aan de eisen voor goed kwalitatief onderzoek te voldoen staan samengevat in kader 6.2.

Kader 6.2 Strategieën om te voldoen aan de criteria van goed kwalitatief onderzoek

- Voortdurende reflectie: alle onderzoeksacties en reflecties noteren en beschrijven eigen rol.
- Peer review: meerdere onderzoekers onafhankelijk van elkaar voeren de analyse uit.
- Deelnemerscheck: resultaten worden voorgelegd aan de deelnemers in het onderzoek.
- Transparantie: beargumenteren van de gekozen onderzoeksmethodologie.
- Triangulatie: meerdere bronnen worden gebruikt en op elkaar betrokken.
- Verzadiging: informatie wordt ingewonnen tot er geen nieuwe informatie meer komt.
- Bruikbaarheid: aanbevelingen voor de praktijk.

Beschouwing

Kwalitatief onderzoek heeft zijn waarde bewezen, omdat de resultaten inzicht en begrip bewerkstelligen in ervaringen, belevingen, meningen, veranderingen en perspectieven van de betrokkenen zelf. Meestal is kwalitatief onderzoek nuttig wanneer nog weinig over bepaalde fenomenen bekend is. Kwalitatief onderzoek dat goed is uitgevoerd, geeft een diepgaande beschrijving, alsof de geïnterviewden zelf aan het woord zijn. Kwalitatief onderzoek gaat vaak vooraf aan kwantitatief onderzoek. Als er nog weinig kennis is over een bepaald onderwerp, dan is het meestal nodig om fenomenen of variabelen te omschrijven voordat hypotheses opgesteld kunnen worden om vervolgens in kwantitatief onderzoek te toetsen. Ook kan kwalitatief onderzoek een belangrijke rol spelen in de ontwikkeling van meetinstrumenten. Door eerst op basis van kwalitatief onderzoek duidelijk te krijgen wat een bepaald concept (zoals bijvoorbeeld 'regie') voor mensen zelf inhoudt, kan een vragenlijst ontwikkeld worden die daarbij aansluit. Terwijl de discussie in het verleden kwantitatief en kwalitatief onderzoek tegenover elkaar soms als representanten van respectievelijk 'goed' en 'slecht' onderzoek heeft gezet, worden kwalitatief en kwantitatief onderzoek tegenwoordig als aanvullend beschouwd en wordt onderkend dat voor het beantwoorden van de veelal complexe onderzoeksvragen in gezondheidszorgonderzoek, beide onmisbaar zijn.

Literatuur

1 Bersselaar V van de. Wetenschap in veelvoud, fundamenten voor professioneel handelen. Bussum: Couthinho; 2001.
2 Boog B, Slagter M, Jacobs-Moonen I, Meijering F. Focus op action research. De professional als handelingsonderzoeker. Assen: Koninklijke Van Gorcum; 2005.
3 Taylor MC. Evidence-based practice for occupational Therapists. Oxford: Blackwell Science; 2005.
4 Jonker J, Pennink BJW. De kern van methodologie. Assen: Van Gorcum; 2004.
5 Pope C, Nicholas M. Qualitative Research in Health Care. London: BMJ Books; 2000.
6 Philipsen H, Vernooy-Dassen M. Kwalitatief onderzoek: nuttig, onmisbaar en uitdagend. Huisarts Wet. 2004;47:454-7.
7 Hak T. Waarnemingsmethoden in kwalitatief onderzoek. Huisarts Wet. 2004;47:502-8.
8 British Medical Journal. Checklist voor reviewers; 2001. Beschikbaar via: http://http://www.bmj.com/advice/33.htmlwww.bmj.com/advice/33.html.
9 Netwerk Kwalitatief Onderzoek AMC-UvA. Richtlijnen voor kwaliteitsborging in gezondheids(zorg)onderzoek. Kwalitatief onderzoek. Amsterdam: AMC; 2002.
10 Popay J, Rogers A, Williams G. Rationale and standards for the systematic review of qualitative literature in health services research. J Qual Health Res. 1998;8:341-51.
11 Cook JV. Qualitative Research in Occupational Therapy. Delmar: Thomson Learning; 2001.
12 Special issue on Qualitative Research. Am J Occup Ther. 2001;45(3).
13 Carpenter C. Conducting qualitative research in physiotherapy. Physiotherapy. 1997;83:547-52.
14 Bontje P, Kinébanian A, Josephsson S, Tamura Y. Occupational adaptation: The experience of older persons with physical disabilities. Am J Occup Ther. 2004:58;140-9.
15 Mannerkorpi K, Kroksmark T, Ekdahl C. How patients with fibromyalgia experience their symptoms in everyday life. Physiother Res Int. 1999;4:110-22.
16 Eatough V, Smith JA. Interpretative phenomenological analysis. In: Willig C, Stainton-Rogers W (Eds.). The Sage handbook of qualitative research in psychology. London: Sage; 2008; pp. 179-94.
17 Quinn C, Clare L, Pearce L, Dijkhuizen M van. The experience of providing care in the early stages of dementia: An interpretative phenomenological analysis. Aging ment health. 2008; 12;6:769-78.
18 Ducharme FC, Lévesque LL, Beaudet L, Lachance LM, Kergoat MJ, Legault AJ, et al. Learning to become a family caregiver: Efficacy of an Intervention Program for Caregivers Following Diagnosis of Dementia in a Relative. Gerontologist. 2011;51(4):463-72.
19 Daniels R, Winding K, Borell L. Stroke rehabilitation: dilemmas of some occupational therapists in inpatient stroke rehabilitation. Scan J Occup Ther. 2002;9:167-75.
20 Johnson KL, Cost and benefits of employment: a qualitative study of experiences of persons with multiple sclerosis. Arch Phys Med Rehab. 2004;85:201-9.
21 Riessman C. Narrative analysis. Thousand Oaks, CA: Sage Publications; 1993.
22 Jonsson H. Anticipating, experiencing and valueing the transition from worker to retiree – a longitudinal study of retirement as an occupational transition. Dissertation. Karolinska Institutet, Sweden; 2002.
23 Satink T, Winding K, Jonsson H. Daily occupations with or without pain: Dilemmas in occupational performance. Occup Ther J Res. 2004; 24:144-50.
24 Scheidegger G, Lovelock L, Kinébanian A. The daily lives and occupations of Tibetan families who have a child with disabilities. Scand J Occup Sci. 2010;17(4):286-98.
25 Strauss AL, Corbin J. Basics of Qualitative Research: Grounded Theory Procedures and Techniques. London: Sage; 1990.

26 Proot I. Changing Autonomy. Maastricht: University Press Maastricht; 2000.
27 Dedding, C. Delen in macht en onmacht: kindparticipatie in de (alledaagse) diabeteszorg. Amsterdam: Universiteit van Amsterdam; 2009.
28 Wester F. Strategieën voor kwalitatief onderzoek. Muiderberg: Coutinho; 1995.
29 Depoy E, Gitlin N. Introduction to research: Understanding and applying multiple strategies. Boston: Mosby; 1998.
30 Krueger RA, Casey MA. Focus groups – A practical guide for applied research. 4th edition. Los Angeles: Sage; 2009.
31 Hils R, Kitchen S. Satisfaction with outpatient physiotherapy: focus groups to explore the views of patients with acute and chronic musculoskeletal conditions. Physiother Theory Pract. 2007 Jan-Feb;23(1):1-20.
32 Wester F, Peters V. Kwalitatieve analyse: uitgangspunten en procedures. Bussum: Coutinho; 2004.

Aanbevolen websites

1 http://www.nova.edu/ssss/QR/web.html.
2 http://www.qualitative-research.net/index.php/fqs/index.

Metingen

'Meten is weten' is een veelgehoorde uitspraak. Deze uitspraak geldt echter alleen als dat meten weldoordacht gebeurt. Net zoals het formuleren van een duidelijke vraagstelling van tevoren geschiedt, worden de afwegingen ten aanzien van het meten vóór aanvang van het onderzoek gemaakt. Daarbij moet men allereerst stilstaan bij wat men wil weten en hoe men dat het best kan meten.

Inzake de wat-vraag kan onderscheid gemaakt worden tussen verschillende perspectieven: 1) het perspectief van het menselijk organisme; 2) het perspectief van het menselijk handelen en 3) het perspectief van de mens als deelnemer aan het maatschappelijk leven. Vervolgens is het de vraag of men de werkelijke uitvoering ('performance') of het kunnen uitvoeren van de activiteit volgens de patiënt (capaciteit) wenst te meten.

Wat betreft de hoe-vraag valt er uit veel meetinstrumenten te kiezen. Zo zijn er generieke uitkomstmaten, ziektespecifieke en patiëntspecifieke uitkomstmaten. Bij de keuze speelt de klinimetrische kwaliteit van een meetinstrument – uitgedrukt in termen van reproduceerbaarheid, validiteit en responsiviteit – een rol.

In de hoofdstukken 7 t/m 10 komen de principes van het meten aan bod, evenals de relevante klinimetrische eigenschappen van meetinstrumenten. Tevens wordt een aantal meetinstrumenten gepresenteerd die voor paramedici van belang zijn.

Leerdoelen

Na bestudering van de hoofdstukken 7 t/m 10 is de lezer in staat om:

- het stappenplan te beschrijven om op een verantwoorde manier een goed meetinstrument te selecteren;
- de verschillende doelstellingen van meten te beschrijven;
- de verschillende schalen waarop gemeten kan worden te benoemen;
- het verschil tussen objectieve en subjectieve meetgegevens te beschrijven;
- de klinimetrische eigenschappen: validiteit, reproduceerbaarheid en responsiviteit, te definiëren en nader toe te lichten;
- enkele belangrijke meetinstrumenten voor paramedici te benoemen en kort toe te lichten.

7 Algemene inleiding in meten

H.C.W. de Vet, A.J.H.M Beurskens en R. Swinkels

Op een verantwoorde manier meten begint met de keuze van een goed meetinstrument. Aan de hand van een stappenplan wordt in dit hoofdstuk beschreven welke elementen daarbij in overweging moeten worden genomen. Eerst wordt ingegaan op wat men wil meten en met welk doel. Vervolgens kan een keuze gemaakt worden uit het soort meetinstrument en op welke schaal de uitkomst wordt gemeten. Hierbij komt ook het verschil tussen continue en discrete maten aan de orde. Tevens wordt ingegaan op objectieve en subjectieve meetgegevens. De hanteerbaarheid is de volgende overweging. Deze zal afhangen van of het meetinstrument voor de klinische praktijk of voor wetenschappelijk onderzoek wordt gebruikt. Daarnaast spelen kwaliteitseisen een rol bij de keuze, maar deze zullen in een volgend hoofdstuk beschreven worden. Ook de laatste stappen, namelijk analyse, presentatie en interpretatie van de gegevens komen in de volgende hoofdstukken aan de orde. In dit boek richten we ons op metingen ten behoeve van wetenschappelijk onderzoek. Het stappenplan werd eerder beschreven in hoofdstuk 1 van het boek 'Meten in de praktijk'. Zoals de titel aangeeft richt dat boek zich op metingen in de klinische praktijk.
In dit hoofdstuk zullen we het stappenplan uitwerken voor gebruik in wetenschappelijk onderzoek.

In wetenschappelijk onderzoek wordt voortdurend gemeten. Deze meetmomenten corresponderen met de momenten waarop ook in de klinische praktijk gemeten wordt. Allereerst gebeurt dat bij de diagnose van de patiënten. Dit betreft gegevens die verzameld worden in de anamnese en het lichamelijk onderzoek, of bij aanvullende diagnostiek. Onderzoek om de waarde van een diagnostische test te evalueren, wordt beschreven in de twee hoofdstukken over diagnostiek. Ook bij de selectiecriteria voor patiënten van effectonderzoek gaat het om diagnostiek: het gaat immers over de afbakening van de patiëntengroep waarvoor de therapie die men gaat onderzoeken, geïndiceerd is. Er zijn altijd bepaalde metingen nodig (anamnese, additioneel diagnostische onderzoek, extra vragenlijsten of screeningsinstrumenten) om te bepalen wie er aan een bepaalde RCT mag meedoen. Ook voor prognostisch onderzoek, dat later in dit boek aan de orde komt, moeten allerlei kenmerken van de personen in de onderzoekspopulatie vastgesteld worden, en moet er dus gemeten worden. En 'last but not least', zullen de effecten van de behandelingen moeten worden vastgesteld. Dus ook in effectonderzoek wordt vooraf (op baseline) en op gezette tijden gedurende en na de behandeling gemeten. Men spreekt dan van uitkomstmaten.

In dit hoofdstuk wordt nader ingegaan op aspecten die van belang zijn bij de keuze van een goed meetinstrument. We volgen daarbij het stappenplan (zie figuur 7.1), zoals eerder beschreven in Meten in de praktijk, hoofdstuk

1.[1] In de eerste stappen wordt bepaald wat men precies wil meten en met welk doel.

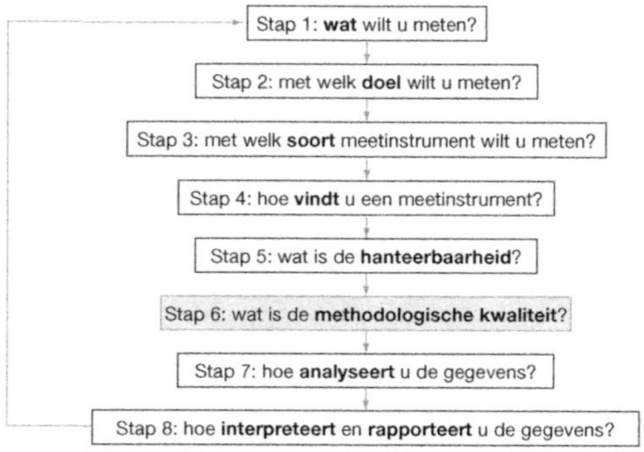

Figuur 7.1 *Stappenplan voor de keuze van een meetinstrument.*

Wat wil men meten

Bij de beschrijving van wat men precies wil meten is het handig uit te gaan van wat genoemd wordt een conceptueel model. Een bekend voorbeeld daarvan is het ICF-model: de International Classification of Functioning. Zie figuur 7.2.

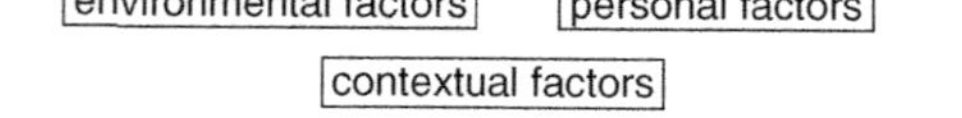

Figuur 7.2 *International Classification of Functioning.*

Dit model illustreert dat men nadrukkelijk moet gaan bedenken op welke niveau men wil gaan meten. Als we artrose als voorbeeld nemen, zijn we dan geïnteresseerd in de afwijkingen die er te zien zijn op een röntgenfoto (body function and structure), is men geïnteresseerd in welke activiteiten al dan niet beperkt zijn door de artrose (activity), of is men geïnteresseerd in welke mate de persoon beperkt is in zijn sociale activiteiten vanwege de artrose (participation). In de revalidatiegeneeskunde en gerelateerde disciplines zoals fysiotherapie en ergotherapie wordt het ICF-model vaak gebruikt. In het ICF-model zijn allerlei activiteiten gedetailleerd uitgewerkt. Een vergelijkbaar model, dat breder toepasbaar is, ook voor cognitieve disciplines en andere ziekten, dan alleen ziekten van het bewegingsapparaat, is het model dat voorgesteld is door Wilson and Cleary.[2] Dit model gaat van orgaan- en weefselniveau, via symptomen en functioneren, naar ervaren gezondheid en kwaliteit van leven. In wetenschappelijk onderzoek gebruikt men meestal meerdere uitkomstmaten, bijvoorbeeld één uitkomstmaat op het niveau van functioneren en één op het gebied van ervaren gezondheid. Bij onderzoek waarbij men behalve in de effectiviteit van een bepaalde interventie ook geïnteresseerd is in het werkingsmechanisme, zal men naast beperkingen in activiteiten en op participatieniveau ook een uitkomstmaat op weefsel- of structuurniveau willen. In onderzoek naar economische analyse maakt men meestal gebruik van een uitkomstmaat voor 'kwaliteit van leven', want dan wil men de kosten relateren aan het 'overall' effect van een interventie. Dit zal nader worden uitgewerkt in het hoofdstuk over economische evaluaties (hoofdstuk 24).

Doelstelling van meten

Het is belangrijk van tevoren te weten wat men gaat meten en wat de doelstelling van de meting is. Een huisarts wil vaak vooral weten of een patiënt 'ziek' of 'niet ziek' is. Hij wil de patiënt graag in een van beide categorieën indelen, ofwel classificeren. De vragen of tests die hij daarvoor gebruikt, moeten dus kunnen discrimineren tussen personen met bepaalde kenmerken. Dat antwoord komt uit diagnostisch onderzoek. In een dergelijk onderzoek is men vooral geïnteresseerd in het onderschei-

dend (discriminatief) vermogen van een meetinstrument.
Een tweede doel kan betrekking hebben op het beloop van een ziekte of aandoening. De patiënt kan vragen stellen als: hoelang zullen de klachten duren? De diagnose is dan al gesteld, maar hoe gaat het nu verder? Op basis van bepaalde gegevens kan eventueel een prognose worden bepaald. Dit betreft meestal andere gegevens dan waarop de diagnose is gebaseerd. De diagnose 'chronic obstructive pulmonary disease' (COPD) kan bijvoorbeeld al gesteld zijn, maar de prognose hangt sterk af van of de persoon stopt of doorgaat met roken. In wetenschappelijke termen heeft men dan te maken met prognostisch onderzoek. Over een bepaalde periode kan men aspecten van de gezondheidsstatus meten om het beloop van de klachten of ziekte vast te stellen. Ook kan men bepalen welke factoren voorspellen of een patiënt beter wordt en hoe goed deze factoren dat voorspellen. Op het moment dat de voorspelling gedaan wordt, worden dan allerlei kenmerken van de patiënt, ziekte of omgevingsfactoren vastgelegd. Na verloop van tijd wordt de uitkomst waarin men geïnteresseerd is gemeten.
Een derde doel heeft te maken met het evalueren van veranderingen, bijvoorbeeld ten gevolge van een ingestelde therapie. Een voorbeeld van een dergelijke vraag is: hoe groot is de kans dat een bepaalde patiënt beter wordt? Wat is het effect op de pijn van een bepaalde interventie? Dergelijke gegevens komen uit effectiviteitsonderzoek. Daarbij worden op baseline, en na een bepaalde periode, diverse aspecten van de gezondheidsstatus van de patiënten gemeten, om vast te stellen hoe groot de veranderingen zijn in de loop van de tijd. Het is belangrijk dat een instrument dat gebruikt wordt voor evaluatie van effecten responsief is, dat wil zeggen in staat is om veranderingen aan te tonen.
De drie genoemde doelen – discrimineren tussen patiënten, beschrijven of voorspellen van het beloop en evalueren van effecten – zijn totaal verschillend. Het is dan ook logisch dat de tests of meetinstrumenten die horen bij deze doelen, anders zijn wat betreft vorm, inhoud en scoremogelijkheden. Het is dan ook niet mogelijk meetinstrumenten of tests zomaar te gebruiken voor een andere doelstelling dan waarvoor de test is gemaakt.

Het soort meetinstrument en de meetschaal

- Meten is mogelijk met diverse soorten meetinstrumenten. We bespreken hier:
  - verschillende typen meetinstrumenten
  - subjectieve en objectieve metingen
  - ziektespecifieke of generieke uitkomstmaten
  - de meetschalen

TYPE MEETINSTRUMENT

Het soort meetinstrument moet goed afgestemd worden op wat men wil meten. Aan de hand van het voorbeeld 'Fysiek functioneren van patiënten na een hersenbloeding' kan dat goed uitgelegd worden. Zijn we geïnteresseerd in wat een persoon kan, dan ligt het gebruik van een performance test het meest voor de hand. Een activiteit wordt gestructureerd uitgevoerd en een fysiotherapeut beoordeelt hoe goed of hoe snel dat gaat. De Timed Up and Go Test is daarvan een goed voorbeeld. Als we een vragenlijst gebruiken waarin gevraagd wordt aan de patiënten of zij bepaalde activiteiten zelfstandig, met enige hulp of helemaal niet kunnen uitvoeren, zijn we aan het meten wat patiënten menen te kunnen. We vragen de patiënt dan naar zijn eigen perceptie en daarvoor is een zogeheten 'patient reported outcome' of PRO-instrument nodig. Een voorbeeld daarvan is de Barthel Index. We zouden de patiënten ook nog kunnen observeren om te zien welke activiteiten daadwerkelijk uitgevoerd worden. Dan hebben we een observatie-instrument nodig. Dit wordt bijvoorbeeld gedaan in een revalidatiecentrum of verpleeghuis, om te zien of een patiënt weer zelfstandig thuis kan wonen. Dan wordt bijvoorbeeld gekeken of een patiënt kan slikken, zelfstandig kan eten en zich goed aankleedt. Bovenstaande laat zien dat het specifieke onderwerp van studie en het instrument goed op elkaar moeten aansluiten.

SUBJECTIEVE EN OBJECTIEVE METINGEN

De beste definitie voor objectieve metingen zijn metingen waarbij persoonlijke invloeden geen rol spelen. Een voorbeeld is de bepaling van het serum cholesterolgehalte. Er wordt bloed afgenomen en uit het laboratorium komt een getal. Vragenlijsten die de patiënten zelf invult (dus alle PRO's) zijn subjectieve metingen. Tussen objectief en subjectief zitten echter veel nuances. Röntgenfoto's lijken objectief, maar moeten wel door artsen beoordeeld worden en zijn daardoor toch een beetje subjectief. Ook andere beeldvormende technieken worden vaak als objectieve metingen gezien, maar ook daarbij spelen vaak subjectieve aspecten een rol. Ook bij performance tests zijn er invloeden van degene die de proefpersoon instrueert en al dan niet aanmoedigt, en de proefpersoon die al dan niet zijn uiterste best doet.

Er bestaan veel misverstanden over objectief en subjectief meten. Ten eerste wordt vaak beweerd dat objectieve maten beter zijn dan subjectieve maten, omdat de eerste betrouwbaar zijn. Dit is op zijn minst een voorbarige aanname. Van ieder meetinstrument moet opnieuw de betrouwbaarheid worden vastgesteld. Bij veel vragenlijsten (die meestal als subjectief worden gezien) is uitgebreid betrouwbaarheidsonderzoek uitgevoerd. Daaruit blijkt dat veel vragenlijsten zeer betrouwbaar zijn. De betrouwbaarheid van een aantal objectieve maten (zoals de MRI) valt in de praktijk overigens vaak tegen. Ten tweede is er het idee dat objectieve maten beter zijn, omdat ze meer valide zouden zijn. Ook deze aanname kan niet echt standhouden. Stel dat een therapie wordt onderzocht waarbij het bevorderen van de zelfredzaamheid, als onderdeel van de algemene dagelijkse levensverrichtingen (ADL), van de patiënt het centrale doel is. Uitkomstmaten zoals kracht, EMG-metingen (elektromyogram) en dergelijke sluiten nauwelijks aan bij deze doelstelling en meten dus niet datgene wat men wil meten, namelijk het concept zelfredzaamheid. Met andere woorden, kracht- en EMG-metingen zijn in dit geval dus niet valide. Een ander voorbeeld hiervan is de krachtmeting met behulp van een Cybex bij patellofemorale pijnklachten. Meet de Cybex daadwerkelijk de kracht bij deze patiënten of hebben deze patiënten zoveel pijn dat ze geen kracht durven te zetten en meet de Cybex slechts een afgeleide van de pijn? Wat een valide maat is, hangt dus zeer sterk samen met de onderzoeksvraag. Het is dan ook een te eenvoudige voorstelling van zaken om in dit verband objectiviteit gelijk te stellen aan betrouwbaarheid en validiteit.

ZIEKTESPECIFIEKE EN GENERIEKE INSTRUMENTEN

Ziektespecifieke instrumenten zijn instrumenten die speciaal gemaakt zijn om de uitkomsten of de diagnose van een bepaalde ziekte te meten. Voorbeeld daarvan is de Roland Disability Questionnaire voor het meten van beperkingen van personen met rugklachten. Soms wil men de gezondheidsstatus van personen met verschillende ziekten met elkaar vergelijken. Dat werd van belang toen gezondheidseconomen zich met de gezondheidszorg gingen bemoeien. Om goed te kunnen beoordelen hoe groot de gezondheidswinst is van bepaalde interventies, moet men het weer kunnen lopen van mensen na een hersenbloeding kunnen vergelijken met het verdwijnen van rugklachten of het inbrengen van een nieuwe heup bij mensen met artrose. Daartoe heeft men generieke instrumenten ontwikkeld die op iedere ziekte toepasbaar zijn. Voorbeelden daarvan zijn de Short Form 36, die acht dimensies meet over het hele terrein van fysiek, sociaal en mentaal functioneren. Ook de EQ 5D is een generiek meetinstrument. In het hoofdstuk over de economische evaluaties (hoofdstuk 24) zal dit meetinstrument nader worden toegelicht.

Getallen en schalen

Alvorens verder in te gaan op de kwaliteitseisen waaraan meetinstrumenten moeten voldoen, is het zinvol stil te staan bij de soorten gegevens of variabelen die kunnen worden geregistreerd. Er zijn enkele niveaus van meten te onderscheiden.[2] Een manier om variabelen te onderscheiden is de indeling in continue en discrete variabelen. Bij continue variabelen kan een bepaald kenmerk alle waarden aannemen. Voorbeelden van continue maten zijn tijd (duur van de klachten), snelheid of een visuele analoge schaal (VAS) voor pijn (zie figuur 7.3). De lengte van deze VAS bedraagt meestal, om praktische redenen, 100 mm. Bij discrete variabelen kan daarentegen slechts een beperkt aantal waarden worden geregistreerd. Voorbeelden hiervan zijn de bekende spierkrachtschaal van 0 t/m 5 of een zevenpuntsschaal van ervaren herstel (zie figuur 7.4). Dit geeft een beperkt aantal antwoordmogelijkheden.

Als ik op dit moment mijn klachten vergelijk met vóór de therapie, zijn de klachten		
1	volledig hersteld	☐
2	grotendeels hersteld	☐
3	een beetje hersteld	☐
4	gelijk gebleven	☐
5	een beetje verslechterd	☐
6	veel verslechterd	☐
7	slechter dan ooit	☐

Figuur 7.4 *Ervaren herstel op een zevenpuntsschaal.*

De meetschalen

Welke soort meetschaal men moet gebruiken, is afhankelijk van wat men wil weten (het doel) en hoe nauwkeurig de meting moet zijn. Bij het onderzoek naar oog-handcoördinatie kan de reactietijd een belangrijk doel zijn van het meten. De meting dient dan zeer nauwkeurig, in de orde van milliseconden, te geschieden. Een normaal horloge met secondewijzer zal hier niet voldoen. Bij een andere continue maat, zoals de duur van chronische aspecifieke lage-rugklachten, worden perioden van weken, maanden of zelfs jaren gebruikt. In milliseconden meten zou hier overdreven nauwkeurig zijn. Om de gegevens te verzamelen, maakt men gebruik van zogeheten schalen. In de literatuur worden vier verschillende meetschalen onderscheiden.

NOMINALE SCHALEN

Nominale schalen worden gebruikt bij kenmerken die wel bepaalde categorieën hebben, maar waarbij het toekennen van een getal aan die categorie geen betekenis heeft. Denk bijvoorbeeld aan kenmerken zoals oogkleur, geslacht, religie of beroep. Bij religie zou men de volgende indeling kunnen hanteren: 1) christen, 2) moslim, 3) hindoe, 4) boeddhist, 5) overig. In het geval van twee klassen spreekt men van een dichotome schaal. Dergelijke schalen gebruikt men om de patiëntenpopulatie van een praktijk of van een onderzoek te beschrijven. Men geeft dan met percentages weer hoe vaak een bepaald kenmerk voorkomt.

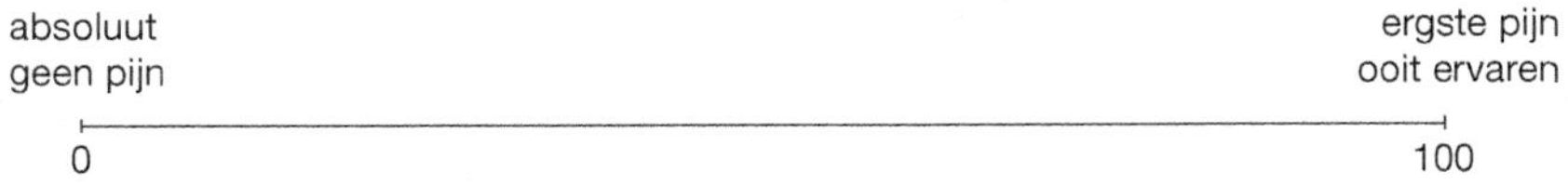

Figuur 7.3 *Visuele analoge schaal (VAS) voor het meten van pijn.*

ORDINALE SCHALEN

Een ordinale schaal (ook wel rangschaal genoemd) heeft een natuurlijke rangorde. Elk volgend onderdeel van de schaal heeft een systematisch lagere of hogere waarde. Er hoeft daarbij geen absoluut nulpunt te zijn. De waarde van elke rang wordt meestal met één of meer woorden omschreven. Voorbeelden zijn het meten van spierkracht in waarden van 0 t/m 5 of een vijfpuntsschaal voor pijn. De verschillen tussen de diverse waarden hoeven niet altijd even groot te zijn. Het verschil in ernst tussen een beetje pijn en matige pijn kan anders zijn dan tussen redelijke pijn en heel erg veel pijn. Men mag daarom niet rekenen met de getallen uit deze schaal, omdat de afstand tussen 2 en 3 niet gelijk is aan de afstand tussen 0 en 1. Men kan dus ook geen gemiddelde berekenen van de pijn of kracht bij herhaald testen. Het is daarentegen wel mogelijk percentages per categorie te bepalen. Zie ook het hoofdstuk over beschrijvende statistiek (hoofdstuk 11).

INTERVALSCHALEN

Bij intervalschalen is er, net zoals bij ordinale schalen, een natuurlijke rangorde, maar de afstanden tussen twee opeenvolgende getallen zijn wel altijd even groot. Het enige dat hier ontbreekt, is een absoluut nulpunt. Een voorbeeld van een intervalschaal is het meten van de temperatuur in graden Celsius (°C). 0 °C is niet het echte nulpunt (dat is immers 0 graden Kelvin (°K)), maar de afstand tussen 10 °C en 15 °C is even groot als de afstand tussen 32 °C en 37 °C. Hierdoor is het ook mogelijk deze getallen te sommeren of van elkaar af te trekken. Bovendien kan men bij deze schaal ook gemiddelden berekenen. Zie ook het hoofdstuk over de interpretatie van de resultaten (hoofdstuk 13).

RATIOSCHALEN

Het verschil tussen een ratioschaal en een intervalschaal is dat er bij een ratioschaal sprake is van een absoluut nulpunt. Temperatuur in graden Kelvin is daarvan een voorbeeld. In de praktijk worden intervalschalen en ratioschalen (hoewel er toch een onderscheid is) vaak gelijk behandeld. Voorbeelden van ratioschalen die ook veel in de paramedische zorg worden gebruikt, zijn onder andere lengte, gewicht en de bewegingsuitslag van gewrichten. Ook bij ratioschalen is het mogelijk de getallen te sommeren, van elkaar af te trekken en gemiddelden te berekenen.

Er zijn dus verschillende schalen waarop kan worden gemeten en, afhankelijk van het doel van de meting, kiest men voor een bepaalde schaal. De schaal die men kiest, heeft consequenties voor wat er wel en niet mag worden berekend. De analysemethoden worden besproken in het hoofdstuk over toetsende statistiek (hoofdstuk 12).

Het selecteren van een meetinstrument

Als men goed voor ogen heeft wat men precies wil meten, is het zaak daarbij een geschikt meetinstrument te vinden. Als men bekend is in een bepaald vakgebied dan weet men meestal wel wat de meest gebruikelijke instrumenten zijn. Het gebruik van bekende instrumenten heeft sterk de voorkeur omdat de onderzoeksresultaten dan vergelijkbaar zijn met andere studies in het veld. Maar als men zich op een nieuw terrein begeeft, zal men op zoek moeten naar onbekende meetinstrumenten. Er bestaan enkele databases van meetinstrumenten. In dit verband moet zeker de database 'Meetinstrumenten in de zorg' genoemd worden, die is bijeengebracht door de Kenniskring Autonomie en Participatie van de Hogeschool Zuyd (www.meetinstrumentenzorg.nl). De meest gebruikte meetinstrumenten op het gebied van activiteiten en participatie in het ICF-model zijn daarin vertegenwoordigd. Er is een kant-en-klare versie van het meetinstrument met instructies, maar ook gegevens over de meeteigenschappen van het instrument, die inzicht geven in de kwaliteit van het meetinstrument. Meetinstrumenten die psychische kenmerken meten zijn veelal te vinden op de website www.cotandocumentatie.nl van het Nederlandse Instituut van Psychologen, maar deze database is niet vrij toegankelijk. Mocht het instrument niet in de database voorkomen, dan kan er worden gezocht in de literatuur. Daarvoor heeft de COSMIN-groep van het VU medisch centrum Amsterdam een zoekstrategie ontwikkeld die te vinden is op www.cosmin.nl.[3]

Hanteerbaarheid

Zelfs als een meetinstrument valide en betrouwbaar is, kunnen er redenen zijn om een meetinstrument toch niet te gebruiken. Zo kunnen de kosten veel te hoog zijn, omdat er voor het gebruik van een meetinstrument betaald moeten worden (bij veel psychologische instrumenten is dat het geval). Ook de kosten van metingen zelf, bijvoorbeeld door inzet van te veel personeel, kan ervoor zorgen dat een instrument niet geschikt is binnen een bepaalde context. Daarnaast kan ook de belasting voor de patiënt onacceptabel hoog zijn. Denk bijvoorbeeld aan een performance test die te lang duurt of waarin taken voorkomen waartoe een groot deel van de onderzoekspopulatie niet in staat is. Ook vragenlijsten die te lang zijn, hebben een negatief effect op de hanteerbaarheid, zeker als er meerdere vragenlijsten in één onderzoek voorkomen.
Een belangrijk punt is in welke context een meetinstrument gebruikt wordt: in de klinische praktijk of in wetenschappelijk onderzoek. Voor een wetenschappelijk onderzoek zijn er vaak subsidies en kan er meer tijd uitgetrokken worden voor metingen dan in de dagelijkse klinische praktijk. Om deze reden kan een bepaald meetinstrument (bijvoorbeeld Cybex-meting of 'magnetic resonance imaging', MRI) wel hanteerbaar zijn voor wetenschappelijk onderzoek, maar niet in de dagelijkse praktijk van een paramedicus.

Beschouwing

Er zijn veel aspecten die een rol spelen bij de keuze van een meetinstrument, maar de centrale vraag is wat je precies wilt meten en met welk doel. Daarnaast spelen de meeteigenschappen validiteit, betrouwbaarheid, responsiviteit een belangrijke rol. Wanneer er nog geen meetinstrumenten bestaan voor een bepaald kenmerk, moet bij de ontwikkeling van meetinstrumenten op deze kwaliteitseisen worden gelet. Daarop wordt in het volgende hoofdstuk ingegaan. In hun boek 'Measurement in medicine' beschrijven De Vet et al. de methoden voor de ontwikkeling van nieuwe meetinstrumenten.[4] Gedegen oriëntatie in de literatuur op reeds bestaande meetinstrumenten die van belang kunnen zijn voor paramedische beroepen verdient echter de voorkeur naast, indien nodig, verder onderzoek van de meeteigenschappen van die meetinstrumenten.

Literatuur

1 Beurskens S, Peppen R van, Stutterheim E, Swinkels R, Wittink H.. Meten in de praktijk. Een stappenplan voor het gebruik van meetinstrumenten in de gezondheidszorg. Houten: Bohn Stafleu van Loghum; 2012.
2 Wilson IB, Cleary PD. Linking clinical variables with health related quality of life. JAMA. 1995; 273:59-65.
3 Terwee C, Jansma E, Riphagen I, Vet HCW de. Development of a methodological PubMed search filter for finding studies on measurement properties of measurement instruments Qual Life Res. 2009;18:1115-23.
4 de Vet HCW, Terwee CB, Mokkink LB, Knol DL. Measurement in Medicine. A practical Guide. Cambridge University Press. 2011.

De methodologische eigenschappen van meetinstrumenten

8

H.C.W. de Vet, A.J.H.M. Beurskens en R. van Peppen

In het vorige hoofdstuk is het stappenplan met betrekking tot het toepassen van een meetinstrument besproken. Stap 6 was 'het beoordelen van de methodologische kwaliteit'. Hierin werd geïllustreerd dat het eerst duidelijk moet zijn bij wie wat gemeten wordt en wat het doel van de meting is. In stap 6 worden mogelijke geschikte meetinstrumenten beoordeeld op hun methodologische kwaliteit en op basis daarvan geselecteerd. In dit hoofdstuk wordt uitgelegd welke klinimetrische eigenschappen er zijn om de methodologische kwaliteit van een meetinstrument te beoordelen.

Dit hoofdstuk is (grotendeels) gebaseerd op hoofdstuk 6 'Methodologische eigenschappen van meetinstrumenten' van het boek 'Meten in de praktijk (2012)'. Onder klinimetrische eigenschappen vallen begrippen als validiteit, reproduceerbaarheid en responsiviteit van een meetinstrument.[1]

Wat is validiteit?

De algemene definitie van validiteit is: 'De mate waarin het meetinstrument meet wat het beoogt te meten'. Deze definitie geeft meteen al aan dat, voordat de validiteit bepaald wordt, het duidelijk moet zijn wat men wil meten. Wat wordt er bijvoorbeeld onder activiteiten en participatie verstaan? In het ICF-model (zie hoofdstuk 7) worden activiteiten gedefinieerd als onderdelen van iemands handelen, terwijl participatie iemands deelname aan het maatschappelijke leven aangeeft. Vervolgens classificeert de ICF de activiteiten en participatie in negen domeinen, variërend van zelfverzorging, huishouden tot maatschappelijk, sociaal en burgerlijk leven.[2] Als men deze domeinen wil meten, moet er naar elk van deze onderdelen gevraagd worden in het meetinstrument.

Er zijn verschillende manieren waarop de validiteit bepaald kan worden. De terminologie van deze verschillende vormen varieert nogal, maar de meest gebruikte termen zijn 'face'validiteit, contentvaliditeit, criteriumvaliditeit en constructvaliditeit. In tabel 8.1 staat een overzicht van de verschillende vormen van validiteit.

FACEVALIDITEIT

Voor facevaliditeit bestaat nauwelijks een Nederlandse vertaling. Het beste kan deze validiteit omschreven worden als het antwoord op de vraag 'lijkt het op het eerste gezicht een goed meetinstrument?' Bijvoorbeeld, als het gaat om een vragenlijst over de mate van participatie gaat het erom dat je bij het lezen van de vragen de indruk krijgt dat dit de vragen zijn die informatie geven over het vervullen van rollen in de maatschappij. Zijn het de vragen die je tijdens een anamnese zou kunnen stellen?

CONTENTVALIDITEIT

De contentvaliditeit of geheel in het Nederlands de 'inhoudsvaliditeit' is al iets meer gestructureerd. Hierbij ga je na of alle relevante aspecten van het concept in het meetinstru-

Tabel 8.1 Validiteit.

facevaliditeit	Lijkt instrument op eerste gezicht goed?	bijvoorbeeld expertvaliditeit
content- of inhoudsvaliditeit	Zitten relevante aspecten erin?	onderliggende theorie belangrijk
criteriumvaliditeit	Vergelijken met gouden standaard	bepalen van sensitiviteit en specificiteit
constructvaliditeit	Vergelijken met andere instrumenten of tussen groepen door opstellen hypothesen	bepalen van correlaties of verschillen tussen patientgroepen

ment zitten. Als je alle aspecten van participatie wil meten, let je er in de vragenlijst op of er naar alle domeinen van participatie gevraagd wordt, of in elk geval naar de domeinen die relevant zijn voor de patiënten. Of als je pijn wilt meten, dat dan ook alle aspecten van pijn gemeten worden. In dat geval vraag je dan zowel naar de intensiteit van de pijn, de impact die de pijn heeft, en eventueel ook het pijngedrag.

CRITERIUMVALIDITEIT

De criteriumvaliditeit kan bepaald worden als er een 'gouden standaard' is om het begrip te meten waarin men geïnteresseerd is. Een gouden standaard is een meetinstrument dat precies (100 procent zeker) meet wat men wil meten. Als er een gouden standaard zou bestaan om pijnintensiteit te meten, dan kun je een ander meetinstrument dat pijn meet, bijvoorbeeld een tienpuntsschaal, daartegen afzetten. Je kunt dan de overeenkomst van de scores op de tienpuntsschaal vergelijken met de scores op de gouden standaard en dan weet je hoe goed de tienpuntsschaal meet wat hij beoogt te meten. Helaas bestaat er geen gouden standaard voor pijnmetingen en ook niet voor activiteiten. Bestonden deze wel, dan is het allereerst de vraag waarom je die dan niet gebruikt. Dat is namelijk, per definitie, de beste meting van het concept dat je wilt meten. Maar soms is de gouden standaard een ingrijpende meting en wil je een sneller, simpeler, minder belastend instrument gebruiken. Denk bijvoorbeeld aan een meting van de aanwezigheid van borstkanker: een biopsie geeft het uiteindelijke antwoord, maar de mammografie is een goede test om kans op maligniteit in te schatten. Het is ook niet mogelijk om bij iedereen een biopsie te doen. Als er een gouden standaard is, kun je uitrekenen hoeveel patiënten terecht als ziek of als nietziek geclassificeerd worden. Hierbij horen de begrippen sensitiviteit en specificiteit. In de hoofdstukken over diagnostiek wordt dit verder uitgewerkt.

CONSTRUCTVALIDITEIT

Bij gebrek aan een gouden standaard voor pijn en activiteiten (maar ook voor een heleboel andere concepten) moeten we ons tevreden stellen met constructvaliditeit. Ook voor constructvaliditeit bestaat geen Nederlands woord. Vaak wordt gezegd dat constructvaliditeit betekent dat het meetinstrument vergeleken wordt met andere, ook niet optimale, instrumenten die hetzelfde construct meten. Deze worden soms aangeduid met 'koperen standaard'. Het begrip constructvaliditeit is echter breder. Het betekent niet alleen samenhang met maten die hetzelfde meten (convergente validiteit). Constructvaliditeit kan ook bepaald worden als het niet samenhangen met maten die iets anders meten of de mogelijkheid om verschil te maken tussen groepen die een verschillende mate van pijn hebben.

Bij constructvaliditeit worden hypothesen geformuleerd die ervan uitgaan dat áls het meetinstrument echt pijn(intensiteit) meet, een aantal overeenkomsten en verschillen verwacht worden. Men zou dan bijvoorbeeld

verwachten dat de pijnscore lager is nadát een groep patiënten met hoofdpijn een pijnstiller heeft genomen dan vóórdat ze dat deden (extreme groepen validiteit). Of dat een pijnscore op een tienpuntsschaal samenhangt (hoog correleert) met een score op de pijnschaal van bijvoorbeeld de SF 36.[3,4] Na formulering van een aantal realistische hypothesen, ga je na in hoeverre de verzamelde data aan die hypothesen voldoen.
Validiteit in deze context is geen kwestie van wel of niet valide. Je kunt niet zeggen dat een meetinstrument valide is of niet. Een meetinstrument is in een bepaalde mate valide. Als de hypothesen zeer uitdagend (of informatief) waren, geeft dat meer bewijs dat het meetinstrument valide is dan wanneer de hypothesen zeer zwak waren: het instrument moet bijvoorbeeld verschil kunnen aantonen tussen mensen met heel erge pijn en mensen zonder pijn. Naarmate er aan meer uitdagende hypothesen is voldaan, des te meer aanwijzingen er zijn dat het instrument valide is. Bovendien is het zo dat men niet kan zeggen dat een meetinstrument in het algemeen valide is, maar het dient altijd gespecificeerd te zijn als validiteit in een bepaalde populatie en met een bepaald doel. Een instrument dat valide is om pijn bij volwassenen te meten, zal niet het meest valide instrument te zijn om pijn bij zuigelingen te meten.

Wat is reproduceerbaarheid?

Behalve dat een meetinstrument valide moet zijn, moet het ook reproduceerbaar zijn. Dit wil zeggen dat er bij herhaling van de meting dezelfde uitkomst wordt gevonden.
Deze herhaalde meting (test-hertest) kan in verschillende situaties plaatsvinden. Als er therapeuten of andere beoordelaars nodig zijn om een bepaalde meting uit te voeren, bijvoorbeeld bij observatietests, dan worden de verschillen tussen beoordelaars (interbeoordelaarsvariatie) of binnen één beoordelaar (intrabeoordelaarsvariatie) bepaald. Stel dat je de mate van decubitus wilt vaststellen bij een patiënt. Je kunt twee verpleegkundigen onafhankelijk van elkaar de gradatie laten scoren, en vervolgens kijken of zij tot dezelfde uitkomst komen. Dit heet inter(tussen)beoordelaarsovereenkomst. Je kunt ook één verpleegkundige op twee verschillende momenten de test laten uitvoeren; dat heet de intra(binnen)beoordelaarsovereenkomst. Meestal wordt de tussenperiode tussen beide metingen kort gehouden, om ervan uit te kunnen gaan dat de toestand van de patiënt gelijk is gebleven. Aan de andere kant mag de tussenperiode ook niet zo kort zijn dat de verpleegkundige zich de uitkomst nog herinnert.
Als de intensiteit van de pijn van een patiënt met een vragenlijst gemeten wordt, komt er natuurlijk geen beoordelaar aan te pas. Maar je kunt wel de patiënten de vragenlijst na twee weken nog eens laten invullen (test-hertest). Hoelang die tussenliggende periode moet zijn, hangt af van hoe snel de kenmerken van de patiënten die gemeten worden veranderen, maar ook van het herinneringsvermogen van de patiënten. En dit laatste hangt natuurlijk ook af van of er maar één test gedaan wordt of één vraag gesteld, of dat er een heel scala van meetinstrumenten wordt afgenomen.
Als bij herhaling van een meting bij stabiele personen niet dezelfde uitkomst gevonden wordt, kan dit verschillende oorzaken hebben. Ten eerste kan er sprake zijn van biologische variatie. Het is daarom van belang om het meetprotocol te standaardiseren (de meetomstandigheden zo veel mogelijk gelijk te houden), bijvoorbeeld altijd 's morgens het gewicht meten. Een meetprotocol is ook van belang om de tweede bron van variatie, de waarnemersfouten, te minimaliseren. Ten slotte kunnen er nog fouten in het meetinstrument zelf zitten, waardoor het instrument bij herhaling niet dezelfde uitkomst geeft: het wijzertje van de weegschaal is bijvoorbeeld stroef. Indien mogelijk kan het meetinstrument dan worden aangepast of vervangen. De spreiding van een meetwaarde bij personen bij wie geen echte verandering optreedt, heet ruis ofwel meetfout. In tabel 8.2 wordt een overzicht gegeven van de bronnen van ruis en welke maatregelen daartegen te nemen zijn.

Tabel 8.2 Bronnen van ruis met de bijbehorende maatregelen.

bronnen van ruis	maatregelen
biologische variatie beoordelaarsfouten	meetprotocol standaardiseren
fouten in meetinstrumenten	accepteren, aanpassen of ander meetinstrument meting herhalen en gemiddelde nemen (geldt alleen voor niet-systematische fouten)

Bij reproduceerbaarheid spelen twee begrippen een rol, namelijk betrouwbaarheid (Engels: 'reliability') en overeenkomst (Engels: 'agreement'). Deze begrippen hebben een verschillende betekenis en interpretatie.[5,6]

Onderscheid tussen betrouwbaarheid (reliability) en overeenkomst (agreement)

Betrouwbaarheid is het vermogen om personen van elkaar te onderscheiden op bepaalde kenmerken. Bij overeenkomst gaat het om de vraag of bij herhaalde metingen precies dezelfde uitkomst wordt verkregen. Stel dat je 3 patiënten met stabiele chronische pijn gedurende vijf weken iedere week de *Roland Disability Questionnaire* (RDQ) laat invullen (een veelgebruikte vragenlijst om de invloed van activiteiten op de rugpijn te meten, minimale score 0 en maximale score 24).[7] Van drie personen zijn de resultaten weergegeven in figuur 8.1. Ze scoren circa 8 punten, circa 13 punten en circa 14 punten. Dus iedere persoon is 5 keer gemeten; de waarden gemeten bij één persoon zijn met hetzelfde symbool weergegeven. Je ziet dat de waarde bij iedere persoon wat fluctueert.

Bij betrouwbaarheid gaat het erom of personen van elkaar onderscheiden kunnen worden, ondanks deze meetfout. De personen die 13 en 14 punten op de RDQ scoren, zijn slecht van elkaar te onderscheiden: er kunnen betrouwbaarheidsproblemen ontstaan. Maar de persoon die 8 punten scoort is wel goed te onderscheiden van de andere twee. En het is natuurlijk logisch dat hoe meer de RDQ-waarden verschillen tussen de personen, hoe makkelijker de personen van elkaar te onderscheiden zijn. Met andere woorden: in de betrouwbaarheidsparameters speelt de spreiding (de verschillen tussen de personen) van wat men wil meten in de populatie altijd een rol. Voor het begrip 'overeenkomst' is alleen de meetfout van belang. Deze dient zo klein mogelijk te zijn. En deze meetfout (ook wel ruis genoemd) is niet gerelateerd aan de spreiding in de populatie. De meetfout, zoals in de figuur 8.1, getekend is voor alle drie personen even groot.

Of je geïnteresseerd bent in betrouwbaarheid of overeenkomst hangt opnieuw af van het doel dat je voor ogen hebt. En weer is de vraag: 'Wat wil je meten?' Als je doel is om patiënten van elkaar te onderscheiden, dan kies je voor een betrouwbaarheidsparameter. Dit is in de gezondheidszorg vaak het geval bij diagnostiek. Dan wordt het meetinstrument gebruikt om te onderscheiden tussen mensen met of zonder een bepaalde aandoening. In die situatie is de betrouwbaarheid, het onderscheidend vermogen, van belang. Is je doel

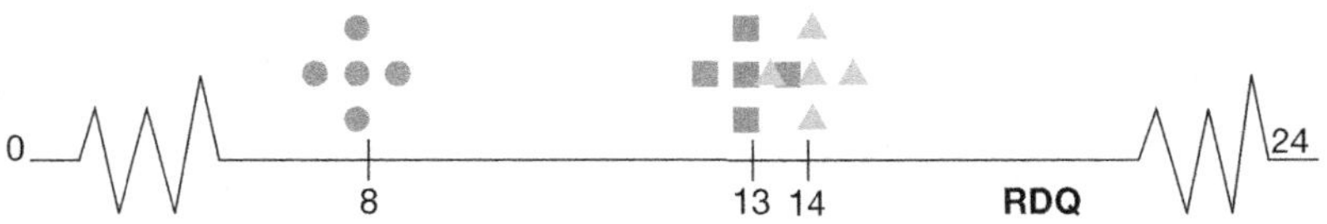

Figuur 8.1 *Meetresultaten (vijf herhaalde metingen) van drie personen op de Roland Disability Questionnaire (RDQ).*

om bij patiënten veranderingen in de tijd aan te tonen, dan is het zaak om de meetfout (ruis) te kwantificeren en te beoordelen of de verandering groter is dan de meetfout. Dit is het geval bij de evaluatie van therapieën. Daar worden meetinstrumenten ingezet om te evalueren of een therapie effect heeft of niet. Het gaat dan om de overeenkomst van de meetresultaten, met als relevante vraag of de verandering wel boven de meetfout uitkomt. De meetfout is de fout in het meetinstrument zonder dat er sprake is van een echte verandering. Hierbij valt te denken aan een eenvoudige keukenweegschaal die bij hetzelfde kilopak suiker steeds iets anders aangeeft, de meetwaarden variëren bijvoorbeeld van 950 tot 1050 gram. Een goede digitale weegschaal zal op enkele grammen nauwkeurig weer kunnen geven dat het pak een kilo weegt. Bij de eenvoudige weegschaal is de meetfout dus ongeveer 50 gram en bij de goede digitale weegschaal enkele grammen.

Als de RDQ gebruikt wordt om te evalueren of een behandeling effect heeft gehad, vult de patiënt de vragenlijst vóór en ná een behandeling in. We weten uit andere studies dat de meetfout van de RDQ bij individuele patiënten 2 punten is.[8] Met andere woorden: als een patiënt 2 punten of minder verandert, is het niet duidelijk of dit komt doordat de patiënt ook echt verbeterd of verslechterd is, omdat de verandering binnen de meetfout valt. Bij een patiënt die 5 punten verandert, weet je met meer zekerheid dat hier sprake is van een echte verandering. Helaas is van veel meetinstrumenten de meetfout nog niet bekend.

Het doel van de meting bepaalt dus welk aspect van reproduceerbaarheid van belang is. Bij een diagnostisch doel is dat de betrouwbaarheid en bij een evaluatief doel de mate van overeenkomst.

De samenhang tussen validiteit en reproduceerbaarheid

Kan een meetinstrument dat niet reproduceerbaar is wel valide zijn? De plaatjes in figuur 8.2 kunnen helpen deze vraag te beantwoorden. Denk aan een schiettent op de kermis. Bij validiteit gaat het erom of het meetinstrument meet wat het beoogt te meten. In termen van de schiettent: of je de roos raakt (plaatje A). Een meetinstrument wordt reproduceerbaar genoemd als bij herhaalde metingen dezelfde uitkomst wordt gevonden (plaatje A en C). In termen van de schiettent, of de kogeltjes steeds op hetzelfde punt terechtkomen. Want zoals je in plaatje C ziet kan men heel consequent naast de roos schieten. Voorwaarde hierbij is natuurlijk dat de schutter tussentijds geen informatie krijgt over de plaats van de inslag, want anders kan hij gaan corrigeren. Dus een goed reproduceerbaar meetinstrument is niet altijd valide. Maar omgekeerd is het wel zo dat een meetinstrument alleen maar valide kan zijn als het ook reproduceerbaar is (plaatje B). Met deze situatie zijn we natuurlijk niet zo tevreden op de kermis. Een optimist zal denken: gemiddeld zitten we wel goed, maar het mooiste is natuurlijk situatie A: altijd prijs!

Meetfouten worden ook wel ingedeeld in systematische en niet-systematische (toevallige) meetfouten. Bij systematische meetfouten is er een gemiddelde afwijking van de werkelijke waarde (plaatje C en D). Niet-systematische

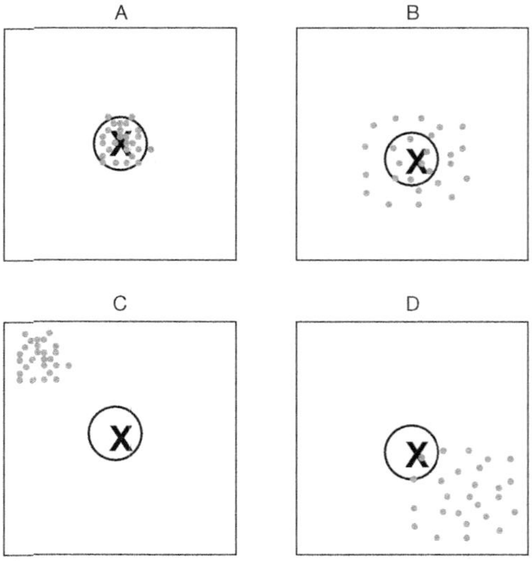

Figuur 8.2 *Schieten op de kermis met vier verschillende geweren (A t/m D). De schutter krijgt geen feedback.*

meetfouten ontstaan door toeval (plaatje B), het gemiddelde van de afwijkingen van de werkelijke waarde is nul. Plaatje D bevat zowel systematische als niet-systematische fouten. Systematische fouten worden wel bias genoemd, terwijl ruis meer op de niet-systematische meetfouten duidt. Als de meetfout groot is, is de reproduceerbaarheid van de meting niet goed. Voor niet-systematische meetfouten kan gecorrigeerd worden door de meting te herhalen en dan het gemiddelde te nemen. Bij het meten van de bewegingsuitslag van een gewricht of het opmeten van de tijd bij een test is dat geen probleem. Het herhaald afnemen van een vragenlijst is niet zinvol. Bij systematische fouten is de validiteit van de meting in het geding: we meten niet wat we willen meten. Voor systematische fouten heeft middelen geen zin: de bias blijft bestaan. Er kan niet voor gecorrigeerd worden.

Responsiviteit

Naast validiteit en reproduceerbaarheid is er ook nog responsiviteit. Responsiviteit is relevant bij het evalueren van behandelingen. Bij responsiviteit gaat het erom of een meetinstrument in staat is om bestaande veranderingen te meten. Men kan responsiviteit ook zien als een vorm van longitudinale validiteit (validiteit over langere tijd). Figuur 8.3 laat zien dat een verbetering of verslechtering alleen bepaald kan worden als de verandering groter is dan de ruis. Is de verandering kleiner dan de ruis, dan weten we niet of er sprake is van een echte verandering of dat we te maken hebben met bijvoorbeeld een beoordelaars- of meetfout.

Volgens sommige definities is een meetinstrument responsief als een instrument veranderingen boven de ruis in kaart kan brengen; andere definities zeggen dat het moet gaan om minimaal (klinisch relevante) belangrijke veranderingen.[9] Wij geven de voorkeur aan de definitie van responsiviteit die stelt dat het meetinstrument in staat moet zijn minimaal belangrijke veranderingen aan te tonen en dat het instrument geen verandering moet laten zien in geval het kenmerk niet belangrijk verandert. Welke verandering klinisch relevant is, kan afhankelijk zijn van de situatie. Bijvoorbeeld: bij de tijdsmeting van de 100 meter sprint tijdens de wereldkampioenschappen gaat het om relevante verschillen gemeten in milliseconden. Terwijl bij een patiënt die een looptest doet over 100 meter je geïnteresseerd bent in verschillen op het niveau van seconden of minuten.

Voor de interpretatie van de uitkomsten is het van belang dat je inzicht hebt in welke score een klinisch relevant effect is en wat de ruis is. De meetfout (ruis) kun je halen uit het repro-

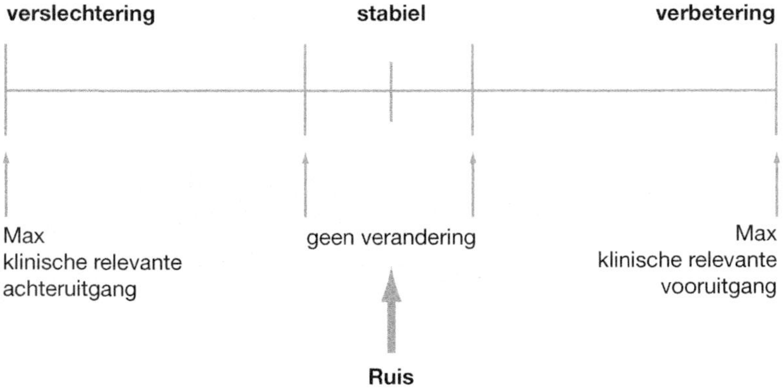

Figuur 8.3 *Meten van veranderingen in de tijd.*

duceerbaarheidsonderzoek. Gegevens over klinisch relevante veranderingen voor een bepaald instrument bij een bepaalde aandoening kun je het beste uit de literatuur halen. Voor rugpijn bijvoorbeeld bestaat er consensus onder experts dat 20 mm op een 100mm-VAS-schaal klinisch relevant wordt geacht door patiënten.[10] Helaas zijn dit soort gegevens nog maar beperkt beschikbaar.
Om na te gaan of een meetinstrument responsief is in termen van longitudinale validiteit kan gebruikgemaakt worden van de methoden die uitgelegd zijn in de paragraaf over construct- en (indien er een gouden standaard is) criteriumvaliditeit. Alleen gaat het nu om veranderingen in de scores van een meetinstrument. De veranderscores van het instrument worden vergeleken met andere instrumenten of men vergelijkt de veranderscores in verschillende patiëntgroepen, waarin men verschillende mate van verandering op het meetinstrument verwacht (bijvoorbeeld patiënten met chronische en acute rugklachten). Ook hier worden van tevoren hypothesen geformuleerd. Bedenk dat het dan niet gaat om één meetmoment maar om minimaal twee, omdat het veranderingen in de tijd betreft.

Welke meetinstrumenten zijn van belang bij welk meetdoel?

Eerder hebben we al aangegeven dat het belangrijk is om het doel van de meting goed voor ogen te houden. Wil men het instrument vooral evaluatief gebruiken (meten van effect van een behandeling) of vooral discriminatief (zoals bij diagnostiek). Dit doel bepaalt namelijk welke klinimetrische eigenschap vooral van belang is (zie tabel 8.3).
De validiteit is in alle situaties van belang. Bij reproduceerbaarheid is vooral betrouwbaarheid (reliability) van belang voor het onderscheiden van personen, dus bij een discriminatief instrument. Voor een meetinstrument dat gebruikt wordt om veranderingen aan te tonen (dus evaluatief is), is de meetfout (de overeenkomst) meer van belang. En dan gaat het vooral om de vraag of de veranderingen die een instrument kan aantonen groot genoeg zijn om boven de ruis uit te komen en om klinische relevante veranderingen aan te tonen. Dus overeenkomst en responsiviteit zijn belangrijke kenmerken voor evaluatieve instrumenten.

Tot slot

In dit hoofdstuk is beschreven welke klinimetrische eigenschappen relevant zijn voor het beoordelen van de methodologische kwaliteit van een meetinstrument. Zoals uit dit hoofdstuk blijkt is deze materie niet eenvoudig. Daarnaast zijn er voor iedere klinimetrische eigenschap technieken om de kwaliteit te beoordelen. Dat valt echter buiten het bestek van dit boek. Voor verdere verdieping van deze materie verwijzen we naar de handboeken *Meten in de Praktijk*[11] en *Measurement in Medicine*.[12]

Tabel 8.3 Overzicht van de relatie tussen het doel van de meting (discriminatief of evaluatief) en de reproduceerbaarheid en validiteit van het meetinstrument.

	discriminatief: tussen personen	evaluatief: binnen personen
reproduceerbaarheid	betrouwbaarheid (reliability)	overeenkomst (agreement)
validiteit	op één moment	meerdere meetmomenten: longitudinale validiteit: responsiviteit

Literatuur

1 Terwee CB, Bot SD, Boer MR de, Windt DA van der, Knol DL, Dekker J, Bouter LM, Vet HC de. Quality criteria were proposed for measurement properties of health status questionnaires. J Clin Epidemiol. 2007;60:34-42.
2 World Health Organization. The International Classification of Functioning, Disability and Health (ICF). 2nd edition. Geneva, Switzerland: WHO, Marketing and Dissemination; 2001.
3 Bouter LM, Dongen MCJM van, Zielhuis GA. Epidemiologisch onderzoek: opzet en interpretatie. Vijfde herziene druk. Houten: Bohn Stafleu van Loghum; 2010.
4 Ware JE, Sherbourne CD. The MOS 36-item short-form health survey (SF-36). I. Conceptual framework and item selection. Med Care. 1992; 30:473-83.
5 de Vet HCW, Terwee CB, Knol DL, Bouter LM. When to use agreement versus reliability measures. J Clin Epid. 2006;59:1033-9.
6 Vet HCW de, Beurskens AJHM. Reproduceerbaarheid van metingen. Ned Tijdschr Geneeskd. 1998;142:2040-3.
7 Roland M, Morris R. A study of the natural history of back pain. Part I: Development of a reliable and sensitive measure of disability in low back pain. Spine. 1983;8:141-4.
8 Ostelo RW, Vet HC de, Knol DL, Brandt PA van den. 24-item Roland-Morris Disability Questionnaire was preferred out of six functional status questionnaires for post-lumbar disc surgery. J Clin Epidemiol. 2004;57:268-76.
9 Terwee CB, Dekker FW, Wiersinga WM, Prummel MF, Bossuyt PM. On assessing responsiveness of health-related quality of life instruments: guidelines for instrument evaluation. Qual Life Res. 2003;12:349-62.
10 Ostelo RWJG, Deyo R, Stratford P, Waddell G, Croft P, Korff M von, Bouter LM, Vet HCW de. Patient-reported outcomes for pain and functional status in low back pain. Towards international consensus regarding minimal important change. Spine. 2008;33:90-4.
11 Beurskens S, Peppen R van, Stutterheim E, Swinkels R, Wittink H. Meten in de praktijk. Een stappenplan voor het gebruik van meetinstrumenten in de gezondheidszorg. Houten: Bohn Stafleu van Loghum; 2012.
12 de Vet HCW, Terwee CB, Mokkink LB, Knol DL. Measurement in Medicine. A practical Guide. Cambridge: Cambridge University Press; 2011.

Patiëntspecifieke benadering bij het meten 9

A.J.H.M. Beurskens, A.J.A. Köke en H.C.W. de Vet

Een patiëntspecifieke uitkomstmaat om de functionele status vast te stellen is gericht op activiteiten die voor de individuele patiënt het meest van belang zijn. Daartoe bepaalt de patiënt eerst bij welke belangrijke activiteiten de meeste beperkingen optreden. De twee voorwaarden die maken dat een activiteit als 'belangrijk' wordt aangemerkt zijn: de activiteit moet vaak worden uitgevoerd en het moet veel moeite kosten deze activiteit uit te voeren. De geselecteerde activiteiten worden geordend naar mate van belangrijkheid. De moeite die patiënten hebben met het uitvoeren van hun eigen drie belangrijkste klachten, wordt vervolgens gescoord. Deze patiëntspecifieke benadering van het meten van functionele status blijkt een goed uit te voeren, patiëntvriendelijk en responsief meetinstrument in effectonderzoek te zijn.

Dit hoofdstuk is gericht op het patiëntspecifiek meten van klachten van het bewegingsapparaat. Klachten belemmeren het dagelijks functioneren van patiënten. Daarom is in onderzoek en in de dagelijkse praktijk het functioneren van de patiënt vaak een belangrijke uitkomstmaat. Het vermogen van de patiënt om dagelijkse activiteiten uit te voeren, wordt de functionele status genoemd.

Er zijn diverse soorten vragenlijsten beschikbaar voor het meten van de functionele status. Die vragenlijsten kunnen worden ingedeeld in twee groepen: generieke en ziektespecifieke uitkomstmaten. Een generieke uitkomstmaat (lees: vragenlijst) kan voor diverse aandoeningen worden gebruikt, waardoor onderlinge vergelijking mogelijk is. Een nadeel kan zijn dat de functionele status gemeten met een generieke lijst te algemeen is. Vaak ontbreken relevante activiteiten voor bepaalde aandoeningen. Een ziektespecifieke uitkomstmaat of vragenlijst vraagt naar beperkingen in activiteiten die specifiek zijn voor een bepaalde aandoening of ziekte. Op het gebied van rugklachten worden bijvoorbeeld de Roland Disability Questionnaire (RDQ)[1] en de Quebec Back Pain Disability Questionnaire (QBPDQ)[2] veel gebruikt als ziektespecifieke vragenlijsten.

In deze vragenlijsten worden aan alle patiënten dezelfde vragen gesteld: of ze pijn en/of last hebben van hun rug bij een aantal activiteiten. Hoewel er gevraagd wordt naar activiteiten die specifiek zijn voor een bepaalde aandoening, blijken ze vaak nog niet specifiek genoeg te zijn. Activiteiten die niet vaak voorkomen, maar voor een individuele patiënt zeer relevant zijn, worden niet opgenomen in dit soort vragenlijsten. Patiëntspecifiek meten of een patiëntspecifieke uitkomstmaat kan dan een oplossing zijn. Dit houdt in dat de meting is gericht op specifieke activiteiten die één patiënt selecteert als zijn belangrijkste klachten en problemen.[3] Het principe is dat aan elke patiënt wordt gevraagd welke activiteiten moeilijk zijn om uit te voeren. Verder wordt de patiënt gevraagd aan te geven welke van deze activiteiten voor hem het meest relevant (belangrijk) zijn in het dagelijks leven. De uitkomstmaat wordt op deze manier aangepast

aan de individuele patiënt. Het voordeel van een patiëntspecifieke benadering is dat alleen activiteiten waar de patiënt last van heeft, worden gemeten en dat een verbetering in deze activiteiten voor de patiënt erg belangrijk is.
In een wetenschappelijk onderzoek kan voor deze benadering worden gekozen als het dagelijkse functioneren een belangrijke uitkomstmaat is. Om in de dagelijkse paramedische praktijk het behandeldoel vast te stellen is de precieze omschrijving van de hulpvraag van de patiënt gewenst. Als de hulpvraag op het terrein van het dagelijkse functioneren ligt, is de patiëntspecifieke benadering ook zeer geschikt. In dit hoofdstuk wordt de methode van het patiëntspecifieke meten beschreven.

Selectie van klachten

Bij de patiëntspecifieke benadering selecteert de patiënt de belangrijkste klachten volgens een gestandaardiseerde procedure. De selectie wordt in twee fasen uitgevoerd. Tijdens de eerste afspraak worden beperkingen in drie belangrijke activiteiten geselecteerd. Vervolgens krijgt de patiënt een week 'bedenktijd', waarin hij goed kan nagaan wat zijn specifieke probleemactiviteiten zijn. Bij de tweede afspraak volgt de definitieve selectie.
De selectie van de klachten bij de eerste afspraak begint met de vraag: welke activiteiten vindt u belangrijk en waren moeilijk uit te voeren door de rugklachten gedurende de afgelopen week? Een lijst met activiteiten kan worden gebruikt als hulp (figuur 9.1). Patiënten mogen ook activiteiten selecteren die niet op de lijst staan. De patiënt wordt gevraagd drie tot vijf activiteiten te selecteren die hij als moeilijk ervaart, belangrijk vindt en frequent uitvoert. De patiënt geeft vervolgens op een visuele analoge schaal (VAS) van 100 mm aan hoe moeilijk het is deze activiteiten uit te voeren, hoe belangrijk ze zijn en hoe vaak ze worden uitgevoerd (figuur 9.2). Op basis van deze scores wordt de patiënt gevraagd drie activiteiten te selecteren en te ordenen naar mate van belangrijkheid (een soort top drie).

- ☐ in bed liggen
- ☐ omdraaien in bed
- ☐ opstaan uit bed
- ☐ opstaan uit een stoel
- ☐ lang achtereen zitten
- ☐ in/uit de auto stappen
- ☐ rijden in auto of bus
- ☐ fietsen
- ☐ staan
- ☐ lang achtereen staan
- ☐ lang achtereen gebukt staan
- ☐ voorovergebogen staan, bijvoorbeeld aan een aanrecht
- ☐ bukken met gedraaide rug
- ☐ licht werk in en om het huis, nl. ...
- ☐ zwaar werk in en om het huis, nl. ...
- ☐ in huis lopen
- ☐ wandelen
- ☐ hard lopen
- ☐ traplopen
- ☐ dragen van een voorwerp
- ☐ iets oprapen van de grond
- ☐ tillen
- ☐ uitgaan
- ☐ seksuele activiteiten
- ☐ uitvoeren werk
- ☐ uitvoeren hobby's, nl. ...
- ☐ uitvoeren huishoudelijk werk, nl. ...
- ☐ sporten, nl. ...
- ☐ op reis gaan
- ☐ andere, nl. ...

Figuur 9.1 *Lijst met activiteiten die kan worden gebruikt als hulp bij het selecteren van de belangrijkste beperkingen bij lage-rugklachten.*

Patiënten mogen geen activiteiten selecteren die ze vermijden, omdat van deze activiteiten tijdens de behandeling het effect niet kan worden geëvalueerd. Het omspitten van een tuin kan bijvoorbeeld worden vermeden. De patiënt wordt gevraagd de activiteiten zo spe-

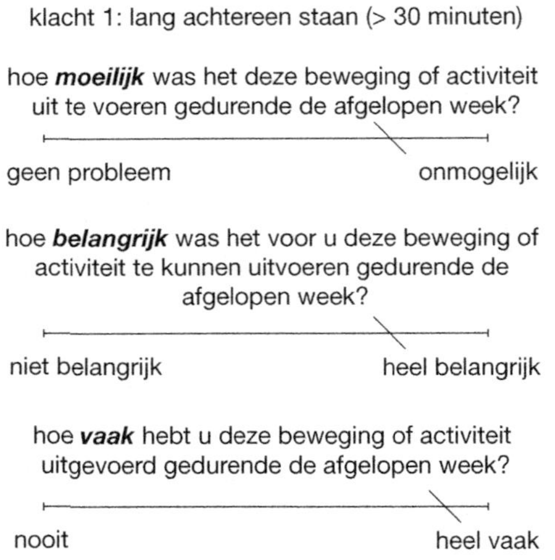

Figuur 9.2 *Voorbeeld van moeilijkheid, belangrijkheid en frequentie van uitvoering van een belangrijkste klacht (ingevuld door elke patiënt voor drie tot vijf klachten).*

cifiek mogelijk te beschrijven en de activiteit zo veel mogelijk te kwantificeren in termen van tijdsduur, afstand, te tillen gewicht enzovoort. Aan het einde van de eerste afspraak wordt de patiënt gevraagd tot aan de volgende afspraak dagelijks goed op te letten welke activiteiten belangrijk en moeilijk uit te voeren zijn.

Tijdens de tweede afspraak wordt de hele procedure herhaald. De patiënt selecteert op dezelfde wijze opnieuw drie tot vijf activiteiten. Dit gebeurt zonder informatie over de geselecteerde activiteiten tijdens de eerste afspraak. De geselecteerde activiteiten tijdens de eerste en tweede afspraak worden aan het eind met elkaar vergeleken en de patiënt selecteert drie definitieve activiteiten. De geselecteerde klachten kunnen de activiteiten van de tweede ronde zijn, maar ook een combinatie van de twee selectierondes is mogelijk. Belangrijk is dat de patiënt zich er gedurende de selectieprocedure bewust van is geworden welke activiteiten voor hem belangrijk zijn en op basis hiervan een overwogen keuze maakt. Deze drie activiteiten noemden we de patiëntspecifieke klachten (PSK).

De patiënten blijken het erg te waarderen dat er aandacht wordt geschonken aan hun specifieke situatie en dat zij de activiteiten konden selecteren die erg belangrijk voor hen waren. De gebruikte methode om de belangrijkste activiteiten te selecteren blijkt bruikbaar, maar vrij intensief.[4][5] Tijdens de eerste afspraak gaven veel mensen aan het moeilijk te vinden activiteiten te selecteren. Tijdens de tweede afspraak ging de selectie veel gemakkelijker. Het selecteren van de activiteiten duurde gemiddeld tien minuten per keer. De tijd tussen de afspraken bleek zinvol: de selectie van de activiteiten gebeurt op deze manier waarschijnlijk bewuster dan bij een eenmalige selectie.

Als het in de praktijk niet mogelijk blijkt twee afspraken te plannen, is het aan te bevelen de patiënt voor de afspraak per post of telefonisch te vragen na te denken over wat de belangrijkste activiteiten zijn. Ook kan het tijd besparen als de bepaling van de mate van belangrijkheid van de activiteiten en de frequentie van uitvoering mondeling in plaats van schriftelijk gebeurt. Dit dient dan wel zorgvuldig te worden gedaan.

In de Engelstalige literatuur is een soortgelijk meetinstrument bekend, de 'Patient Specific Functional Scale' (PSFS).6 De PSFS scoort de uitvoering over één dag tegenover de PSK over een week. Verder worden er bij de PSFS geen instructies gegeven over de wijze van selectie van de activiteiten.

Effect meten

Voor het selecteren van de belangrijkste klachten werden de criteria moeilijkheid, frequentie en belangrijkheid gebruikt. Voor het bepalen van het effect van een behandeling in een wetenschappelijk onderzoek of in de dagelijkse praktijk wordt alleen de mate van moeilijkheid gebruikt. Frequentie van uitvoeren of de belangrijkheid van de geselecteerde klachten worden alleen gebruikt om de klachten te selecteren. Aan het begin van een wetenschappelijk onderzoek of een behandeling geeft de patiënt per klacht op een 100 mm-VAS aan hoe moeilijk hij een bepaalde activiteit kan uitvoeren. Het linkeruiteinde van de schaal is gedefinieerd als 'geen enkele moeite' (score = 0 mm) en het rechteruiteinde betekent 'onmogelijk' (score = 100 mm). De score is de afstand (in mm) van het linkeruiteinde tot aan het streepje. Om het effect van de behandeling te evalueren kunnen de scores van de drie belangrijkste klachten apart worden gebruikt of de scores van alle drie samen. De voorkeur gaat uit naar het berekenen van de score per klacht, omdat dan inzichtelijker is wat er gebeurt bij welke klacht. Bij de Engelstalige PSFS wordt de moeite met uitvoeren van de activiteit gescoord op een elfpunts-NRS. Het blijkt dat voor sommige (oudere) patiënten een elfpunts-NRS eenvoudiger te scoren is dan een VAS.[7] Bovendien correleren de scoringsmethoden hoog met elkaar.[8] Wij raden daarom het gebruik van zowel de VAS als NRS aan.

Door na een reeks behandelingen in het wetenschappelijk onderzoek of in de praktijk de klachten opnieuw te scoren en deze te vergelijken met de beginscore kan het effect worden berekend. Het effect wordt altijd uitgedrukt als de verschilscore tussen de voor- en de nameting. Bijvoorbeeld: de voormeting van de eerste belangrijkste klacht was 70 mm op de VAS, de score bij de nameting is 30 mm. De effectscore is het verschil, dus 40 mm.

Methodologische kwaliteit

Voor meetinstrumenten waarmee het effect van een therapie wordt gemeten, is het belangrijk dat ze behalve betrouwbaar en valide ook responsief zijn (zie hoofdstuk 8). Met responsief wordt bedoeld dat ze klinisch relevante veranderingen van de patiënten kunnen detecteren. Voor zowel de PSK als de PSFS zijn gegevens bekend over de reproduceerbaarheid, validiteit en responsiviteit.[9,10] We verwijzen voor gedetailleerde informatie hierover naar de toelichtingformulieren van deze meetinstrumenten op de website www.meetinstrumentenzorg.nl. Er is meer onderzoek gedaan naar de PSFS dan naar de PSK. De reproduceerbaarheid van de PSFS blijkt voldoende te zijn, patiënten selecteerden bij een test-herteststudie dezelfde activiteiten. De validiteit en responsiviteit van beide instrumenten is onderzocht en vergelijkbaar met andere beperkingenvragenlijsten. Een verandering in score van twee punten op de PSFS wordt bij een gemiddelde veranderingscore (verschil voor en na behandeling bij meerdere activiteiten) als een 'Minimal Detectable Change' (MDC) gezien en een verandering van drie punten bij een enkelvoudige activiteit.

Discussie

In dit hoofdstuk is de patiëntspecifieke benadering voor het meten van de functionele status bij lage-rugklachten beschreven. De toepassing van de patiëntspecifieke benadering hoeft niet beperkt te blijven tot lage-rugklachten. De methode is toepasbaar bij elke aandoening. Het principe is ook al bruikbaar gebleken bij onder andere longziekten,[11] reumatoïde artritis[12] en hartklachten.[13] De PSK is in principe bij alle patiëntengroepen te gebruiken. Wel is het van belang de lijst met voorbeeldactiviteiten aan te passen aan de patiëntengroep. De oorspronkelijke lijst heeft betrekking op lage-rugklachten. Inmiddels hebben studenten fysiotherapie van Hogeschool Zuyd in hun afstudeertraject voor diverse diagnosegroepen activiteitenlijsten ontwikkeld. Onder andere voor Parkinson, claudicatio intermittens, chronisch enkelletsel en hartfalen. Op basis van ziektespecifieke vragenlijsten en interviews met patiënten zijn deze activiteitenlijsten samengesteld. U kunt ze terugvinden op de website www.meetinstrumentenzorg.nl.

De patiëntspecifieke benadering is bruikbaar voor zowel onderzoek als de dagelijkse praktijk. Voor onderzoek staat het evalueren van het effect van een bepaalde behandeling centraal. In de dagelijkse praktijk kan de methode ook worden gebruikt om de hulpvraag van de patiënt te specificeren. Deze benadering is relatief nieuw voor de patiënt en de therapeut. De methode sluit aan bij nieuwe opvattingen om de patiënt zelf verantwoordelijker te maken en meer te betrekken bij de behandeling. Het zorgvuldig selecteren van de activiteiten vereist een goede uitleg en interviewtechniek van de professional. De rol van de therapeut kan van doorslaggevende betekenis zijn. Te veel beïnvloeding kan plaatsvinden door voorbeelden te noemen of bepaalde onderwerpen te benadrukken waardoor de patiënt niet meer zijn eigen keuzes maakt. Aan de andere kant is het benoemen van problemen voor veel patiënten heel lastig en is enige sturing wellicht wenselijk. Verder onderzoek naar het optimaliseren van het afnameprotocol van de patiëntgericht meten bij diverse doelgroepen en in diverse settings lijkt wenselijk.

Literatuur

1 Roland M, Morris R. A study of the natural history of back pain. Part 1: Development of a reliable and sensitive measure of disability in low back pain. Spine. 1983;8:141-4.
2 Kopec JA, Esdail JM, Abrahamowicz M, Abenhaim L, Wood-Dauphinee S, Lamping DL, et al. The Quebec Back Pain Disability Scale: measurement properties. Spine. 1995;20:341-52.
3 Guyatt G, Walter S, Norman G. Measuring change over time: assessing the usefulness of evaluative instruments. J Chron Dis. 1987;40:171-8.
4 Beurskens AJ, Vet HC de, Köke AJ, Lindeman E, Heijden GJ van der, Regtop W, et al. A patient specific approach for measuring functional status in low back pain. J Manipulative Physiol Ther. 1999;22:144-8.
5 Stevens JGA, Beurskens AJMH. Implementation of measurement instruments in physical therapist practice: development of a tailored strategy. Phys Ther. 2010;90:953-61.
6 Stratford P, Gill C, Westaway M, Binkley J. Assessing disability and change on individual patients: a report of a patient specific measure. Physiother Ca. 1995;47:258-63.
7 Peters ML, Patijn J, Lame I. Pain assessment in younger and older pain patients: psychometric properties and patient preference of five commonly used measures of pain intensity. Pain Med. 2007;8:601-10.
8 Williamson A, Hoggart B. Pain: a review of three commonly used pain rating scales. J Clin Nurs. 2005;14:798-804.
9 Köke AJA. Rubriek 'Meten in de praktijk' Patiënt Specifieke Klacht. Ned Tijdschr Fysiother. 2007;117(4):154.
10 Beurskens S, Peppen R van, Stutterheim E, Swinkels R, Wittink H. Meten in de praktijk. Een stappenplan voor het gebruik van meetinstrumenten in de gezondheidszorg. Houten: Bohn Stafleu van Loghum; 2012.
11 Guyatt GH, Berman LB, Townsend M, Pugsley SO, Chambers LW. A measure of quality of life for clinical trials in chronic lung disease. Thorax. 1987;42:773-8.
12 Tugwell P, Bombardier C, Buchanan WW, Goldsmith CH, Grace E, Hanna B. The MACTAR patient preference disability questionnaire: an individualized function priority approach for assessing improvement in physical disability in clinical trials in rheumatoid arthritis. J Rheumatol. 1987;14:446-51.
13 Guyatt GH, Nogradi S, Halcrow S, Singer J, Sullican MJJ, Fallen EL. Development and testing of a new measure of health status for clinical trials in heart failure. J Gen Intern Med. 1989;4:101-7.

Website

14 www.meetinstrumentenzorg.nl.

10 Meten van activiteitenniveau bij patiënten met lage-rugklachten: functionele status

A.J.A. Köke, A.J.H.M. Beurskens en H.C.W. de Vet

De laatste jaren is in de westerse landen een enorme groei van beperkingen ten gevolge van lage-rugklachten te constateren. Nationale en internationale richtlijnen voor behandelingen stellen een actieve aanpak voor om beperkingen op lange termijn te voorkomen of te verminderen. Aan beperkingen in het uitvoeren van dagelijkse fysieke activiteiten wordt gerefereerd met de term 'functionele status'. Het vaststellen van de mate van beperkingen is een vereiste voor het opstellen en evalueren van een adequaat behandelplan. Meetinstrumenten kunnen hierbij een goed hulpmiddel zijn. Er bestaan diverse manieren om de mate van beperkingen vast te stellen. In dit hoofdstuk wordt een aantal instrumenten voor het meten van beperkingen onder de aandacht gebracht. In het kort wordt ingegaan op de voor- en nadelen. Vooral ziektespecifieke vragenlijsten, zoals de Roland Disability Questionnaire en de Quebec Back Pain Disability Questionnaire, lijken geschikt. Het wordt aanbevolen deze te combineren met een patiëntspecifieke benadering, een meer individueel gericht meetinstrument. Het gebruik van meetinstrumenten kan de kwaliteit van zorg vergroten. Standaardisatie van gebruik in de beroepsgroep is daarbij van groot belang.

Lage-rugklachten vormen een groot gezondheidsprobleem in de westerse wereld. Onderzoek wijst uit dat rugklachten onder de beroepsbevolking het meest voorkomende medische probleem vormt, dat verantwoordelijk is voor de meeste dagen ziekteverzuim. Bij het overgrote deel van de patiënten kan geen duidelijke diagnose worden gesteld. Het merendeel van de lage-rugklachten is aspecifiek. Er is dan geen duidelijke oorzaak aantoonbaar. Hoewel lage-rugpijn als klacht niet frequenter voorkomt, is de laatste jaren wel een enorme groei van beperkingen als gevolg van aspecifieke lage-rugklachten te constateren.[1] Er wordt zelfs gesproken van een ware epidemie op dit gebied.

De correlaties tussen pijn, beperkingen en stoornissen zijn laag.[2] Pijn en beperkingen zijn blijkbaar aparte domeinen, die niet alleen verklaarbaar zijn vanuit een anatomisch of pathofysiologisch oogpunt. De vraag is waar de behandeling zich op moet richten, hetgeen wordt aangeduid als de 'pain-disability'-paradox.

Zowel nationaal als internationaal zijn richtlijnen opgesteld voor het beleid bij lage-rugklachten. Een vergelijking van vier richtlijnen – de standaard van het Nederlands Huisartsen Genootschap (NHG-standaard), de Amerikaanse, de Engelse en de Nieuw-Zeelandse standaard – toont inhoudelijk grote overeenkomsten aan.[3] De interventies in deze standaarden zijn allemaal gericht op activiteiten. In de acute fase is het 'evidence-based' beleid gericht op adviezen aan de patiënt om actief te blijven of om activiteiten weer geleidelijk op te bouwen. Bovendien wordt veel belang gehecht aan preventie van chroniciteit, eveneens door een reactiverend beleid.

Om effectieve zorg te kunnen leveren is het

noodzakelijk op adequate wijze de mate van beperkingen in het activiteitenniveau te kunnen vaststellen en evalueren. De mate van beperkingen, oftewel het minder goed kunnen uitvoeren van allerlei activiteiten als gevolg van klachten, wordt vaak aangeduid met de term 'functionele status'. Het gebruik van deze term is echter niet eenduidig. Zo worden metingen van mobiliteit en spierkracht, de werksituatie of het algemeen welbevinden ook vaak met deze term aangeduid. In dit hoofdstuk wordt uitgegaan van de volgende definitie van de functionele status: 'het vermogen van een patiënt om algemene dagelijkse fysieke activiteiten uit te voeren'.[4]

In het hiernavolgende wordt nader ingegaan op diverse meetinstrumenten om het beperkingenniveau te evalueren. Daarbij wordt onderscheid gemaakt tussen min of meer directe methoden, zoals een activiteitenmonitor en fysieke tests, en indirecte methoden, zoals generieke en ziektespecifieke vragenlijsten. Welk meetinstrument geschikt is, wordt bepaald door de criteria voor validiteit, betrouwbaarheid en praktische bruikbaarheid.

Directe meetmethoden

De meest objectieve manier om de functionele status in kaart te brengen is direct te observeren wat een persoon gedurende de dag of week precies doet in zijn eigen omgeving. Dat is natuurlijk een onmogelijke opgave voor de therapeut. Een zogeheten activiteitenmonitor is hiervoor beter geschikt. Een activiteitenmonitor maakt gebruik van bewegingssensoren die veranderingen in lichaamsposities registreren. Op basis van deze registraties is uit te rekenen hoeveel tijd de persoon bijvoorbeeld heeft gestaan, gezeten en gelopen. De betrouwbaarheid en de validiteit van dergelijke apparatuur blijken voldoende te zijn.[5] De praktische toepasbaarheid voor de dagelijkse praktijk is echter (nog) gering. Dergelijke apparatuur is duur en op dit moment niet breed beschikbaar.

Het is belangrijk te weten wat een patiënt precies doet en/of kan. Dit kan worden bepaald door het meten van de functionele capaciteit. Bij deze metingen worden dagelijkse activiteiten, zoals lopen, traplopen, tillen, opstaan uit een stoel, op gestandaardiseerde wijze in een gecontroleerde setting uitgevoerd en op kwantitatieve wijze gescoord.[6] Een nadeel is dat deze tests niet altijd representatief zijn voor de dagelijkse activiteiten waarbij de patiënt beperkingen ervaart. Hoewel de betrouwbaarheid en de praktische bruikbaarheid als voldoende worden beoordeeld, is de validiteit van deze tests gering. Verder beïnvloeden pijn, angst, depressie en motivatie van de patiënt de testresultaten.[6] Het is dan niet duidelijk of de maximale fysieke capaciteit werkelijk wordt getest. Wellicht is het beter te spreken van metingen van functionele 'performance'.

Patient Reported Outcomes

Het activiteitenniveau kan ook worden vastgelegd aan de hand van vragenlijsten over de functionele status of over beperkingen. Omdat de patient die zelf invult, wordt dat tegenwoordig ook wel Patient Reported Outcomes (PRO's) genoemd. Deze vragenlijsten (of PRO's) zijn onder te verdelen in generieke en ziektespecifieke vragenlijsten. Generieke vragenlijsten hebben betrekking op een breed aantal domeinen van gezondheid, waaronder het dagelijkse functioneren. Voorbeelden zijn de Sickness Impact Profile (SIP)[7] en de Short-Form-36 (SF-36),[8] maar de hierin opgenomen activiteiten zijn niet specifiek voor bijvoorbeeld lage-rugklachten. Om die reden zijn deze vragenlijsten minder geschikt om specifiek de beperkingen van patiënten met rugklachten te evalueren. Hiervoor zijn ziektespecifieke vragenlijsten ontwikkeld, waarin speciaal wordt gevraagd naar activiteiten waarbij de rug wordt gebruikt. Bij functionele vragenlijsten geeft de patiënt zelf aan in welke mate hij beperkingen ervaart bij het uitvoeren van een aantal genoemde activiteiten. Drie lijsten zijn inmiddels in het Nederlands vertaald en onderzocht. Dit zijn de Roland Disability Questionnaire (RDQ),[9] de Oswestry

vragenlijst[10] en de Quebec Back Pain Disability Questionnaire (QBPDQ).[11] Deze vragenlijsten en de wijze van toepassing zijn duidelijk beschreven op de website www.meetinstrumentenzorg.nl.
De RDQ bestaat uit 24 ja/nee-vragen die afkomstig zijn uit de mobiliteitsdimensie van de Sickness Impact Profile. Aan deze vragen is telkens toegevoegd: 'vanwege mijn rugklachten'. Het aantal vragen dat een patiënt met 'ja' beantwoordt, wordt geteld en deze totaalscore geeft de mate van beperkingen aan. De totaalscore kan variëren van 0 (geen beperkingen) tot 24 (maximaal beperkt). De Oswestry vragenlijst omvat tien onderdelen waarmee patiënten met lage-rugpijn problemen kunnen ondervinden. Per onderdeel kunnen minimaal 0 punten en maximaal 5 punten worden gescoord. In totaal varieert de score van 0 tot 50. De QBPDQ bestaat uit twintig vragen over het uitvoeren van dagelijkse activiteiten waarop een antwoord kan worden gegeven van 1 'niet moeilijk' tot 5 'onmogelijk'. De totaalscore varieert van 0 tot 100.

Kwaliteit van vragenlijsten over functionele status

Zoals beschreven in hoofdstuk 8 moeten meetinstrumenten voldoen aan de criteria voor validiteit, betrouwbaarheid, responsiviteit en praktische toepasbaarheid. De uitkomsten van een meetinstrument moeten een nauwkeurige weergave van de werkelijkheid zijn. Hoe beter een meetinstrument meet wat het beoogt te meten, des te groter de validiteit. Een meetinstrument moet bovendien betrouwbaar zijn; bij herhaalde metingen moeten de uitkomsten hetzelfde zijn. Een ander belangrijk criterium, met name bij evaluatieve meetinstrumenten, is de responsiviteit. Hiermee wordt bedoeld dat het meetinstrument in staat moet zijn klinisch relevante veranderingen in de tijd te meten.
Goede uitkomsten zijn niet alleen van belang voor effectonderzoek, maar juist ook voor de dagelijkse praktijk. De praktische toepasbaarheid is van belang vanwege kosten, tijdsinvestering en belasting voor de patiënt. Uit onderzoek blijkt dat in het algemeen de psychometrische kwaliteit en de praktische toepasbaarheid van de drie genoemde vragenlijsten voldoende tot goed zijn.[12] In tabel 10.1 en tabel 10.2 zijn kort de aspecten van respectievelijk betrouwbaarheid en validiteit weergegeven.
Om een keuze te maken voor de dagelijkse praktijk is het goed ook nauwkeurig te kijken naar de inhoudvaliditeit. Die wordt bepaald door 'specialisten' op het onderwerp, onder andere patiënten, die bekijken of alle relevante onderdelen van het te meten construct aanwezig zijn. De therapeut, als specialist van het bewegend functioneren, is dan zelf in staat te bepalen of de aard van de vragen en de aard van de activiteiten ook van toepassing zijn op de eigen patiëntengroep.
Allereerst is het goed te kijken naar het soort

Tabel 10.1 Betrouwbaarheid vragenlijsten naar functionele status bij lage-rugklachten

	RDQ	OSW	QBPDQ
test-hertestcorrelatie	r = 0,91 (1 dag)	r = 0,99 (1 dag)	r = 0,90 (1 week)
	r = 0,83 (3 weken)	r = 0,94 (2 uur)	ICC = 0,90 (1 week)
	r = 0,72 (2 dagen - 6 mnd.)	ICC = 0,83 (1 week)	
intra/interbeoordelaarsbetrouwbaarheid	r = 0,92 (2 beoordelaars)		

RDQ = Roland Disability Questionnaire; OSW = Oswestry vragenlijst; QBPDQ = Quebec Back Pain Disability Questionnaire; r = Pearson's correlatiecoëfficiënt; ICC = 'intra-class' correlatiecoëfficiënt.

Tabel 10.2 Constructvaliditeit vragenlijsten naar functionele status bij lage-rugklachten

	RDQ	OSW	QBPDQ
pijnmetingen	VAS: r = 0,38	VAS: r = 0,47-0,62	VAS: r = 0,70-0,74
	pijnschaal: r = 0,41		
	MPQ: r = 0,27		
	pijntekening: r = 0,28		
andere instrumenten om beperkingen te meten		PDI: r = 0,83 LBPOS: r = 0,87 RDQ: r = 0,77 WDI: r = 0,70	RDQ: r = 0,80-0,91

VAS = visuele analoge schaal; MPQ = Mc Gill Pain Questionnaire; PDI = Pain Disability Index; LBPOS = Low Back Pain Outcome Scale; WDI = Waddell Disability Index; overige afkortingen zie tabel 10.1.

vragen dat wordt gesteld: wordt er gevraagd of de patiënt de activiteit daadwerkelijk heeft uitgevoerd (doe-vragen) of wordt er gevraagd of de patiënt denkt dat hij deze kan uitvoeren (capaciteitsvragen)? De doe-vragen zijn een weergave van wat er werkelijk gebeurt. Bij capaciteitsvragen kan de patiënt zijn eigen kunnen over- of onderschatten. Meestal meet men op die manier de perceptie van de patiënt, die niet noodzakelijkerwijs overeen hoeft te komen met het daadwerkelijke niveau van functioneren.[13] Uit onderzoek blijkt dat patiënten met chronische klachten hun beperkingen vaak overschatten.[14]

Bij het overschatten van de mate van beperkingen speelt ook de tijdsperiode waarover de vraag wordt gesteld een rol. Net als bij pijnmetingen is bekend dat de patiënten uitgaan van de huidige situatie en van daaruit terugredeneren. Vragen over een te lange periode zijn daarom niet betrouwbaar. Bij de RDQ gaan de vragen over de afgelopen dag (24 uur), bij de QBPDQ over de afgelopen week en de Oswestry geeft geen tijdsaanduiding aan. Naar de vraag wat de beste tijdsperiode zou zijn, bestaat helaas geen onderzoek. Wellicht is langer dan een week niet zinvol.

Als de therapeut wil weten of de patiënt activiteiten wel of niet uitvoert, is het niet zinvol om vragen over pijn of pijn tijdens die activiteiten te stellen. Het gaat er dan immers om of de patiënt de activiteit uitvoert, wellicht ondanks de aanwezigheid van pijn. Toch combineren veel meetinstrumenten vragen over pijn met vragen over beperkingen. Een voorbeeld hiervan is de Oswestry. Bij verandering in scores, bij bijvoorbeeld metingen na de behandeling, weet men dus niet precies wat er is veranderd: de pijn of de mate van beperkingen.

In het algemeen geldt dat de drie meetinstrumenten voldoende responsief zijn.[12] Het blijkt dat ze in staat zijn klinisch relevante verschillen tussen groepen patiënten weer te geven. Voor de dagelijkse praktijk is het echter belangrijker of een verandering in score bij een individuele patiënt klinisch relevant is. Op basis van een literatuuroverzicht zijn indicaties gegeven voor het interpreteren van veranderscores.[15] Voor de Oswestry wordt aangegeven dat er minimaal een verschil moet zijn van 10 punten wil men kunnen spreken van een klinisch relevant verschil. Voor de RDQ geldt dat een verandering minimaal 3 punten moet zijn voordat het verschil als klinisch relevant kan worden beschouwd. Voor de RDQ is ook onderzocht wat de invloed is van de beginscores.[18] Uit deze studie blijkt dat een verandering van 5 punten als klinisch relevant kan worden beschouwd indien patiënten bij aanvang een gemiddelde score hebben tussen 9 en 16 punten. Patiënten met hogere beginscores (> 16) moeten 8 of meer punten scoren en bij patiënten met een lage beginscore (< 9) zijn 2-3 punten verandering al klinisch relevant. Voor de QBPDQ zijn dergelijke afkappunten niet bekend.

Bij de vragenlijsten worden de scores op de vragen bij elkaar opgeteld en uitgedrukt als een somscore. Een nadeel is dat de somscore niet weergeeft bij welke activiteiten de patiënt de meeste beperkingen ervaart. Patiënten met dezelfde somscores kunnen op totaal verschillende gebieden problemen ervaren. Bovendien hoeven lang niet alle activiteiten even relevant te zijn voor elke patiënt. Als veel activiteiten niet relevant zijn voor een patiënt, is de lijst waarschijnlijk niet responsief genoeg om veranderingen te meten. Ook kan een patiënt beperkingen ervaren bij activiteiten die niet in de vragenlijst zijn opgenomen, bijvoorbeeld rijden op een motor. Veranderingen in deze beperkingen kunnen dan nooit worden gemeten.

Patiëntspecifieke benadering

Een mogelijk antwoord op de genoemde tekortkomingen van ziektespecifieke vragenlijsten is de patiëntspecifieke benadering (zie hoofdstuk 9). Globaal houdt deze benadering in dat de patiënt wordt gevraagd de voor hem belangrijkste activiteiten te benoemen bij de uitvoering waarvan hij hinder ondervindt. Deze klachten dienen in relatie te staan met de lage-rugklachten en moeten belangrijk zijn voor de patiënt. Bovendien dient de uitvoering van de activiteiten regelmatig plaats te vinden. De geselecteerde activiteiten rangschikt de patiënt vervolgens naar de mate van belangrijkheid.
Het aantal te selecteren activiteiten is nog onderwerp van discussie. Uit onderzoek blijkt dat patiënten het moeilijk vinden activiteiten te benoemen.[17] Slechts 20 procent van alle patiënten is in staat vijf relevante activiteiten te selecteren. Vier activiteiten kunnen door 52 procent van de patiënten worden geselecteerd en ongeveer 90 procent is in staat drie activiteiten te benoemen. Het benoemen van drie activiteiten lijkt dus voldoende en haalbaar.

In principe is het zinvol deze inventarisatie van activiteiten na een aantal dagen te herhalen (tweede ronde) alvorens definitief de belangrijkste activiteiten te scoren. Uit onderzoek is namelijk naar voren gekomen dat slechts 6 procent van alle patiënten in de eerste en tweede ronde dezelfde activiteiten selecteerde. In 69 procent van de gevallen was de definitieve selectie gebaseerd op de inventarisatie van de tweede ronde. De resterende 25 procent selecteerde uiteindelijk activiteiten uit zowel de eerste als de tweede ronde.[17] Als reden hiervoor gaven patiënten op dat ze in de tussenliggende periode goed hadden opgelet waar ze de meeste problemen mee hadden. Dit was overigens ook als opdracht meegegeven.
Ten slotte scoort de patiënt zelf de mate van beperkingen bij de activiteiten op een visuele analoge schaal (VAS). De validiteit, betrouwbaarheid, responsiviteit en praktische toepasbaarheid blijken goed te zijn.[15]

Beschouwing

Meetinstrumenten worden (nog) niet op grote schaal gebruikt in de dagelijkse praktijk. Het gebruik van meetinstrumenten kan echter bijdragen aan de kwaliteit van zorg. Het verloop van de behandeling van de individuele patiënt kan hiermee inzichtelijk worden gemaakt. Door standaardisatie van het gebruik van meetinstrumenten is het mogelijk effecten van diverse therapievormen te vergelijken. Resultaten van behandelingen worden transparanter. De communicatie tussen hulpverleners onderling, maar ook de communicatie met patiënt verbetert doordat effecten op eenzelfde manier worden beschreven en geïnterpreteerd. Het meten van de functionele status sluit nauw aan bij de doelstelling van fysiotherapie. Op dit moment lijkt een combinatie van een ziektespecifieke vragenlijst met de patiëntspecifieke meting het meest geschikt om de functionele status van de patiënt in kaart te brengen. De RDQ en de QBPDQ hebben daarbij de voorkeur boven de Oswestry. Uiteraard wordt met het meten van de functionele status niet het hele klachtendomein van de patiënt inzichtelijk gemaakt. In combinatie met meetinstrumenten op andere domeinen (pijn, gezondheidsbeleving, psychosociale indicatoren) kan een 'patiëntenprofiel' worden opgesteld. In de internationale literatuur is een voorstel gedaan tot standaardisatie van het gebruik van meetinstrumenten bij patiënten met lage-rugklachten.[18] Ook voor Nederland is het – in het kader van de voortschrijdende professionalisering – sterk aan te bevelen om binnen paramedische beroepsgroepen via landelijke consensus tot standaardisatie van meetinstrumenten te komen.

Literatuur

1 Fordyce WE. Back pain in the workplace. Seattle: IASP Press; 1995.
2 Waddell G. Biopsychosocial analysis of low back pain. Baillieres Clin Rheumathol. 1992;6: 523-57.
3 Koes BW, Tulder MW van. Het beleid bij lage-rugpijn. Een vergelijking van nationale richtlijnen uit vier landen. Huisarts Wet. 1998;41:57-68.
4 Deyo RA. Measuring the functional status of patients with low back pain. Arch Phys Med Rehab. 1988;69:1044-53.
5 Bussmann JB, Laar YM van de, Neeleman MP, Stam HJ. Ambulatory accelerometry to quantify motor behaviour in patients after failed back surgery: a validation study. Pain. 1998;74:153-61.
6 Simmonds MJ, Olson SL, Jones S, Hussein T, Lee CE, Novy D. Psychometric characteristics and clinical usefulness of physical performance tests in patients with low back pain. Spine. 1998;23:2412-21.
7 Bergner MB, Bobith RA, Carter WB, Gilson BS. The SIP: development and final revision of a health status measure. Med Care. 1981;19:787-805.
8 Ware J, Sherbourne C. The MOS 36 item Short Form Health Survey (SF-36). Med Care. 1992; 30:473-83.
9 Gommans IHB, Koes BW, Tulder MW van. Validiteit en responsiviteit Nederlandstalige Roland Disability Questionnaire. Vragenlijst naar functionele status bij patiënten met lage-rugpijn. Ned Tijdschr Fysiother. 1997;107:28-33.
10 Fairbank JCT, Cooper J, Davies JB, O'Brien JP. The Oswestry low back pain disability questionnaire. Physiotherapy. 1980;66:271-3.
11 Schoppink EM, Tulder MW van, Koes BW, Beurskens AJHM, Bie RA de. Reliability and validity of the Dutch adaptation of the Quebec Back Pain Disability Scale. Phys Ther. 1996;76: 268-75.
12 Beurskens AJHM, Vet HCW de, Köke AJA, Heijden GJ van der, Knipschild PG. Measuring the functional status of patients with low back pain: Assessment of the quality of four disease specific questionnaires. Spine. 1995;20:1017-28.
13 Cox ME, Asselin S, Gracovetsky SA, Richards MP, Newman NM, Karakusevic V, et al. Relationship between functional evaluation measures and self-assessment in nonacute low back pain. Spine. 2000;25:1817-26.
14 Hazard RG, Haugh LD, Green PA, Jones PL. Chronic low back pain: The relationship between patient satisfaction and pain, impairment, and disability outcomes. Spine. 1994;19: 881-7.
15 Ostelo RWJG, Vet HCW de. Clinically important outcomes in low back pain. Best practice & Res Clin Rheum. 2005;19:593-607.
16 Stratford PW, Binkley J, Solomon P, Finch E, Gill C, Moreland J. Defining the minimum level of detectable change for the Roland-Morris questionnaire. Phys Ther. 1996;76:359-65; discussion 366-8.
17 Beurskens AJHM, Vet HCW de, Köke AJA, Lindeman E, Heijden GJ van der, Regtop W. A patient-specific approach for measuring functional status in low back pain. J Manip Physiol Ther. 1999;22:144-8.
18 Deyo RA, Battie MPH, Beurskens AJHM, Bombardie C, Croft P, Koes B, et al. Outcome measures for low back pain research: a proposal for standardized use. Spine. 1998;23:2003-13.

Statistiek en interpretatie

Wanneer men kwantitatief wetenschappelijk onderzoek uitvoert, betekent dit in het algemeen dat men na de dataverzameling met een berg aan getallen zit. Hoe daar nu mee om te gaan? De statistiek kan hierbij op twee manieren helpen. In eerste instantie kan de beschrijvende statistiek orde brengen in al deze getallen omdat er een samenvattende waarde gegeven kan worden, bijvoorbeeld de gemiddelde waarde van de onderzoeksgroep. Vaak wil men vervolgens een dergelijke samenvattende waarde vergelijken in of tussen groepen. Dat is het terrein van de toetsende statistiek. Er zijn verschillende manieren waarop de verschillen tussen groepen of de grootte van een bepaald effect kunnen worden uitgedrukt. De cijfers kunnen, indien nodig, ook gecorrigeerd worden voor factoren die (mogelijk) een vertekening geven van de resultaten. Dit soort (al dan niet gecorrigeerde) onderzoeksgegevens wordt vaak beschreven onder 'Resultaten' van een wetenschappelijk artikel.
In de hoofdstukken 11 t/m 16 worden deze statistische begrippen en methoden besproken, waarbij de nadruk ligt op het interpreteren van wetenschappelijke resultaten.

Leerdoelen

Na bestudering van de hoofdstukken 11 t/m 16 is de lezer in staat om:

- de verschillende meetschalen te benoemen en de consequenties die het gebruik van verschillende type meetschalen heeft voor de beschrijvende statistiek;
- eenvoudige data op een beschrijvende manier te presenteren;
- centrale maten en spreidingsmaten te berekenen;
- de t-toets en de Chi-kwadraattoets te beschrijven;
- associatiematen (risicoverschil, relatief risico en odds ratio) van eenvoudige data te berekenen en te interpreteren;
- de begrippen confounding en effectmodificatie te beschrijven;
- het verschil tussen een ruwe effectschatting en een gecorrigeerde effectschatting uit te leggen;
- het verschil tussen univariabele en multivariabele analyses uit te leggen;
- het verschil tussen associatiemodellen en predictiemodellen uit te leggen;
- uit te leggen wat de voor- en nadelen zijn van de p-waarde;
- uit te leggen wat een betrouwbaarheidsinterval is;
- uit te leggen wat een number needed to treat (NNT) is en deze NNT te berekenen.

11 Beschrijvende statistiek

M.W. Heymans, A.F. Lenssen en H.C.W. de Vet

Paramedici worden steeds vaker geconfronteerd met de vraag naar de onderbouwing van het vakgebied. Dit vraagt om het doen van wetenschappelijk onderzoek en daarvoor moeten gegevens worden verzameld. We kunnen er echter niet zomaar van uitgaan dat de gegevens die wij verzameld hebben bij een groep willekeurige patiënten (onze steekproef) ook daadwerkelijk gelden voor de gehele populatie van patiënten. Onze resultaten zijn dan ook in zekere mate onzeker. Om deze vorm van onzekerheid te beschrijven en te kwantificeren gebruiken we de statistiek. De beschrijvende statistiek is een hulpmiddel om gegevens op een overzichtelijke manier samen te vatten en om de verdeling van gegevens zo goed mogelijk weer te geven. Welke methoden hiervoor gebruikt kunnen worden, is onder meer afhankelijk van het meetniveau van de gegevens of de variabelen. De kenmerken waarover men gegevens wil verzamelen noemt men in de statistiek variabelen. Aan de hand van voorbeelden zullen de meest gebruikte methoden behandeld worden.

In dit hoofdstuk wordt ingegaan op de beschrijvende statistiek. Daarbij zal ter illustratie zo veel mogelijk verwezen worden naar de informatie die een therapeut die werkzaam is in een particuliere praktijk voorhanden heeft. Een therapeut heeft bijvoorbeeld een aantal jaren patiënten met rugklachten behandeld en wil graag meer te weten komen over de karakteristieken van zijn patiënten en het resultaat van zijn behandelingen. Het betreft een bestand van 75 patiënten, waarvan hij informatie heeft over onder andere het niveau van functioneren en de mate van herstel van de rugklachten. Hij heeft deze informatie verzameld door, voordat hij begon met behandelen en na de behandelingen, te vragen of de patiënten een vragenlijst in wilden vullen. Deze gegevens heeft hij vervolgens ingevoerd in een computerprogramma, zoals Excel of SPSS. Nu wil hij door gebruik te maken van statistische methoden deze gegevens verder bewerken. In dit hoofdstuk wordt uitgelegd hoe hij zijn gegevens op de gewenste manier kan ordenen en rapporteren door gebruik te maken van de beschrijvende statistiek.

De beschrijvende statistiek

Statistiek kan opgevat worden als een hulpmiddel om grote hoeveelheden gegevens na het verzamelen verder te bewerken. Dit bewerken van gegevens kan op verschillende manieren gebeuren. Grofweg kan men hiervoor de beschrijvende en de verklarende (of toetsende) statistiek gebruiken. In de verklarende statistiek worden aan de hand van vragen hypothesen opgesteld en wordt met statistische toetsen nagegaan in hoeverre deze hypothesen juist of onjuist zijn. Een voorbeeld van een hypothese is dat een bepaalde behandeling tegen rugpijn, zoals oefentherapie, effectiever is dan een andere, bijvoorbeeld massagetherapie. Of dat meer vrouwen dan mannen artroseklachten hebben. Om meer inzicht te krijgen in de verdeling van de verzamelde gegevens kan de therapeut, gebruikmakend van beschrijvende statistiek, de gegevens eerst op een overzichtelijke manier ordenen, samenvatten en presenteren.

HET MEETNIVEAU

Het ordenen van gegevens kan op verschillende manieren, afhankelijk van het meetniveau waarop de betreffende gegevens verzameld zijn of de schaal waarop ze gemeten zijn. Vaak worden er vier verschillende meetniveaus onderscheiden: het nominale, ordinale, interval- of ratio-niveau. Het nominale en ordinale meetniveau worden ook wel het kwalitatieve of categoriale meetniveau genoemd, het interval- en ratio-niveau het kwantitatieve, numerieke of continue meetniveau. Aan de hand van voorbeelden zal hierna geïllustreerd worden wat precies het verschil is tussen deze verschillende meetniveaus.

Nominale schalen

Gegevens die gemeten zijn met een nominale schaal zijn onderverdeeld in verschillende categorieën. Deze categorieën kennen geen rangorde. Denk bijvoorbeeld aan het kenmerk oogkleur, dat onderverdeeld kan worden in de categorieën bruin, blauw en groen. In het geval van een kenmerk met maar twee categorieën, zoals het kenmerk geslacht met de categorieën man en vrouw, spreekt men van een dichotome variabele.

Ordinale schalen

Gegevens op ordinale schalen hebben ook betrekking op een bepaald kenmerk dat onderverdeeld kan worden in verschillende categorieën. Het verschil met een nominale variabele is dat de categorieën nu een 'natuurlijke' rangorde hebben. Een therapeut zou bijvoorbeeld de 'verandering in rugklachten' bij zijn patiënten na de behandelingen kunnen meten op een ordinale schaal met zes categorieën, namelijk de klachten zijn: 'veel erger geworden', 'iets erger geworden', 'hetzelfde gebleven', 'iets beter geworden', 'veel beter geworden' en 'helemaal over'. Dit voorbeeld van een ordinale variabele met verschillende categorieën wordt weergegeven in tabel 11.1. Ook weergegeven zijn de codes die toegekend kunnen worden aan de verschillende categorieën van de variabele 'verandering in rugklachten'. De codes die aan de categorieën toegekend zijn, hebben verder geen betekenis. Men mag met deze getallen dan ook verder geen berekeningen uitvoeren, zoals een gemiddelde berekenen.

Intervalschalen en ratioschalen

Bij gegevens die gemeten zijn op interval- en ratioschaal hebben de getallen wel een betekenis, want de meetschaal bevat nu numerieke waarden. Voorbeelden daarvan zijn de bloeddruk of het lichaamsgewicht van personen. Er is bij deze niveaus ook sprake van een rangorde. In vergelijking met het ordinale niveau is er bij dit soort gegevens sprake van een even

Tabel 11.1 De 'verandering in rugklachten' gemeten bij patiënten op een ordinale schaal met zes categorieën.

categorieën	code
de rugklachten zijn over	1
de rugklachten zijn veel beter geworden	2
de rugklachten zijn iets beter geworden	3
de rugklachten zijn hetzelfde gebleven	4
de rugklachten zijn iets erger geworden	5
de rugklachten zijn veel erger geworden	6

grote afstand tussen de verschillende categorieën. Verder hebben gegevens gemeten op intervalniveau geen absoluut maar een 'gekozen' nulpunt en hebben gegevens gemeten op rationiveau juist wel een absoluut nulpunt. Een voorbeeld van een variabele die wordt gemeten op intervalniveau is het aantal hartslagen per minuut. Voorbeelden van variabelen die worden gemeten op rationiveau zijn gewicht en leeftijd. Omdat gegevens op interval- en rationiveau in principe alle waarden kunnen aannemen op een schaal, worden deze in de praktijk als continue variabelen beschouwd. Men mag met deze gegevens dan ook meer berekeningen uitvoeren dan met gegevens gemeten op een ordinale schaal, zoals het berekenen van het gemiddelde en de standaarddeviatie (verdeling van de gegevens rond het gemiddelde).

PRESENTEREN VAN GEGEVENS

Door verzamelde gegevens op een overzichtelijke manier samen te vatten en te presenteren krijgt men inzicht in de verdeling van de desbetreffende variabele. Welke methode hiervoor het best gebruikt kan worden is echter afhankelijk van het meetniveau van die variabele. Met gegevens van een hoog meetniveau, zoals het rationiveau, kunnen meer bewerkingen uitgevoerd worden.

Staafdiagram en frequentietabel

Het presenteren van gegevens die verzameld zijn op een nominale en ordinale schaal kan in de vorm van een staafdiagram (grafische presentatie) of numeriek in de vorm van een frequentietabel. In een frequentietabel wordt van een variabele per categorie het aantal (bijvoorbeeld personen) bepaald. Deze frequenties kunnen ook uitgedrukt worden in percentages van het totale aantal. We nemen weer als voorbeeld de 'verandering in rugklachten' gemeten door de therapeut op een ordinale schaal met zes categorieën (zie tabel 11.1). Om inzicht te krijgen in de verdeling van deze categorieën kunnen we de gegevens weergeven in een frequentietabel zoals in tabel 11.2. Hier is te zien dat de meeste patiënten aangeven dat de rugklachten veel beter zijn geworden, namelijk 32 patiënten. Verder is ook te zien dat in totaal 75 patiënten de vraag over de 'mate van herstel van rugklachten' beantwoord hebben. Figuur 11.1 laat zien hoe dezelfde gegevens gepresenteerd kunnen worden in een staafdiagram.

Histogram

Zoals eerder gezegd, zijn continue variabelen (gegevens gemeten op een interval- of rationiveau) variabelen die in principe alle waarden aan kunnen nemen op een meetschaal. Dit betekent dat er bij een onderzoek met een continue variabele veel verschillende waarden kunnen zijn. Het samenvatten van deze af-

Tabel 11.2 Frequentietabel voor de mate van 'verandering in rugklachten' gemeten bij 75 patiënten met rugklachten.

categorieën	frequenties
de rugklachten zijn over	8
de rugklachten zijn veel beter geworden	32
de rugklachten zijn iets beter geworden	15
de rugklachten zijn hetzelfde gebleven	13
de rugklachten zijn iets erger geworden	4
de rugklachten zijn veel erger geworden	3
totaal	75

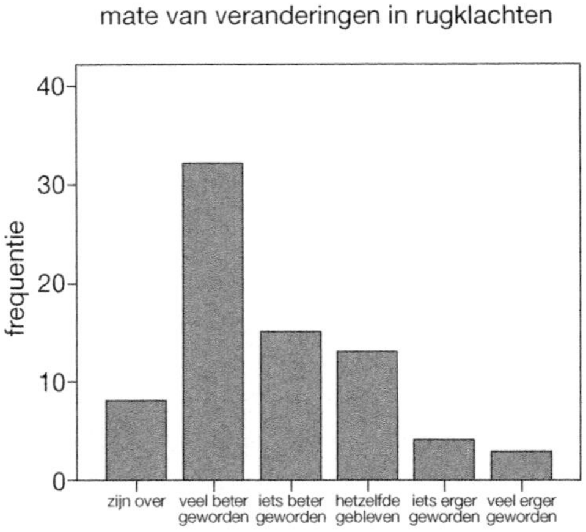

Figuur 11.1 *Staafdiagram voor de 'verandering in rugklachten' gemeten bij 75 patiënten met rugklachten.*

zonderlijke gegevens in de vorm van een staafdiagram of frequentietabel zou niet leiden tot een duidelijk overzicht in de verdeling van deze gegevens. Daarom wordt bij een continue variabele gekozen voor alternatieve manieren van presentatie, namelijk het histogram, of het gemiddelde en de standaarddeviatie.

Een histogram is een veelgebruikte grafische weergave van een continue variabele. Het verschil tussen een histogram en een staafdiagram is dat bij een histogram de naast elkaar gelegen kolommen elkaar raken. Bij een staafdiagram zit er tussen de kolommen een (onbekende) ruimte. Figuur 11.2 geeft het histogram weer van de scores op een vragenlijst naar functionele beperkingen voor de 75 patiënten met rugklachten. Op deze vragenlijst moesten de patiënten 24 ja/nee-vragen beantwoorden die gaan over het functioneren in het dagelijks leven en in hoeverre zij daarbij hinder ondervinden door de rugklachten. De scores van deze patiënten kunnen variëren tussen 0 en 24 punten, waarbij een hogere score betekent dat er meer beperkingen worden ervaren. De verticale as geeft het aantal personen weer met een bepaalde totaalscore (de frequenties). Langs de horizontale as worden de waarden van de totaalscores in oplopende volgorde weergegeven. De hoogtes van de kolommen in een histogram corresponderen met het absolute aantal personen met een bepaalde waarde.

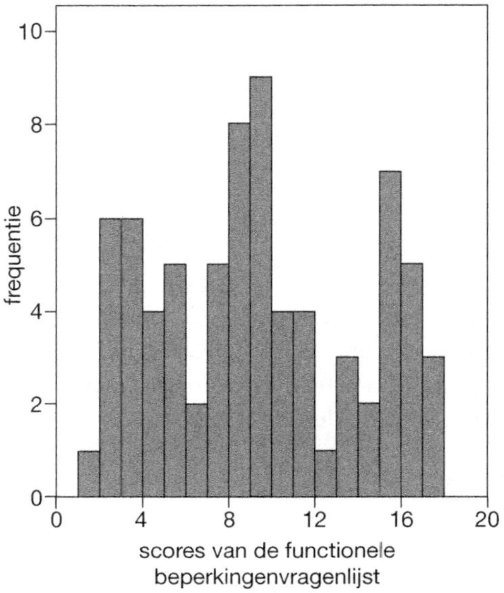

Figuur 11.2 *Histogram van gegroepeerde scores op de vragenlijst voor functionele beperkingen gemeten bij 75 patiënten met rugklachten.*

Wil men later histogrammen van verschillende groepen patiënten met elkaar vergelijken, dan kan men beter de absolute aantallen per groep delen door het totale aantal personen en vermenigvuldigen met 100. Op deze manier worden de relatieve frequenties berekend. Door een lijn te trekken door het midden van de top van iedere kolom van een histogram ontstaat een frequentiepolygoon. Het voordeel van deze wijze van presenteren is dat frequentiepolygonen van twee groepen patiënten makkelijk in één figuur weergegeven kunnen worden. Dit is lastiger met histogrammen. Men kan van een continue variabele ook weer groepen vormen van waarden die zijn gemeten op de continue schaal. De therapeut zou bijvoorbeeld patiënten in groepen in kunnen delen aan de hand van de sco-

Tabel 11.3 Frequentietabel van scores op de functionele-beperkingenvragenlijst voor vijf groepen van patiënten.

groepen	frequenties
1 (score < 4)	13
2 (score 5-8)	16
3 (score 9-12)	25
4 (score 13-16)	13
5 (score > 17)	8
totaal	75

res op de vragenlijst voor functionele beperkingen. Een voorbeeld hiervan is te vinden in tabel 11.3. In deze tabel zijn vijf groepen patiënten gevormd aan de hand van hun scores op de vragenlijst (tussen haakjes zijn de scores op de vragenlijst gegeven).

Cumulatieve frequentie

In tabel 11.2 werd de verdeling van een ordinale variabele weergegeven in een frequentietabel. We kunnen ook voor de groepen of categorieën van waarden die gevormd worden bij het maken van een frequentietabel de cumulatieve frequenties berekenen. Dit is het aantal personen in een bepaalde groep, inclusief alle personen in de voorgaande groepen. Op basis hiervan kunnen ook cumulatieve relatieve frequenties berekend worden. Hiervoor worden de cumulatieve frequenties gedeeld door het totale aantal personen en vermenigvuldigd met 100. De frequenties, relatieve frequenties, cumulatieve frequenties en cumulatieve relatieve frequenties van de 'verandering in rugklachten' van de 75 patiënten worden weergegeven in tabel 11.4. Ook op basis van de gegevens in tabel 11.3 zouden relatieve, cumulatieve en cumulatieve relatieve frequenties berekend kunnen worden.

Centrale maten en spreidingsmaten

De bekendste centrale maten die gebruikt worden bij het beschrijven van gegevens van verschillend meetniveau zijn de modus, de mediaan en het gemiddelde. Met gegevens die

Tabel 11.4 Frequenties, relatieve frequenties, cumulatieve frequenties en cumulatieve relatieve frequenties van de 'verandering van rugklachten' gemeten op een ordinale schaal met zes categorieën.

categorieën	frequenties	relatieve frequenties	cumulatieve frequenties	cumulatieve relatieve frequenties
zijn over	8	11%	8	11%
veel beter geworden	32	43%	40	54%
iets beter geworden	15	20%	55	74%
hetzelfde gebleven	13	17%	68	90%
iets erger geworden	4	5%	72	96%
veel erger geworden	3	4%	75	100%
totaal	75	100%		

zijn gemeten op een nominaal niveau kan een modus berekend worden. De modus is de score die het meest voorkomt van alle waarnemingen. In het voorbeeld van de 'verandering van rugklachten' is dat dus de score 'veel beter geworden' (zie bijvoorbeeld tabel 11.4). Deze modus wordt niet veel gebruikt in onderzoek.

Met gegevens die zijn gemeten op een ordinale schaal kan een mediaan berekend worden. De mediaan is de middelste waarde van alle waarnemingen als al deze waarnemingen geordend worden van laag naar hoog. Van alle waarnemingen ligt dan 50 procent onder en 50 procent boven de mediaan. Als maat voor de spreiding van de gegevens wordt behalve de mediaan (wat de 50e percentiel is) vaak de 'interkwartielrange' gebruikt. Hiervoor maakt men vier kwartielen waarbij alle scores geordend van laag naar hoog in vier klassen verdeeld worden. Elke klasse bevat 25 procent van de scores. Het eerste kwartiel is de grens waaronder 25 procent van de scores liggen en het derde kwartiel waaronder 75 procent van de scores liggen. De interkwartielrange is het verschil tussen de scores die liggen op de grens van het 25e en 75e kwartiel.

Voor gegevens gemeten op de hoogste meetniveaus, interval- en rationiveau, kunnen het gemiddelde en de standaarddeviatie berekend worden. Het gemiddelde wordt berekend door alle waarnemingen waarvan men het gemiddelde wil berekenen bij elkaar op te tellen en dit totaal te delen door het totale aantal waarnemingen. In formulevorm ziet dat er als volgt uit:

$$\bar{x} = \frac{1}{n} \Sigma x$$

Hierin verwijst *x* naar elke afzonderlijke waarneming, is x het gemiddelde, ñ het aantal waarnemingen waarvan men het gemiddelde wil berekenen en geeft het symbool Σ (sigma) aan dat men alle waarnemingen waaruit *x* bestaat, sommeert (optelt). Het verschil tussen het gemiddelde en de mediaan is dat de waarde van het gemiddelde meer beïnvloed wordt door extreem lage of hoge waarden.

Een maat voor de spreiding van de gegevens rond het gemiddelde is de standaarddeviatie (SD). Deze wordt vaak samen met het gemiddelde gerapporteerd. De SD wordt als volgt berekend:

$$SD = \sqrt{\frac{\Sigma(x - \bar{x})^2}{n - 1}}$$

In de teller staat dat men van elke afzonderlijke waarneming *x* het gemiddelde x aftrekt, de uitkomst hiervan kwadrateert en het resultaat daarvan vervolgens voor alle waarnemingen sommeert. In de noemer staat ñ voor het aantal waarnemingen. Van deze breuk neemt men de wortel. Hoe meer de gegevens onderling verschillen en hoe meer ze afwijken van het gemiddelde, hoe groter de SD. Men zegt dan dat de spreiding groot is.

Het gemiddelde van de waarden in figuur 11.2 is 9,0 en de standaarddeviatie bedraagt 4,8.

De normale verdeling

In wetenschappelijk onderzoek wordt een belangrijke plaats ingenomen door de normale verdeling. Dit heeft als reden dat als variabelen zoals de pijnscore, functionele beperkingen, lichaamsgewicht en dergelijke, bij een groot aantal personen gemeten zouden worden en er van deze gegevens histogrammen gemaakt zouden worden, deze er ongeveer hetzelfde uit zouden zien. Men gaat er namelijk van uit dat veel continue variabelen die men meet in onderzoek in een populatie een 'normale verdeling' volgen. Dat wil zeggen dat veel waarden rond het gemiddelde liggen en dat waarden die verder van het gemiddelde liggen minder vaak voorkomen. Dit is een belangrijk gegeven omdat veel statistische technieken aannemen dat een variabele normaal verdeeld is. De normale verdeling ziet eruit als een continue, eentoppige, symmetrische kromme. Een voorbeeld hiervan is te zien in figuur 11.3. De vorm van de normale verdeling wordt bepaald door het gemiddelde en de standaarddeviatie (SD) van de gegevens. Waarom is deze normale verdeling nu zo belangrijk?

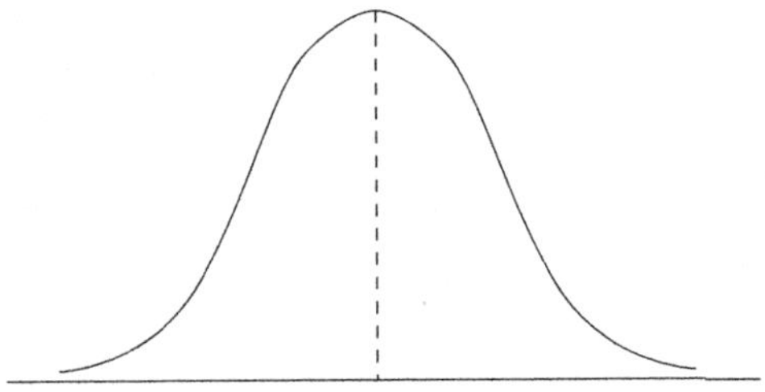

Figuur 11.3 *Een normale verdeling.*

Met behulp van de normale verdeling kan de grens bepaald worden waarbinnen percentages van gegevens liggen, zoals de pijnscores gemeten bij een groep patiënten. Zo zal voor deze pijnscores ongeveer 68 procent van de gegevens binnen het gemiddelde ± 1 SD liggen. Voor 95 procent van de gegevens geldt dat deze binnen het gemiddelde ± 2 SD's liggen. Eigenlijk is de normale verdeling een soort kansverdeling. Hiermee kan de kans of waarschijnlijkheid (significantie) van de gegevens bepaald worden, evenals de grenzen waarbinnen of -buiten deze gegevens liggen. Dit wordt in tabel 11.5 weergegeven.
Een vaak gehanteerde kans is 5 procent of 0,05 (de bekende p-waarde). Als bevindingen in een onderzoek buiten de grens van 5 procent vallen, spreken we over statistisch significante resultaten.
Hoe we hiervan verder gebruik kunnen maken in onderzoek, bespreken we in het volgende hoofdstuk.

Beschouwing

Afhankelijk van het meetniveau van een variabele kan door middel van de beschrijvende statistiek inzicht verkregen worden in de verdeling van een variabele. In dit hoofdstuk zijn een aantal methoden beschreven die inzicht geven in de verdeling van variabelen met verschillende meetniveaus. Inzicht in deze verdeling heeft consequenties voor de verdere berekeningen die met deze variabele uitgevoerd kunnen worden. Een belangrijke rol is daarbij weggelegd voor de vraag of de variabele normaal verdeeld is. Veel statistische technieken zijn namelijk gebaseerd op deze normale verdeling.

Aanbevolen literatuur

Altman DG. Practical statistics for medical research. Londen: Chapman & Hall/CRC; 1999.
Slotboom A. Statistiek in woorden. Groningen: Wolters-Noordhoff; 2008.
Twisk JW. Inleiding in de toegepaste biostatistiek. Maarssen: Reed Business; 2010.

Tabel 11.5 Percentages en kansen van gegevens die met behulp van de normale verdeling bepaald kunnen worden met de daarbij behorende grenzen.

grens	gegevens, zoals pijnscores		kans of p-waarde met behulp van de normale verdeling	
	binnen de grens	buiten de grens	binnen de grens	buiten de grens
gemiddelde ± 1 SD	68%	32%	0,68	0,32
gemiddelde ± 2 SD	95%	5%	0,95	0,05
gemiddelde ± 3 SD	99%	1%	0,99	0,01

Toetsende statistiek

M.W. Heymans, A.F. Lenssen en H.C.W. de Vet

In dit hoofdstuk gaan we in op de verklarende of toetsende statistiek. In de verklarende statistiek wordt met behulp van statistische toetsen nagegaan in hoeverre hypothesen juist of onjuist zijn. Hypothesen kunnen geformuleerd worden op basis van de dagelijkse praktijkvoering van paramedici. Een therapeut kan bijvoorbeeld het idee krijgen dat een bepaalde behandeling tegen rugpijn, zoals oefentherapie, effectiever is dan massagetherapie, of dat meer vrouwen dan mannen artroseklachten hebben. Als de therapeut wil toetsen of deze verschillen ook 'werkelijk' aanwezig zijn of dat hij deze verschillen bij toeval aantrof in zijn patiëntengroep, maakt hij gebruik van de toetsende statistiek. Vrijwel alle statistische toetsen zijn gebaseerd op een breuk met in de teller een maat voor de grootte van het effect en in de noemer een maat voor de spreiding. Een aantal belangrijke statistische toetsen wordt in dit hoofdstuk toegelicht.

Onderzoek in de paramedische zorg heeft vaak betrekking op het vergelijken van de effecten van behandelingen of op het vergelijken van bepaalde aandoeningen tussen groepen van patiënten. Zo kan men de gemiddelde pijnscore (gemeten op een VAS-schaal) van rugpijnpatiënten die een oefentherapeutische behandeling hebben gehad, vergelijken met de gemiddelde pijnscore van rugpijnpatiënten die massagetherapie hebben gehad. Om het verschil in effect tussen deze twee behandelingen te kunnen berekenen worden de gemiddelde scores, hier scores op een pijnschaal, van elkaar af getrokken. De vraag is vervolgens of de scores voldoende van elkaar verschillen om te kunnen concluderen dat de ene behandeling beter is dan de andere of dat het gevonden verschil ook op toeval kan berusten. Om een dergelijke vergelijking te kunnen maken, formuleert men hypothesen. We kennen twee soorten hypothesen: de nulhypothese en de alternatieve hypothese. In de nulhypothese wordt gesteld dat er geen verschil in effect is tussen de behandelingen. Dus: oefentherapie en massagetherapie zijn beide even effectief bij rugpijnpatiënten. De alternatieve hypothese stelt dat het verschil in effect tussen de behandelingen ongelijk is aan nul. Met andere woorden: oefentherapie zorgt voor minder pijn in de rug dan massagetherapie bij genoemde patiënten, of omgekeerd. Als men het verschil in gemiddelde pijnscores berekend heeft, kan met behulp van een statistische toets worden nagegaan of er sprake is van een effect dat statistisch significant is of van een effect waarbij er geen sprake is van statistische significantie. Statistische significantie houdt in dat het onwaarschijnlijk is dat het verschil in gemiddelde pijnscores aan toeval toegeschreven kan worden. Hiervoor berekent men een toetsingsgrootheid met behulp van de volgende breuk.

$$\frac{\text{geobserveerde waarde} - \text{hypothetische waarde}}{\text{maat voor omvang standaarddeviatie rond het effect}}$$

Vrijwel alle statistische toetsen zijn gebaseerd op een breuk met in de teller een maat voor de grootte van het effect en in de noemer een maat voor de spreiding. De geobserveerde waarde is de waarde die je bepaalt aan de hand van je onderzoek. Dat is in het geval van het voorbeeld het verschil in gemiddelde pijnscores tussen twee behandelingen, namelijk tussen oefentherapie en massagetherapie bij patiënten met pijn in de rug. De hypothetische waarde is vaak per definitie nul, omdat deze de waarde van het verschil weergeeft als de nulhypothese waar is, dus als er geen verschil in effect is tussen de behandelgroepen. Als de hypothetische waarde nul is, dan beschrijft de breuk de ratio van de geobserveerde waarde gedeeld door een maat voor de omvang van de standaarddeviatie rond het effect. Deze maat wordt berekend volgens de volgende formule.

$$S \times \sqrt{\frac{1}{n1} + \frac{1}{n2}}$$

S wordt berekend uit:

$$\sqrt{\frac{(n1 - 1)s_1^2 + (n2 - 1)s_2^2}{n1 + n2 - 2}}$$

Hierin zijn s_1 en s_2 de standaarddeviaties voor respectievelijk groep 1 en groep 2, en $n1$ en $n2$ de groepsgroottes van de verschillende behandelgroepen. De standaarddeviatie is een maat voor de gemiddelde spreiding van de gegevens rond het gemiddelde. S wordt ook wel de 'gepoolde' standaarddeviatie genoemd. Voor iedere waarde van de toetsingsgrootheid kunnen we het significantieniveau of de p-waarde bepalen (deze kunnen we gewoon uit een tabel halen). Als er sprake is van een statistisch significant resultaat (bijvoorbeeld met $p < 0{,}05$) verwerpen we de nulhypothese en nemen we de alternatieve hypothese aan. De kans is in dat geval erg klein dat het verschil aan toeval toegeschreven kan worden. Voor meer informatie over p-waarden (en mogelijke alternatieven) verwijzen we naar hoofdstuk 17 en 18. Als $p > 0{,}05$ is het precies andersom en verwerpt men de nulhypothese niet. Een en ander zal nu duidelijk gemaakt worden aan de hand van een praktisch voorbeeld.

De praktijk van het toetsen

EEN VOORBEELD

Een therapeut wil graag in zijn praktijk onderzoeken of oefentherapie leidt tot minder pijn in de schouder dan een behandeling met ultrageluid (UG). Om deze gedachte of veronderstelling statistisch te kunnen toetsen, formuleert hij de volgende hypothesen. Nulhypothese: er is geen verschil in de pijnscore bij patiënten met artrose in de schouder na UG en na oefentherapie. Alternatieve hypothese: oefentherapie zorgt voor een grotere afname in de pijnscore dan UG bij patiënten met artrose in de schouder. Uit deze formulering blijkt dat de therapeut eenzijdig wil toetsen. Dit wil zeggen dat hij de andere alternatieve hypothese, namelijk dat UG beter is dan oefentherapie, uitgesloten acht. Meestal wordt er, als men het verschil in effect van behandelingen wil bepalen, tweezijdig getoetst. Het is namelijk moeilijk om te voorspellen of de ene behandeling beter of slechter is dan de andere. Bij tweezijdig toetsen wordt de alternatieve hypothese als volgt geformuleerd: oefentherapie zorgt voor een andere pijnscore dan UG-therapie bij patiënten met artrose in de schouder.

Om deze hypothesen te toetsen zet de therapeut een gerandomiseerd experimenteel onderzoek op. Daartoe verdeelt hij volgens een bepaalde randomisatieprocedure (zie hoofdstuk 24) 120 patiënten met pijn in de schouder over twee groepen. Een groep krijgt zes weken lang twee keer per week oefentherapie en de andere groep wordt in dezelfde periode eenzelfde aantal keren met UG behandeld. Hij heeft nu dus twee groepen met ieder 60 patiënten. Na zes weken vraagt de therapeut aan alle patiënten of zij willen aangeven wat hun pijnintensiteit is. Om de statistiek simpel te houden gaan we er gemakshalve van uit dat de randomisatie ervoor gezorgd heeft dat beide groepen patiënten vóór de behandelingen gemiddeld evenveel pijn hadden. Wij hoeven dan bij de statistische analyses geen rekening te houden met de beginwaarden. Voor de oefentherapiegroep berekent hij een gemiddelde pijnscore van 6,5 en een standaarddeviatie (SD) van 2,7, ook te schrijven als 6,5 ± 2,7. De groep die UG kreeg, heeft een gemiddelde pijnscore van 5,0 ± 3,1. Nu wil de therapeut graag weten of deze pijnscores significant van elkaar verschillen of dat beide behandelingen even effectief zijn. Hij berekent nu het effect van de behandeling door met behulp van de eerdergenoemde breuk een toetsingsgrootheid te berekenen.

$$\frac{\textit{geobserveerde waarde} - \textit{hypothetische waarde}}{\textit{maat voor omvang standaarddeviatie rond het effect}}$$

In dit voorbeeld is de geobserveerde waarde: 6,5 – 5,0 = 1,5. Dit is de gemiddelde pijnscore voor de oefentherapie minus de gemiddelde pijnscore van de UG-groep. Dit levert een verschil in effect op van 1,5 punten gemeten op de VAS-schaal tussen de oefentherapie en UG-behandeling. De hypothetische waarde is gelijk aan nul. De maat voor de omvang van de standaarddeviatie rond het effect wordt nu berekend door eerst de gepoolde standaarddeviatie S te berekenen.

$$S = \sqrt{\frac{(59)(2{,}7)^2 + (59)(3{,}1)^2}{118}} = 2{,}91$$

De maat voor de spreiding wordt dan in de noemer:

$$2{,}91 \times \sqrt{\frac{1}{60} + \frac{1}{60}} = 0{,}53$$

Ingevuld in de breuk levert dit de volgende toetsingsgrootheid:

$$\frac{1{,}5 - 0}{0{,}53} = 2{,}83$$

De grenswaarde voor deze toetsingsgrootheid waarboven men zegt dat er sprake is van een statistisch significant effect van < 0,05, is 1,96 (bij een tweezijdige toets). De p-waarden die bij een bepaalde toetsingsgrootheid horen, kun je opzoeken in een tabel.
Als de p-waarde kleiner is dan 0,05 zeggen we dat er sprake is van een statistisch significant effect. Hiermee heeft de therapeut aangetoond dat oefentherapie zorgt voor een statistisch significant grotere pijnvermindering dan UG bij patiënten met artrose in de schouder.

DE RELATIE TUSSEN GROEPSGROOTTE EN STATISTISCHE SIGNIFICANTIE

Uit de formules die horen bij het berekenen van de maat voor de omvang van de standaarddeviatie rond het effect, blijkt dat deze waarde (en uiteindelijk ook de waarde van de toetsingsgrootheid) beïnvloed wordt door de grootte van de behandelgroepen in het onderzoek en de spreiding in de onderzochte populaties. Stel nu dat we het onderzoek zouden herhalen met 15 in plaats van 60 patiënten in iedere behandelgroep. We gaan ervan uit dat het gemiddelde verschil in pijnscore en de standaarddeviatie gelijk blijven. In principe is dat ook zo. Dat de noemer van de breuk dadelijk kleiner wordt ligt namelijk niet aan de standaarddeviatie, maar aan de groepsgrootte die ook in de noemer voorkomt. In de oefentherapiegroep is de SD weer 2,7 en in de UG-groep 3,1. Dan wordt de toetsingsgrootheid als volgt berekend:

$$S = \sqrt{\frac{(14)(2{,}7)^2 + (14)(3{,}0)^2}{28}} = 2{,}91$$

Dan volgt:

$$2{,}91 \times \sqrt{\frac{1}{15} + \frac{1}{15}} = 1{,}06$$

Aan de hand van de breuk levert dit de volgende toetsingsgrootheid:

$$\frac{1{,}5 - 0}{1{,}06} = 1{,}41$$

Dit betekent dat er bij een even groot verschil in effect, maar kleinere groepen patiënten, geen sprake meer is van een statistisch significant verschil. Omgekeerd kan een klein verschil in effect statistisch significant zijn als er erg grote groepen patiënten deelnemen aan het onderzoek.

Drie veelvoorkomende typen statistische toetsen

1. T-TOETS VOOR GEMIDDELDEN

In het voorbeeld hiervoor heeft de onderzoeker een t-toets gebruikt. De t-toets wordt gebruikt om gemiddelden tussen groepen te vergelijken, en is dus alleen toepasbaar voor continue variabelen (gegevens op interval- en rationiveau). Een belangrijke aanname bij het gebruik van de t-toets is dat de gegevens in beide groepen een normale verdeling volgen en dat de variatie van gegevens in beide groepen (ongeveer) gelijk is. De t-toets volgt een t-verdeling en de toetsingsgrootheid is de t-waarde. Deze t-verdeling kan beschouwd worden als een kansverdeling. Hierdoor is het mogelijk om af te lezen bij welke waarde van t welke kans of *p*-waarde hoort. Zoals eerder gezegd, wordt de t-waarde berekend aan de hand van een breuk. Zo hoorde bij het hiervoor beschreven verschil in effect van 1,5 een t-waarde van 2,83 (uitgaande van twee groepen van elk 60 patiënten). Door bij deze t-waarde het significantieniveau te bepalen kon vastgesteld worden of een verkregen verschil in effect tussen behandelingen significant is of niet. Hierna worden twee vormen van t-toetsen beschreven.

Ongepaarde t-toets

De ongepaarde t-toets maakt gebruik van het gemiddelde van twee groepen waarbij de gegevens in elke groep verzameld zijn bij verschillende patiënten. Wij willen bijvoorbeeld twee groepen patiënten met nekklachten met elkaar vergelijken waarbij de ene groep fysiotherapie heeft gekregen en de andere groep oefentherapie-Mensendieck. De t-toets voor ongepaarde waarnemingen beschouwt deze twee groepen onafhankelijk van elkaar, met als achterliggende gedachte dat de twee groepen afkomstig zijn uit verschillende populaties. Door nu het effect van de behandeling van beide groepen van elkaar af te trekken, hiervan de t-waarde te berekenen met de formule uit de vorige paragraaf en de bijbehorende *p*-waarde op te zoeken, kan bepaald worden of dit verschil significant is of niet. Die *p*-waarde duidt er dan op dat het verschil zo groot is dat dit niet op toeval kan berusten, maar dat beide groepen waarschijnlijk 'echt' van elkaar verschillen.

Gepaarde t-toets

Als men gegevens verkrijgt door meerdere keren bij dezelfde patiënten te meten, moet men gebruikmaken van een gepaarde t-toets. Dit is bijvoorbeeld het geval wanneer een patiënt beide therapieën na elkaar krijgt. Het verschil in effect tussen de ene en de andere therapie kan dan bij alle patiënten afzonderlijk vergeleken worden. Op soortgelijke wijze (maar met een andere formule) als bij de ongepaarde t-toets wordt ook in dit geval een t-waarde berekend en kan het bijbehorende niveau van significantie afgelezen worden.

2. TOETSEN VAN PROPORTIES

Stel, een therapeut heeft het vermoeden dat hij de laatste jaren meer oudere patiënten met nekpijn behandeld heeft. Hij kan dit toetsen door het aantal oudere patiënten met nekpijn die hij behandeld heeft in 1995, te vergelijken met het aantal in 2005. Of stel dat een therapeut het vermoeden heeft dat meer vrouwen last hebben van pijn aan de knie dan mannen en hij wil dit graag statistisch toetsen. Bij het beantwoorden van dit soort vragen hebben we te maken met verschillen in aantallen of frequenties van patiënten, zoals de oudere patiënten in het eerste of verschillen in aantallen vrouwen en mannen met knieklachten in het tweede voorbeeld. Deze aantallen of frequenties kunnen ook uitgedrukt worden in proporties of percentages. Als men te maken heeft met dit soort nominale of ordinale gegevens en men wil graag groepen met elkaar vergelijken, dan kan niet zomaar een t-waarde berekend worden op basis van gemiddelden en standaarddeviaties. Voor het berekenen van verschillen in percentages tussen twee groepen bestaan soortgelijke statistische technieken als de gepaarde en ongepaarde t-toets. Deze worden hierna uitgelegd.

Ongepaarde groepen

Voor het berekenen van verschillen in proporties bij ongepaarde groepen maakt men, net als bij de ongepaarde t-toets, gebruik van de breuk om de toetsingsgrootheid voor verschillen tussen groepen te berekenen. Het gaat in dit geval om verschillen tussen percentages (proporties). In het eerste voorbeeld is de therapeut nagegaan hoeveel oudere patiënten met nekpijn hij in 1995 behandeld heeft. Alle patiënten ouder dan 65 jaar beschouwde hij als een oudere patiënt. Van alle 150 nekpijnpatiënten in 1995 bleken er 50 ouder te zijn dan 65 jaar. Dit is 33 procent. In 2005 bleek hij 165 nekpijnpatiënten behandeld te hebben, waarvan 95 patiënten boven de 65 jaar waren. Dit is 57 procent. Nu trekt men de proportie oudere nekpijnpatiënten in de ene groep af van die in de andere. Dit levert een verschil op van 33 – 57 is 24 procent. Net als bij de t-toets, maar met iets andere formules, wordt hier gebruikgemaakt van een toetsingsgrootheid om een p-waarde te bepalen. Deze toetsingsgrootheid bestaat weer uit de grootte van het verschil (in de teller) en een maat voor de spreiding (in de noemer). Nu is de toetsingsgrootheid echter niet een t-waarde, maar een z-waarde. Het significantieniveau behorende bij deze toets kan ook weer uit een tabel gehaald worden.

Gepaarde groepen

Net als bij de t-toets voor gepaarde waarnemingen bestaat er een toets voor het berekenen van verschillen tussen gepaarde groepen (gepaarde proporties). Het gaat hierbij dus om dezelfde groep patiënten waarbij twee keer gegevens zijn verzameld. Ook hier kan een toetsingsgrootheid berekend worden en kan het bijbehorende significantieniveau opgezocht worden.

3. DE CHI-KWADRAATTOETS

Hiervoor werden twee percentages met elkaar vergeleken. Een andere toets die gebruikt kan worden om aantallen of proporties van twee groepen met elkaar te vergelijken is de Chi-kwadraattoets. Bij deze toets wordt het verband tussen de variabelen berekend aan de hand van de frequenties of aantallen die gelden voor elke variabele. Ook hier worden alvorens te toetsen een nulhypothese en een alternatieve hypothese geformuleerd. Een en ander zal nu duidelijk gemaakt worden aan de hand van een voorbeeld. Een therapeut wil weten hoeveel van de 50 patiënten die hij en zijn collega-therapeut in 1995 behandeld hebben, hersteld zijn van hun klachten, en of dit gerelateerd was aan de behandeling die zij hebben gekregen. In deze groep blijkt dat 25 patiënten oefentherapie hebben gekregen van de therapeut en 25 patiënten massagetherapie van de collega-therapeut. In de groep met oe-

Tabel 12.1 Geobserveerde aantallen patiënten.

	hersteld	niet-hersteld	totaal
oefentherapie	15	10	25
massagetherapie	5	20	25
totaal	20	30	50

fentherapie zaten 15 patiënten die hersteld waren en 10 patiënten die niet hersteld waren. In de massagetherapiegroep zaten 5 patiënten die hersteld waren en 20 patiënten die niet hersteld waren. In tabel 12.1 zijn deze gegevens samengevat.

De nulhypothese luidt dat er geen relatie is tussen het type behandeling en het aantal patiënten dat hersteld is. De alternatieve hypothese stelt dat een dergelijk verband wel bestaat. Men kan nu toetsen of er sprake is van een verband door de aantallen van de oefentherapeut te vergelijken met de te verwachten aantallen, uitgaande van geen verband tussen beide variabelen, de zogeheten 'verwachte scores'. Deze laatste gegevens worden voor iedere cel aan de hand van de kolom- en rijtotalen in de tabel berekend. In tabel 12.1 geldt bijvoorbeeld: er zijn in totaal 20 van alle 50 patiënten hersteld en in totaal 25 van alle 50 patiënten hebben oefentherapie gehad. Als er geen verband zou zijn tussen beide variabelen, met andere woorden: als de behandeling geen invloed zou hebben op het aantal herstelde of niet-herstelde patiënten, zouden wij hier 20/50 × 25/50 = 20 procent van de patiënten verwachten. Deze 20 procent van het totaal van 50 zijn 0,20 × 50 = 10 patiënten. De resultaten van deze berekening voor alle cellen zijn te vinden in tabel 12.2.

De toetsingsgrootheid die hoort bij de Chi-kwadraattoets wordt nu berekend met de volgende formule.

$$\chi^2 = \Sigma\, \frac{(0 - E)^2}{E}$$

In deze formule is O de geobserveerde score en E de score die je verwacht als er geen verband is. Deze scores worden voor elke cel van elkaar afgetrokken en daarvan wordt het kwadraat genomen en dit wordt gedeeld door de verwachte score. Het symbool Σ (sigma) geeft aan dat deze scores voor elke cel bij elkaar opgeteld worden. In dit voorbeeld ziet de berekening van Chi-kwadraat er als volgt uit:

$$\frac{(15 - 10)^2}{10} + \frac{(10 - 15)^2}{15} + \frac{(5 - 10)^2}{10} + \frac{(20 - 15)^2}{15} = 8{,}3$$

De toetsingsgrootheid behorende bij een Chi-kwadraattoets volgt een zogenaamde Chi-kwadraatverdeling. De p-waarde die hoort bij de waarde van de toetsingsgrootheid, hier 8,3, kan uit een tabel gehaald worden en is in dit geval < 0,01. Op deze manier blijkt dat hier sprake is van een statistisch significant verband. De Chi-kwadraattoets wordt ook gebruikt als men meer dan twee groepen van proporties met elkaar wil vergelijken.

Beschouwing

In dit hoofdstuk is aan de hand van praktische voorbeelden ingegaan op de verklarende of toetsende statistiek. Deze vorm van statistiek wordt vaak gebruikt om het effect van behandelingen met elkaar te vergelijken, om zo een uitspraak te doen over de beste behandeling. Belangrijk hierbij is het formuleren van een toetsbare nul- en alternatieve hypothese. Welke vorm van toetsing men wil gebruiken, is afhankelijk van het meetniveau of de meetschaal waarop de desbetreffende gegevens

Tabel 12.2 Verwachte aantallen patiënten

	hersteld	niet-hersteld	totaal
oefentherapie	10	15	25
massagetherapie	10	15	25
totaal	20	30	50

verzameld of gemeten zijn. Wil men twee groepen met elkaar vergelijken, dan bestaan voor variabelen gemeten op het nominale, ordinale en continue meetniveau vergelijkbare procedures van toetsen door middel van het berekenen van de toetsingsgrootheden, de t- en z-waarde. Gebruikt men variabelen die gemeten zijn op het nominale of ordinale meetniveau met meer dan twee groepen, dan zal gebruikgemaakt moeten worden van de Chi-kwadraattoets.

Aanbevolen literatuur

Altman DG. Practical statistics for medical research. Londen: Chapman & Hall/CRC; 1999.
Slotboom A. Statistiek in woorden. Groningen: Wolters-Noordhoff; 2008.
Twisk JW. Inleiding in de toegepaste biostatistiek. Maarssen: Reed Business; 2010.

13 Interpretatie van resultaten uit wetenschappelijk onderzoek

R.J.P.M. Scholten, A.P. Verhagen en R.W.J.G. Ostelo

Praktiserende paramedici nemen geen genoegen meer met p-waarden of de aanduiding wel of niet significant als zij de resultaten van een onderzoek willen beoordelen. Zij willen immers weten of een bepaalde behandeling inderdaad, klinisch relevant, beter is dan een andere behandeling. Om de klinische relevantie te kunnen beoordelen moet bekend zijn hoeveel de ene behandeling beter is dan de andere. De resultaten van onderzoek worden veelal weergegeven in effectmaten, ook wel associatiematen genoemd. Er zijn verschillende typen effectmaten. Welk type kan worden berekend, hangt af van het type onderzoek dat is uitgevoerd en van de uitkomstmaat die in het desbetreffende onderzoek wordt bestudeerd.

In dit hoofdstuk worden de betekenis en de interpretatie van verschillende effectmaten besproken.

De tijd is voorbij dat men als praktiserend therapeut genoegen neemt met p-waarden of de aanduiding wel of niet significant als men resultaten van een onderzoek wil beoordelen. In dit hoofdstuk wordt dat nader uitgelegd. Men wil immers niet weten óf een bepaalde nieuwe behandeling beter is dan een bestaande, maar hoevéél beter die nieuwe behandeling is dan de bestaande. Door de resultaten te kwantificeren (= er maat en getal aan koppelen) kan een inschatting worden gemaakt van de klinische relevantie van het gevonden effect. Aan de hand van een p-waarde of de uitdrukking 'significant' is dat niet mogelijk.

Om het effect van een bepaalde nieuwe behandeling (of interventie) te kunnen kwantificeren moet het resultaat van de groep patiënten die de nieuwe behandeling heeft gekregen, worden afgezet tegen het resultaat van de groep patiënten die een controlebehandeling onderging (bijvoorbeeld een bestaande behandeling of placebobehandeling). Door een zogenoemde effectmaat te berekenen wordt het effect in de ene groep vergeleken met dat in de andere groep. In dit hoofdstuk worden de betekenis en de interpretatie van verschillende typen effectmaten besproken.

Effectmaten

Er zijn verschillende typen effectmaten.[1] Welk type kan worden berekend, hangt af van de uitkomstmaat (uitkomstvariabele) die in het desbetreffende onderzoek is bestudeerd. Een uitkomst die 'wel' of 'niet' kan voorkomen ('wel' of 'niet' hersteld, 'wel' of 'niet' weer in staat handelingen van het algemeen dagelijks leven (ADL) te verrichten), wordt dichotoom genoemd. Continue uitkomsten zijn uitkomsten waaraan een getal kan worden gekoppeld, bijvoorbeeld gewichtsverlies in kilogram, lengte in centimeters, vermindering van pijn op een visuele analoge schaal (VAS), een lijn van 100 mm waarop 0 mm 'geen pijn' betekent en 100 mm 'de ergste pijn die men zich kan voorstellen'. De bespreking van andere typen uitkomsten valt buiten het bestek van dit hoofdstuk.

Dichotome uitkomsten

Als sprake is van een prospectief onderzoek (zoals een 'randomized clinical trial', RCT) waarin twee groepen worden vergeleken en waarin dichotome uitkomsten worden bestudeerd, kunnen de resultaten worden samengevat in een 2×2-tabel. Tabel 13.1 is daar een voorbeeld van. In de rijen staan achtereenvolgens de interventiegroep en de controlegroep en in de kolommen de uitkomsten ('wel' of 'niet' aanwezig). Vervolgens kunnen twee proporties worden berekend: de proportie 'uitkomst aanwezig' in de interventiegroep, ofwel het aantal proefpersonen met de uitkomst in de interventiegroep gedeeld door het totaal aantal proefpersonen in de interventiegroep (a / (a+b)), en de proportie 'uitkomst aanwezig' in de controlegroep, oftewel c / (c+d). Omdat sprake is van prospectief onderzoek, geven deze proporties op het moment van follow-up de kans op herstel weer in de respectieve groepen. Hoewel dat in deze context wat vreemd overkomt, worden deze proporties (kansen) doorgaans aangeduid als 'risico' (risico van 'uitkomst aanwezig').
Nu kunnen drie effectmaten worden berekend, namelijk het risicoverschil, het relatieve risico (ook wel risk ratio of risicoverhouding) en de 'odds ratio'.

RISICOVERSCHIL

Het risicoverschil (RV) (ook bekend onder de aanduidingen 'absolute risicoreductie' en 'attributief risico') is eenvoudigweg het verschil van het 'risico/kans' van de uitkomst (bijvoorbeeld 'herstel') in de interventiegroep en de 'kans' op de uitkomst (herstel) in de controlegroep, oftewel: RV = a / (a+b) – c / (c+d). Het risicoverschil geeft aan hoeveel groter (of kleiner) de kans op herstel is van de interventiegroep ten opzichte van de controlegroep. In het voorbeeld gaat het om een RCT onder 200 patiënten met aspecifieke lage-rugklachten waarin het effect van kortdurende manuele therapie (MT) werd vergeleken met dat van gangbare behandeling door de huisarts. Na vier weken waren 80 van de 100 patiënten in de MT-groep (interventiegroep) hersteld (kans op herstel = 0,8) en 40 van de 100 in de door de huisarts behandelde groep (controlegroep), ofwel een kans op herstel van 0,4 (tabel 13.2). Het risicoverschil is dan: RV = 0,8 – 0,4 = 0,4 ofwel de kans op herstel na MT is 0,4 (of 0,4 × 100% = 40%) groter dan de kans op herstel na behandeling door de huisarts. Het risicoverschil is een eenvoudig te interpreteren maat die ook gemakkelijk aan patiënten kan worden uitgelegd.
Een eveneens gemakkelijk te interpreteren,

Tabel 13.1 Notatie en berekeningen van verschillende effectmaten in een onderzoek met twee behandelarmen en dichotome uitkomsten

	uitkomst		totaal
	aanwezig	afwezig	
interventiegroep	a	b	a + b
controlegroep	c	d	c + d

risicoverschil (RV) = a / (a+b) – c / (c+d);
relatief risico (RR) = [a / (a+b)] / [c / (c+d)];
'number needed to treat' (NNT) = 1 / RV;
odds voor 'uitkomst aanwezig' in interventiegroep = [a / (a+b)] / [b / (a+b)] = a / b;
odds voor 'uitkomst aanwezig' in controlegroep = [c / (c+d)] / [d / (c+d)]= c / d;
odds ratio (OR) = (a/b) / (c/d) = ad / bc.

direct van het RV afgeleide, maat is de 'number needed to treat' (NNT). De NNT is het aantal patiënten dat moet worden behandeld met de interventie (in het voorbeeld: MT) om één gunstige uitkomst (een proefpersoon die herstelt) meer te krijgen dan met de controlebehandeling (in het voorbeeld behandeling door de huisarts) bereikt zou zijn. De NNT is gemakkelijk te berekenen en is het omgekeerde van het RV: NNT = 1 / RV. In dit voorbeeld is de NNT derhalve 1 / 0,4 = 2,5. Er moeten 2,5 patiënten (afgerond 3) worden behandeld met MT om één herstelde patiënt meer te krijgen dan met behandeling door de huisarts bereikt zou zijn. Bij behandeling van 2,5 patiënten door de huisarts verwacht men dat 0,4 × 2,5 = 1 patiënt herstelt, maar zou men 2,5 patiënten met MT behandelen, dan herstellen er 0,8 × 2,5 = 2 patiënten. Er is dus 2 – 1 = 1 extra herstelde patiënt verkregen. De NNT is eveneens gemakkelijk te interpreteren en een handige maat om het belang en de waarde van een interventie aan te duiden.

RELATIEF RISICO

Het relatieve risico (RR) (ook wel risk ratio of risicoverhouding) is de verhouding van het 'risico/kans' op de uitkomst (in ons voorbeeld dus 'herstel') in de interventiegroep en het 'risico/kans' van herstel in de controlegroep. Het relatieve risico wordt als volgt berekend (zie tabel 13.1): RR = [a / (a+b)] / [c / (c+d)]. Het relatieve risico geeft aan hoeveel keer groter de kans op herstel is van de interventiegroep ten opzichte van de controlegroep. In het voorbeeld (tabel 13.2) is het relatieve risico: RR = 0,8 / 0,4 = 2,0 ofwel de kans op herstel na een behandeling met MT is tweemaal zo groot als de kans op herstel na een behandeling door de huisarts. Het RR is eveneens eenvoudig te interpreteren, maar een waarschuwing is op zijn plaats. Het RR is een *relatieve* maat en het belang van een bepaalde waarde van het RR kan alleen worden beoordeeld in het licht van de kans op herstel in de controlegroep (in dit kader 'achtergrondrisico' genoemd). In het voorbeeld is het achtergrondrisico (kans op herstel in de huisartsgroep) 0,4 (40%). Het RR van herstel van MT ten opzichte van de huisartsgroep is 2,0, ofwel MT verhoogt de kans op herstel met een factor 2 naar 80 procent. In dit voorbeeld heeft een RR van 2,0 derhalve een grote betekenis. Stel nu het fictieve voorbeeld dat men geen RCT doet met 200 proefpersonen, maar een andere RCT met 2000 proefpersonen. Stel nu ook dat het aantal herstelde proefpersonen 8 in de MT- groep is en 4 in de huisartsgroep (tabel 13.3). Ook hier is het RR 2,0, maar in dit geval verhoogt MT de kans op herstel van 4 / 1000 = 0,004 naar 8 / 1000 = 0,008. In dit voorbeeld heeft het RR van 2,0 nauwelijks enige betekenis: MT verhoogt de kleine kans op herstel (0,004) naar een tweemaal zo hoge kans (0,008), maar die 0,008 is nog steeds uiterst klein. Het RV zou in dit voorbeeld 0,004 zijn, ofwel 0,4 procent meer kans op herstel na MT vergeleken met de huisartsbehandeling. De NNT zou 1 / 0,004 = 250 zijn! Er moeten 250 patiënten met MT worden behandeld om vergeleken met een behandeling door de huisarts één herstelde patiënt meer te verkrijgen. MT,

Tabel 13.2 Resultaten van een fictief onderzoek naar het effect van manuele therapie (MT) versus behandeling door de huisarts bij patiënten met acute aspecifieke lage-rugpijn

	hersteld	*niet-hersteld*	*totaal*
manuele therapie	80	20	100
huisartsbehandeling	40	60	100

risicoverschil (RV) = 80 / 100 – 40 / 100 = 0,4;
relatief risico (RR) = (80 / 100) / (40 / 100) = 2,0;
odds ratio (OR) = (80 × 60) / (20 × 40) = 6,0;
number needed to treat (NNT) = 1 / 0,4 = 2,5.

een intensievere behandeling, zet in dit geval weinig zoden aan de dijk en het effect van MT ten opzichte van de huisartsbehandeling is dan nauwelijks klinisch relevant te noemen. Het belang van relatieve associatiematen (zoals het RR) is dan ook alleen in te schatten als men ook het achtergrondrisico erin betrekt.

ODDS RATIO

Een derde effectmaat die bij dichotome uitkomsten kan worden berekend, is de odds ratio (OR). De berekening is als volgt: OR = ad / bc. De OR is lastig te interpreteren.[2] De OR is letterlijk de verhouding (ratio) van de odds voor de uitkomst (herstel) in de interventiegroep (MT-behandeling) en de odds voor de uitkomst in de controlegroep (behandeling door de huisarts).

De term 'odds' is afkomstig uit de Engelse gokwereld. Deze geeft de verhouding weer van de kans op het optreden van een bepaalde uitkomst (bijvoorbeeld herstel) tot de kans op het niet-optreden daarvan (geen herstel) (zie tabel 13.1 voor de formule). In het voorbeeld van tabel 13.2 was de kans op herstel in de MT-groep 80 procent. De kans op geen herstel is derhalve 20 procent. De odds voor herstel na MT is dan 80% / 20% = 4,0 (ofwel 4 tegen 1): de kans om na MT-behandeling te herstellen is viermaal zo groot als de kans om niet te herstellen. Voor de huisartsengroep is de odds voor herstel 40% / 60% = 0,67: na behandeling door de huisarts is de kans om te herstellen 0,67 keer zo groot als de kans om niet te herstellen (ofwel de kans op herstel is 1 / 0,67 = 1,5 keer lager dan de kans op geen herstel). De OR voor herstel na een behandeling met MT ten opzichte van behandeling door de huisarts is dan 4,0 / 0,67 = 6,0. In woorden: na MT is de odds voor herstel zesmaal zo groot als de odds voor herstel na behandeling door de huisarts. Leg dat maar eens uit aan een patiënt.

De OR heeft veel overeenkomsten met het RR; de OR wordt dan ook vaak eenvoudigweg als RR geïnterpreteerd. Dit laatste is echter, zoals uit het voorbeeld blijkt, in de meeste gevallen niet juist. Als de kans op de uitkomst groot is en het dus om een veelvoorkomende uitkomst gaat, dan overschat de OR het RR. In het voorbeeld van tabel 13.2 is dit het geval: de OR = 6,0 en die overschat het RR dat slechts 2,0 bedroeg. Alleen als de kans op de uitkomst klein is (vuistregel: kleiner dan 5%) en het dus om een zeldzame uitkomst gaat, benadert de OR het RR en kan de OR worden geïnterpreteerd als een RR. Als de getallen uit tabel 13.3 in dit voorbeeld zouden gelden (de uitkomst 'herstel' is dan uiterst zeldzaam), dan is de OR (8 × 996) / (992 × 4) = 2,008 nagenoeg gelijk (het scheelt 0,008) aan het RR (= 2,0).

In principe is er in de genoemde voorbeelden van prospectief onderzoek geen reden om de OR te gebruiken. In sommige vormen van onderzoek is de OR echter de enige maat die kan worden gebruikt. Dit wordt hierna besproken.

Tabel 13.3 Resultaten van een ander fictief onderzoek naar het effect van manuele therapie (MT) versus behandeling door de huisarts bij patiënten met acute aspecifieke lage-rugpijn.

	hersteld	niet hersteld	totaal
manuele therapie	8	992	1000
huisartsbehandeling	4	996	1000

risicoverschil (RV) = 8 / 1000 − 4 / 1000 = 0,004;
relatief risico (RR) = (8 / 1000) / (4 / 1000) = 2,0;
odds ratio (OR) = (8 × 996) / (992 × 4) = 2,008;
number needed to treat (NNT) = 1 / 0,004 = 250.

Continue uitkomsten

Continue uitkomsten zijn uitkomsten die kunnen worden uitgedrukt in een getal. Het kan dan bijvoorbeeld gaan om een VAS-score met betrekking tot pijn bij proefpersonen met aspecifieke lage-rugklachten. Per groep proefpersonen (interventiegroep en controlegroep) wordt dan de gemiddelde pijnscore berekend. Beide gemiddelden worden van elkaar afgetrokken, zodat men het verschil in effect (in dit geval 'pijn') tussen de interventiegroep en de controlegroep kan bepalen. De effectmaat is hier derhalve het verschil van gemiddelden.
Stel dat in het voorbeeld in de met MT behandelde groep (interventiegroep) de VAS-score voor pijn na de interventieperiode gemiddeld 40 millimeter (mm) bedroeg, terwijl de VAS-score in de controlegroep (behandeling door de huisarts) gemiddeld 50 mm was. Het verschil in effect is derhalve –10 mm (ofwel 10 mm in het voordeel van de MT-groep). Een verschil van gemiddelden is gemakkelijk te interpreteren, omdat dit verschil in de oorspronkelijke eenheden kan worden uitgedrukt.

Werkt de behandeling?

Als de behandeling geen effect heeft (oftewel het effect in de interventiegroep is ongeveer hetzelfde als het effect in de controlegroep), dan nemen de effectmaten hun 'neutrale' waarde aan (= waarde voor geen verschil in effect). Voor het RV en het verschil van gemiddelden is de neutrale waarde 0 en voor het RR en de OR is dat 1. Als de bestudeerde uitkomst een gunstige is (bijvoorbeeld 'herstel' of een VAS-score waarbij hogere scores duiden op een gunstig effect, bijvoorbeeld mate van tevredenheid met de behandeling) en de interventie werkt beter dan de controlebehandeling, dan zijn het RV en het verschil van gemiddelden positief (> 0) en het RR en de OR > 1. Is de bestudeerde uitkomst een ongunstige (bijvoorbeeld 'geen herstel' of een VAS-score waarbij lagere scores duiden op een gunstig effect, zoals in het pijnvoorbeeld: lagere scores duiden op minder pijn) en werkt de interventie beter dan de controlebehandeling, dan zijn het RV en het verschil van gemiddelden negatief (< 0) en het RR en de OR < 1. Bij al deze effectmaten zoals hier gepresenteerd, wordt ook altijd een spreidingsmaat berekend aan de hand waarvan een 95%-betrouwbaarheidsinterval wordt berekend. Zie voor de interpretatie hiervan hoofdstuk 15 en 16.

Effectmaten en onderzoeksdesign

Alle hiervoor genoemde effectmaten kunnen in principe worden berekend indien sprake is van cohortonderzoek. Cohortonderzoek kan experimenteel of niet-experimenteel zijn. In geval van experimenteel cohortonderzoek wordt toewijzing van de interventie door het lot bepaald. Dit heet randomiseren (zie hoofdstuk 21) en een dergelijk onderzoek wordt randomized clinical/controlled trial (RCT) genoemd. Het onderzoek van tabel 13.2 is daar een voorbeeld van. (Voor een uitgebreide beschrijving van de verschillende kwantitatieve onderzoeksdesigns zie hoofdstuk 3.)
In geval van niet-experimenteel cohortonderzoek vindt geen randomisatie plaats. Er wordt allereerst uitgegaan van een duidelijk omschreven groep proefpersonen (bijvoorbeeld personen die zich in een bepaalde periode op een eerstehulpafdeling melden vanwege recent knieletsel). Deze groep wordt vervolgens onderverdeeld in een indexgroep (te vergelijken met de interventiegroep in een RCT) en een controlegroep. De indexgroep bestaat dan uit personen die een bepaalde eigenschap hebben (bijvoorbeeld personen met een meniscuslaesie) en de controlegroep uit personen zonder die eigenschap (personen zonder meniscuslaesie). Alle personen worden vervolgens langdurig gevolgd in de tijd (prospectief), waarbij het optreden van gonartrose wordt vastgesteld. In principe kunnen nu weer precies dezelfde effectmaten worden berekend.

Een andere veelvoorkomende vorm van onderzoek is het patiëntcontroleonderzoek. In dit type onderzoek worden patiënten geselecteerd met een – doorgaans – zeldzame aandoening (bijvoorbeeld een vertebrobasilair accident, VBA) en personen die de aandoening niet hebben (controles). Vervolgens wordt (retrospectief = terug in de tijd) gekeken naar het vóórkomen van bepaalde determinanten of voorspellers van deze aandoening, bijvoorbeeld het wel of niet hebben doorgemaakt van manuele therapie (MT) van de cervicale wervelkolom. De resultaten van een dergelijk onderzoek kunnen opnieuw in een 2×2-tabel worden samengevat. Er is nu echter een probleem ontstaan: aangezien men de omvang van de controlegroep zelf kiest, is het zinloos (en fout) om per categorie van de determinant (MT versus niet-MT) de risico's van een VBA te berekenen. Immers, de berekende risico's veranderen als men meer of minder controlepatiënten selecteert. Dit betekent dat men niet meer kan beschikken over het RV en het RR. De enige effectmaat die de onderzoeker in patiëntcontroleonderzoek ter beschikking staat, is de OR. Door de speciale eigenschappen van de OR wordt het effect van de grootte van de controlegroep eruit gefilterd. Zoals eerder opgemerkt, is de OR moeilijk te interpreteren. Omdat het echter in patiëntcontroleonderzoek doorgaans om zeldzame uitkomsten gaat (zeldzame complicaties, zoals in het VBA-voorbeeld), kan de OR in veel gevallen eenvoudigweg als RR worden geïnterpreteerd (zie eerder). Gaat het echter om een frequent voorkomende uitkomst, dan geeft de OR een overschatting van het RR en blijven de interpretatieproblemen bestaan.

Beschouwing

In dit hoofdstuk werden de betekenis en interpretatie van verschillende typen effectmaten besproken. Door middel van een effectmaat wordt het effect van, bijvoorbeeld, een nieuwe behandeling afgezet tegen dat van een bestaande. Door een effectmaat te berekenen wordt het resultaat van het onderzoek gekwantificeerd en kan een inschatting worden gemaakt van de klinische relevantie van het gevonden effect. Welke effectmaat kan worden berekend, hangt af van de uitkomstvariabele die in het desbetreffende onderzoek is gehanteerd en van het toegepaste onderzoeksdesign. De interpretatie van de verschillende effectmaten is niet al te moeilijk. Alleen de interpretatie van de OR blijft lastig als sprake is van veelvoorkomende uitkomsten.

Literatuur

1 Offringa M, Assendelft WJJ, Scholten RJPM (red). Inleiding in evidence-based medicine. Klinisch handelen gebaseerd op bewijsmateriaal. Derde herziene druk. Houten: Bohn Stafleu van Loghum; 2008.
2 Scholten RJPM. Dwalingen in de methodologie. XI. 'Odds' en wat dies meer zij. Ned Tijdschr Geneeskd. 1998;142:2452-4.

14 Interpretatie van wetenschappelijke resultaten; over confounding, effectmodificatie, univariabele en multivariabele analyses

J. Twisk, J. van den Berg en R.W.J.G. Ostelo

In een wetenschappelijk artikel worden veelal meerdere resultaten gepresenteerd. Vaak wordt onderscheid gemaakt tussen ongecorrigeerde resultaten, ook wel 'ruwe' resultaten genoemd, en gecorrigeerde resultaten. Verder wordt er regelmatig gesproken over effectmodificatie, en kunnen de gepresenteerde resultaten komen uit univariabele dan wel multivariabele statistische analyses. Het doel van dit hoofdstuk is het verschaffen van duidelijkheid over de betekenis van deze veelgebruikte terminologie en de interpretatie die daaruit voortvloeit met betrekking tot de resultaten van wetenschappelijk onderzoek. Bij de uitleg gebruiken we twee voorbeelden.

Afhankelijk van de vraagstelling worden in wetenschappelijk onderzoek verschillende soorten uitkomstmaten gebruikt. In hoofdstuk 7 zagen we reeds dat uitkomstmaten op verschillende soorten schalen kunnen worden gemeten: nominale, dichotome en ordinale schalen en interval- en ratioschalen.[1] In het kader van dit hoofdstuk beperken wij ons tot twee veelgebruikte uitkomstmaten: de continue en de dichotome uitkomstmaten.

Continue uitkomstmaten zijn maten waaraan een getal kan worden gekoppeld. Ze kunnen in principe bij elkaar worden opgeteld, dan wel van elkaar worden afgetrokken. Bekende voorbeelden van continue uitkomstmaten zijn: bewegingsuitslag, bloeddruk, body mass index (BMI) of een pijnscore gemeten op een 'visual analogue scale' (VAS). Zo kan een pijnscore bijvoorbeeld drie punten afgenomen zijn over een bepaalde periode.

Dichotome uitkomstmaten zijn uitkomstmaten die maar twee mogelijkheden hebben: iemand is 'ziek' of 'niet ziek', of iemand is 'hersteld' of 'niet hersteld'.

Afhankelijk van de soort uitkomstmaat die in een wetenschappelijk onderzoek gebruikt wordt, kunnen verschillende zogeheten 'effectmaten' worden berekend. Deze effectmaten zijn van groot belang, omdat die iets zeggen over de sterkte van het gevonden verband of over de grootte van het effect van een bepaalde interventie. Voor een overzicht van de verschillende effectmaten verwijzen we naar hoofdstuk 13.[2]

Effectmaten bij interventieonderzoek

Niet alleen worden er verschillende effectmaten berekend bij verschillende uitkomstmaten, ook het soort onderzoek dat wordt uitgevoerd is van belang. In dit kader wordt veelal onderscheid gemaakt tussen interventieonderzoek of experimenteel onderzoek enerzijds en observationeel onderzoek anderzijds (zie hoofdstuk 4).[3] Tabel 14.1 geeft een voorbeeld van de resultaten van een interventieonderzoek bij patiënten met schouderklachten. In dit onderzoek wordt het effect van een nieuwe therapie vergeleken met dat van de gebruikelijke therapie op de continue uitkomstvariabele pijn (of beter: de verandering in pijn tussen de voor- en nameting). Beide groepen bestaan uit 100 patiënten. De pijn, gemeten op

Tabel 14.1 Pijn bij patiënten met schouderklachten gemeten op een VAS van 100 mm; resultaten van een interventieonderzoek.

interventie	voormeting	nameting	verschil
nieuwe therapie	80	50	30
gebruikelijke therapie	75	60	15

een VAS, varieert van 0 tot 100, waarbij een hoge waarde meer pijn betekent. Het effect van de interventie kan worden weergegeven door het verschil in de verbetering op de pijnscore tussen de interventiegroep (c.q. nieuwe therapie) en de controlegroep (c.q. de gebruikelijke therapie). Dit verschil is 15 punten in het voordeel van de nieuwe therapie.

Omdat dit resultaat uit een relatief kleine patiëntenpopulatie komt en we eigenlijk iets willen zeggen over een veel grotere patiëntenpopulatie of over de toekomstige patiëntenpopulatie, kan statistiek worden gebruikt om de '(on)betrouwbaarheid' van het gevonden effect weer te geven. Deze '(on)betrouwbaarheid' wordt veelal weergegeven met een p-waarde, of beter nog: een 95%-betrouwbaarheidsinterval.[4] Hoe dit daadwerkelijk moet worden uitgevoerd, wordt overigens verder niet in dit hoofdstuk besproken.

Als de uitkomstvariabele dichotoom is, kan het effect van een bepaalde interventie worden weergegeven met behulp van een zogeheten 2×2-tabel. Stel dat we als uitkomstmaat niet zozeer geïnteresseerd zijn in de verandering die optreedt in de pijn, maar in het percentage zelfgerapporteerd herstel. Dan wordt het resultaat van ons interventieonderzoek weergegeven zoals in tabel 14.2.

Het effect van de interventie kan afgeleid worden uit de 2×2-tabel. Het komt erop neer dat we per groep het percentage patiënten berekenen dat herstel rapporteert en die percentages vervolgens met elkaar vergelijken. Door beide percentages op elkaar te delen ontstaat het relatieve risico (RR).[2] In dit geval is het relatieve risico op het gerapporteerde herstel:

$$\frac{35\%}{20\%} = 1{,}75.$$

Oftewel: met de nieuwe therapie is er 1,75 keer zoveel kans om te herstellen als met de gebruikelijke therapie.

De beide percentages kunnen ook van elkaar worden afgetrokken: dan krijgen we het risicoverschil (RV) (of het attributief risico: AR). In dit voorbeeld is het RV 15 procent: de kans op herstel na behandeling met de nieuwe therapie is 15 procent hoger dan de kans op herstel na behandeling met de gebruikelijke therapie.

Een derde effectmaat die uit de 2×2-tabel gehaald kan worden, is de odds ratio. Hoewel de odds ratio vaak gebruikt wordt, is het niet de meest geëigende effectmaat in experimenteel onderzoek.[2] Daarom wordt deze maat in dit hoofdstuk niet beschreven.

Effectmaten bij observationeel onderzoek

De bekendste vorm van observationeel onderzoek is het zogeheten cohortonderzoek. Cohort betekent eigenlijk groep. Bij een cohortonderzoek wordt bijvoorbeeld een groep patiënten geselecteerd en die wordt gevolgd in de tijd.[3] Aan het begin van het onderzoek (op baseline) worden de belangrijke variabelen gemeten en tijdens de follow-upmeting wordt dan de uitkomst gemeten. Een van de onderzoeksvragen die met dit soort onderzoek dus beantwoord kan worden, is in hoeverre bepaalde eigenschappen van de patiënten gemeten op baseline, het verloop in de tijd voorspellen. Stel dat we een groep van twaalf patiënten met schouderklachten hebben ge-

Tabel 14.2 Aantal patiënten dat herstel rapporteert na afloop van de interventie

interventie	hersteld	niet hersteld	totaal
nieuwe therapie	35	65	100
gebruikelijke therapie	20	80	100

selecteerd en we willen graag weten in hoeverre de body mass index (BMI) op baseline van invloed is op de verandering in pijn in de loop van een bepaalde tijdsperiode. Er is nu dus geen sprake van een interventie of iets dergelijks. Een mogelijk verband tussen beide kan worden weergegeven in een grafiek, zoals in figuur 14.1.

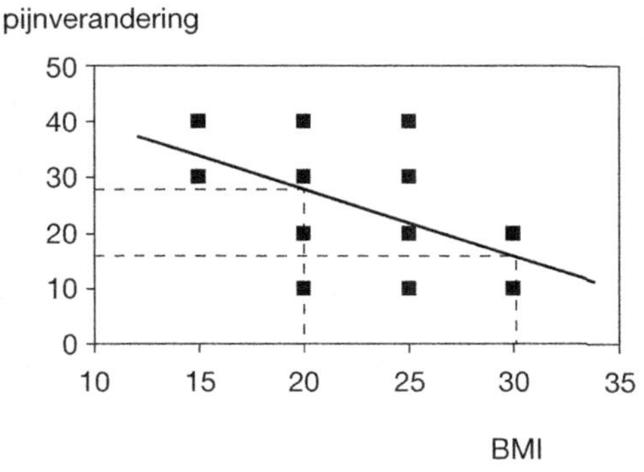

Figuur 14.1 *Verband tussen body mass index (BMI) en pijnverandering.*

Uit figuur 14.1 blijkt dat de BMI van invloed is op de verandering in pijn: bij patiënten met een relatief hoge BMI wordt een relatief kleinere pijnverandering geconstateerd. De relatie tussen beide kan lineair worden 'beschreven' met een zogeheten regressielijn. Hoe een regressielijn moet worden geconstrueerd, valt overigens buiten het bestek van dit hoofdstuk. Uit deze lijn kan bijvoorbeeld worden afgelezen dat de gemiddelde pijnafname ongeveer 28 punten bedraagt bij iemand met een BMI van 20, en 17 punten bij iemand met een BMI van 30 (stippellijnen).

Confounding en effectmodificatie

Stel dat in het interventieonderzoek de groep die de nieuwe therapie heeft gekregen uit meer jongeren bestaat dan de groep die de gebruikelijke therapie heeft gekregen (tabel 14.3). Stel tevens dat jongeren (ongeacht de therapie) een sterkere pijndaling hebben dan ouderen. In dat geval kan het gevonden therapie-effect ten dele veroorzaakt zijn door het leeftijdsverschil dat tussen beide groepen bestaat: leeftijd kan gezien worden als een 'confounder' van het gevonden effect. Het 'werkelijke' effect van de therapie zal kleiner zijn dan het effect dat gegeven is in tabel 14.2.
Het kan natuurlijk ook de andere kant op gaan. Stel dat de groep die de nieuwe therapie heeft gekregen *gemiddeld* ouder is dan de groep die de gebruikelijke therapie heeft gekregen. In dat geval zal het gevonden effect (tabel 14.2) een onderschatting zijn van het werkelijke effect. Tabel 14.3 geeft de resultaten van het interventieonderzoek weer voor jongere en oudere mensen afzonderlijk.
Voor beide groepen kan nu het effect van de interventie worden berekend. Het risicoverschil (RV) voor de jonge groep is 10 procent (30/75 – 15/50). Het RV voor de ouderen is ook 10 procent (5/25 – 5/50). Kortom, als we rekening houden met de leeftijdsverschillen tussen de beide groepen, is het therapie-effect niet 15 procent, maar slechts 10 procent. Rekening houden met leeftijd wordt ook wel 'corrigeren voor' leeftijd genoemd. Het gecorrigeerde therapie-effect is een soort gewogen gemiddelde (afhankelijk van de grootte van de groepen telt het effect zwaarder of minder zwaar mee) van de effecten in beide groepen: in dit geval 10 procent. Een deel van het effect van die 15 procent wordt veroorzaakt door de leeftijdsverschillen tussen de

Tabel 14.3 Aantal patiënten dat herstel rapporteert na afloop van de interventie, opgesplitst naar leeftijd.			
	hersteld	niet-hersteld	totaal
jong			
nieuwe therapie	30	45	75
gebruikelijke therapie	15	35	50
oud			
nieuwe therapie	5	20	25
gebruikelijke therapie	5	45	50

beide groepen. Stel nu dat we dezelfde 'truc' uithalen met sekse. Oftewel, we splitsen de onderzoekspopulatie op in mannen en vrouwen (tabel 14.4).
Omdat voor mannen in beide therapiegroepen een herstelpercentage van 30 procent (15/50) wordt gevonden, vinden we voor mannen dus een therapie-effect uitgedrukt in RV van 0 procent. Echter, voor vrouwen wordt een RV van 30 procent gevonden (20/50 – 5/50). Sekse is geen confounder wat betreft het therapie-effect, want het (gewogen) gemiddelde van beide effecten is gelijk aan het effect gevonden in tabel 14.2: (0% + 30%) / 2 = 15%. Sekse is echter een 'effectmodifier'. Een effectmodifier geeft verschillende effecten in verschillende groepen (in dit geval dus mannen en vrouwen). Als sprake is van dergelijke effectmodificatie is het gebruikelijk de effecten voor beide subgroepen apart te rapporteren. Het weergeven van een (gewogen) gemiddelde van beide effecten (het gecorrigeerde effect) is dan niet terecht.
Ook in het voorbeeld van het observationele onderzoek kunnen confounding en effectmodificatie een rol spelen. Figuur 14.2 geeft dezelfde relatie tussen BMI en pijnverandering weer als figuur 14.1, alleen is er nu een onderscheid gemaakt tussen mannen en vrouwen. Als voor beide subgroepen de relatie tussen BMI en pijnverandering wordt weergegeven, blijkt dat er van de eerder gevonden relatie niet veel overblijft. Met andere woorden: het geslacht is een sterke confounder in de relatie tussen BMI en pijnverandering. De 'confounding' is zelfs zo sterk dat er eigenlijk helemaal geen relatie is tussen beide variabelen.
Op dezelfde manier kan ook effectmodificatie worden geïllustreerd. We gaan weer uit van de

Tabel 14.4 Aantal patiënten dat herstel rapporteert na afloop van de interventie, opgesplitst naar geslacht.			
	hersteld	niet-hersteld	totaal
mannen			
nieuwe therapie	15	35	50
gebruikelijke therapie	15	35	50
vrouwen			
nieuwe therapie	20	30	50
gebruikelijke therapie	5	45	50

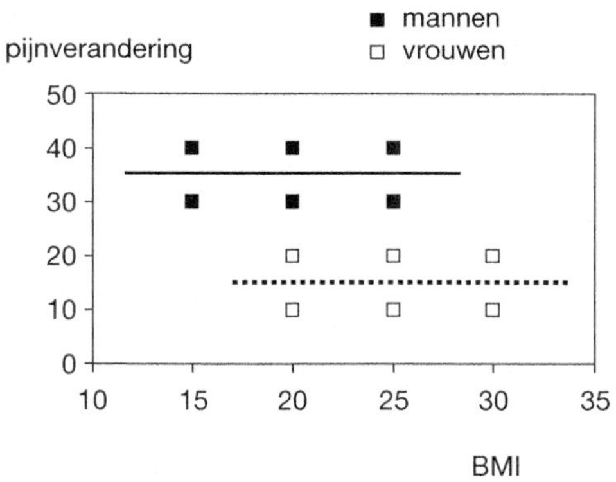

Figuur 14.2 *Geslacht als confounder in de relatie tussen body mass index (BMI) en pijnverandering.*

oorspronkelijke relatie zoals die in figuur 14.1 is gegeven (dus zonder onderscheid te maken tussen mannen en vrouwen). Stel, wij delen de groep patiënten op in een groep relatief oudere patiënten en een groep relatief jongere patiënten. Het resultaat hiervan is weergegeven in figuur 14.3. Uit deze figuur blijkt dat de relatie tussen BMI en pijnverandering voor de jongere patiënten veel sterker is dan voor de oudere patiënten (voor de oudere patiënten is er zelfs een omgekeerd effect). Met andere woorden, leeftijd is een effectmodifier in de relatie tussen BMI en pijnverandering.

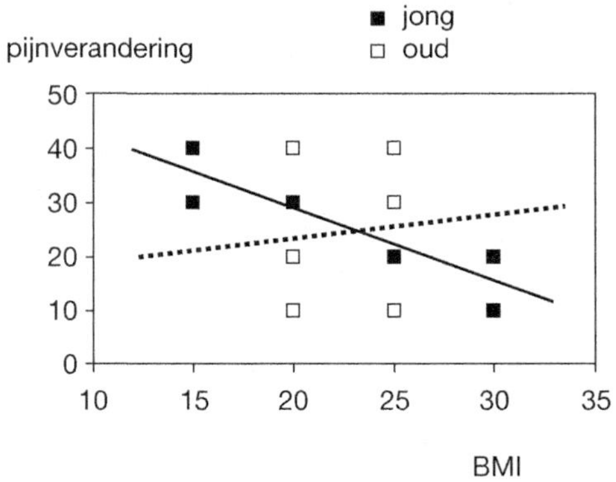

Figuur 14.3 *Leeftijd als effectmodifier in relatie tussen body mass index (BMI) en pijnverandering.*

Univariabele en multivariabele analyses

Univariabele analyses worden meestal aangeduid met de term univariate analyses. Het betekent dat er maar één variabele wordt geanalyseerd. Dit noemt men ook vaak het 'ruwe' effect. Het ruwe effect van de interventie in het voorbeeld van het interventieonderzoek is dus een univariabele analyse: alleen het effect van de therapie wordt geanalyseerd, zonder nog rekening te houden met mogelijke invloed van andere variabelen. Zodra er gecorrigeerd wordt voor bijvoorbeeld leeftijd, is er sprake van een multivariabele analyse. De laatste wordt overigens meestal (ten onrechte) aangeduid met multivariate analyse. In de statistische literatuur wordt met een multivariate analyse bedoeld dat meerdere uitkomstvariabelen worden geanalyseerd. Kortom, zodra er meerdere variabelen tegelijk worden geanalyseerd is er sprake van een multivariabele analyse.

Binnen de multivariabele analyses moet onderscheid gemaakt worden tussen associatiemodellen en predictiemodellen.

Bij associatiemodellen is de vraagstelling gericht op één centrale variabele, bijvoorbeeld de interventievariabele. Het doel van de multivariabele analyse is in dit geval het effect van de interventie zo zuiver mogelijk (d.w.z. rekening houdend met mogelijke confounding en effectmodificatie) te berekenen.

Bij predictiemodellen is het doel niet gericht op één centrale variabele, maar op een aantal variabelen tegelijk. De vraagstelling die in dit kader beantwoord wordt, is: welke variabelen voorspellen een bepaalde uitkomst?

In ons voorbeeld van het observationele onderzoek waren we alleen maar geïnteresseerd in de relatie tussen BMI en pijnverandering. Door nu bijvoorbeeld geslacht en leeftijd in de analyse te betrekken, hebben we te maken met een associatiemodel. In de klinische praktijk kan het echter van belang zijn om aan de hand van een aantal relatief simpel te bepalen variabelen, bijvoorbeeld leeftijd, geslacht en BMI, zo goed mogelijk te voorspellen welke pijnverandering een bepaalde patiënt kan verwachten. Als er sprake is van een dichotome uitkomst, zoals herstel, kan het van belang zijn om voor een individuele patiënt de kans te kunnen berekenen op herstel. Het gaat in dit soort analyses dus niet om één centrale variabele, maar om een *groep* mogelijke voorspellers. In het laatste geval spreken we dus van predictiemodellen. In de wetenschappelijke literatuur worden associatiemodellen en predictiemodellen ten onrechte nogal eens door elkaar gehaald. Dat maakt het voor de lezer niet altijd even eenvoudig om uit te vinden wat nu werkelijk het doel van de analyse is geweest.

Corrigeren voor confounding in een randomized controlled trial (RCT)

Een onderzoeksdesign dat bij effectonderzoek naar paramedische interventies vaak wordt toegepast, is een randomized controlled trial (RCT). Er is in de literatuur nogal wat discussie over het al dan niet corrigeren voor mogelijke confounders in een RCT. Deze discussie is met name gericht op het feit dat een mogelijke ongelijke verdeling van bepaalde eigenschappen tussen de interventie- en de controlegroep per definitie op toeval berust en dat het niet de bedoeling is om voor dit toeval te corrigeren. De aanhangers van dit idee zullen dus altijd de 'ruwe' of ongecorrigeerde effecten en relaties presenteren. Dit idee berust echter op een misvatting. Hoewel het idee van een RCT is dat de interventiegroep dezelfde eigenschappen heeft als de controlegroep, gaat dit alleen maar goed als er een oneindig groot aantal patiënten aan het experiment mee doen (zie ook hoofdstuk 21). In alle gevallen wordt echter een steekproef genomen en bestaat de totale patiëntenpopulatie uit slechts een klein deel van die oneindig grote populatie. Kortom, er wordt verondersteld dat de interventie- en controlegroep uit dezelfde basispopulatie komen, maar door het kleine aantal geselecteerde patiënten kan het voorkomen dat de twee groepen van elkaar verschillen en dat het berekende ruwe therapie-effect een overschatting of een onderschatting van het werkelijke therapie-effect is. Daarom moet ook in een RCT gecorrigeerd worden voor mogelijke confounders. Hoe dit kan worden gedaan, bijvoorbeeld voor leeftijd, is beschreven in dit hoofdstuk.

Beschouwing

Een eenvoudige analyse van de gegevens van een onderzoek kan tot onjuiste resultaten leiden, bijvoorbeeld omdat de onderzoekspopulaties niet helemaal vergelijkbaar waren, of omdat andere variabelen de resultaten vertekenen. Het is daarom van belang om de verschillen of verbanden die uit de ruwe analyse komen ook in subgroepen te bekijken. Indien nodig moet men in multivariabele analyses rekening houden met effectmodificatie of confounding. Het is daarbij van belang om het doel van het onderzoek helder voor ogen te hebben, goed in de gaten te houden in welke variabele of effect men echt geïnteresseerd is en voor welke variabelen men wil corrigeren.

Literatuur

1 Ostelo RWJG, Köke AJA, Coppoolse R. Algemene inleiding in meten. Ned Tijdschr Fysiother. 2003;113:11-6.
2 Scholten RJPM, Verhagen AP, Ostelo RWJG. Interpretatie van resultaten uit wetenschappelijk onderzoek. Ned Tijdschr Fysiother. 2002;112: 106-109.
3 Ostelo RWJG, Vet HCW de, Beek HJM van. De architectuur van wetenschappelijk onderzoek. Ned Tijdschr Fysiother. 2001;111:23-6.
4 Verhagen AP, Ostelo RWJG, Rademaker A. Is de p-waarde wel zo significant? Ned Tijdschr Fysiother. 2000;110:92-5.

15 Is de p-waarde wel zo significant?

A.P. Verhagen, R.W.J.G. Ostelo en A. Rademaker

De laatste decennia is in de gezondheidszorg de nadruk steeds meer komen te liggen op 'evidence-based medicine/practice'. Het doel is (para)medische besluiten te nemen op basis van beschikbaar wetenschappelijk bewijs. Bewijs over de effectiviteit van behandelstrategieën wordt uitsluitend geleverd door gerandomiseerd effectonderzoek ('randomized clinical trial', RCT). Statistische technieken worden gebruikt om conclusies te kunnen trekken uit de gevonden resultaten van die RCT's. Een veelgebruikte statistische maat is de p-waarde. Er bestaan veel misverstanden over deze waarde. Traditioneel is de p-waarde ontwikkeld voor oorzaak-gevolgonderzoek, namelijk gerandomiseerd effectonderzoek. De uitleg in dit hoofdstuk blijft dan ook beperkt tot de voor- en nadelen van de p-waarde met betrekking tot dit soort onderzoek.

Het meest geschikte onderzoeksdesign om het effect van behandelingen (interventies) te onderzoeken is de 'randomized clinical trial' (RCT). De laatste jaren is er met het groeiende besef van 'evidence-based practice' sterk de nadruk komen te liggen op het uitvoeren van RCT's ter onderbouwing van het (para)medisch handelen.[1] In de eenvoudigste opzet vergelijkt men in een RCT twee verschillende behandelopties (bijvoorbeeld massage en oefentherapie) bij patiënten met een bepaalde aandoening (bijvoorbeeld nekpijn). De cruciale vraag die onderzoekers zich stellen, is of de ene behandelstrategie (oefentherapie) effectiever is dan de andere (massage). Niet alleen de interventies oefentherapie en massage, maar ook andere factoren dragen bij tot het effect van deze therapieën, zoals het natuurlijk beloop, het feit dat men aan een onderzoek meedoet, dat de behandeling plezierig is, de behandelaars aardig zijn enzovoort. De p-waarde is een statistische grootheid die volgens velen een antwoord geeft op de vraag of het in het onderzoek gebleken verschil in effect tussen beide behandelingen berust op toeval of niet. Deze procedure heet: toetsen op statistische significantie of ook wel 'hypothese toetsen'.[2] In de medische wetenschappen heerst een waar geloof in dit statistisch toetsen als analysemethode, maar de (over)waardering van de p-waarde wordt al sinds enige jaren bekritiseerd.[3,4] Traditioneel is de p-waarde ontwikkeld voor gerandomiseerd effectonderzoek.[3] Helaas worden bij veel andere vormen van onderzoek ook p-waarden berekend en geïnterpreteerd, terwijl dat in veel gevallen onjuist is. In dit hoofdstuk wordt ingegaan op wat een p-waarde precies is en wat de interpretatie ervan is. Ook komen de problemen met de p-waarde aan de orde. Dit gebeurt aan de hand van voorbeelden van gerandomiseerd effectonderzoek.

Statistische significantie

In de statistiek wordt het begrip significantie gehanteerd om aan te geven dat een gevonden onderzoeksresultaat geen toevallige bevinding is. In spreektaal: er is waarschijnlijk werkelijk iets aan de hand. In de statistiek gaat men er in eerste instantie altijd van uit dat een gevonden onderzoeksresultaat op toeval berust. Dit komt tot uiting in de basisaanname bij elke statistische toetsing, namelijk de nulhypothese (H_0). Deze nulhypothese verwoordt in het voorbeeld uit de inleiding de stelling dat beide behandelingen – massage en oefentherapie – even effectief zijn, dus in hun effect niet van elkaar verschillen.

Wat is de p-waarde?

Stel men heeft een gerandomiseerd effectonderzoek opgezet naar de effectiviteit van oefentherapie bij patiënten met nekpijn. De patiënten in de interventiegroep krijgen een behandeling die bestaat uit oefentherapie en de patiënten in de controlegroep krijgen massage als behandeling. Als belangrijkste uitkomstmaat wordt aan het einde van de behandeling aan de patiënten gevraagd om op een zevenpuntsschaal aan te geven in hoeverre ze zijn hersteld (van 'volledig hersteld' tot 'slechter dan ooit'). Stel, men kiest het volgende afkappunt: iedereen die aangeeft een beetje tot volledig te zijn hersteld, wordt 'hersteld' genoemd, alle anderen worden als 'niethersteld' aangeduid. Met deze uitkomsten kan worden berekend of er meer patiënten in de interventiegroep zijn hersteld dan in de controlegroep.
Om een dergelijke conclusie te kunnen trekken is het gebruikelijk de uitkomst statistisch te toetsen. Dit betekent dat men met een bepaalde berekening kijkt of het aantal patiënten dat is hersteld in de interventiegroep groter is dan het aantal patiënten dat is hersteld in de controlegroep. (In het hoofdstuk over toetsende statistiek zijn de verschillende statistische toetsen hiervoor beschreven.) Als gevolg van het natuurlijk beloop van de aandoening herstellen de meeste patiënten vanzelf enigszins en door het toeval is er ook altijd enig verschil in herstel tussen beide groepen. Wat men toetst is of het verschil tussen beide groepen groter is dan men op grond van het toeval mag verwachten.
Zoals al is gesteld, gaat men bij statistisch toetsen altijd uit van de nulhypothese (H_0). Concreet: 'Er is geen verschil in effect tussen oefentherapie en massage bij mensen met nekpijn.' De alternatieve hypothese (H_1) luidt dan: 'Het verschil in herstel tussen beide groepen is groter dan men op basis van toeval zou verwachten.' In dit geval kan het effect van oefentherapie zowel groter als kleiner blijken te zijn dan het effect van massage. Men noemt dit het (tweezijdig) toetsen van de nulhypothese. In elk kwantitatief onderzoek is er per vraagstelling maar één nulhypothese en één alternatieve hypothese, die beide duidelijk van tevoren zijn opgesteld.
Het probleem bij statistisch toetsen is dat er altijd een kans is dat, zelfs als de nulhypothese waar is, men door een speling van het lot (dus onterecht) gegevens heeft verkregen op basis waarvan men concludeert dat de alternatieve hypothese heeft gewonnen. In het voorbeeld: stel dat er echt geen verschil in effect is tussen oefentherapie en massage voor het herstel bij patiënten met nekpijn, maar men vindt toch dat bijvoorbeeld de patiënten die zijn behandeld met massage veel sneller herstellen dan de patiënten in de oefentherapiegroep. In dat geval wordt de nulhypothese (er is geen verschil in effect) onterecht verworpen (ook wel type I-fout genoemd). De kans hierop wordt aangegeven met de p-waarde. Wanneer er staat: $p < 0{,}05$, dan betekent dit dat wanneer de nulhypothese wordt verworpen (en de alternatieve hypothese wordt aanvaard), er een kans is van minder dan 5 procent dat dit ten onrechte gebeurd. De vraag die dan actueel wordt, is of die kans van 5 procent klein genoeg is om de nulhypothese te verwerpen.

Afkappunt

In (para)medisch wetenschappelijk onderzoek is vrij arbitrair gesteld dat het acceptabel is de nulhypothese te verwerpen indien men een p-waarde vindt die kleiner is dan 5 procent (= alfa (α)). De α fungeert als afkappunt. Als men een p-waarde vindt die kleiner is dan de gestelde α, in dit geval 5 procent ofwel 0,05, dan zegt men dat de bevinding statistisch significant is. Een $p < 0,05$ betekent ook dat het gevonden resultaat bij toeval kan ontstaan in minder dan één op de twintig gebeurtenissen. Met andere woorden: als men dezelfde nulhypothese meer dan twintig keer zou toetsen (d.w.z. meer dan 20 keer hetzelfde effectonderzoek zou uitvoeren), wordt er waarschijnlijk één keer een 'statistisch significant' resultaat gevonden. Het feit dat de α vrijwel altijd op 5 procent wordt gesteld, is een van de punten van kritiek op het toetsen van statistische significantie. Er kunnen zich natuurlijk situaties voordoen waarin men met een kans op een onjuiste beslissing (nl. het onterecht verwerpen van de nulhypothese) van 10 procent ook heel tevreden is, of dat men de kans op die onjuiste beslissing zo klein mogelijk wil houden en de α op 1 procent stelt.

Significant versus niet-significant

Toetsing op statistische significantie is een ogenschijnlijk objectieve manier om te bepalen of een gekozen nulhypothese moet worden verworpen of niet.[3] De p-waarde wordt veelal gebruikt als dichotome maat van bewijs: de p-waarde is kleiner/groter dan 0,05; de bevinding is wel/niet significant. In veel gevallen wordt een p-waarde ook dichotoom geïnterpreteerd: een behandeling is wel/niet effectief, en dit terwijl het afkappunt tussen significantie of geen significantie arbitrair is. Stel men vindt $p = 0,049$. De nulhypothese: oefentherapie is niet effectiever dan massage, wordt verworpen. De alternatieve hypothese (bijvoorbeeld oefentherapie is effectiever dan massage) wordt dan aanvaard, hetgeen vaak wordt vertaald als: de interventie (oefentherapie) werkt. Bij $p = 0,055$ zou de nulhypothese niet worden verworpen: het verschil in effect tussen oefentherapie en massage is dan niet significant.
Als men een p-waarde van 0,055 vertaalt als: de interventie is niet effectief of werkt niet, dan is dit technisch gezien een onjuiste interpretatie. Het is namelijk niet mogelijk in een effectonderzoek statistisch aan te tonen dat een bepaalde behandeling niet werkt: 'No evidence of effect is not evidence of no effect!'.[5] Met andere woorden: wanneer men geen bewijs kan vinden voor de werkzaamheid van een interventie, wil dat nog niet zeggen dat die behandeling niet werkt. Afgezien van een groot aantal methodologische problemen waaronder een effectonderzoek kan lijden, is er statistisch gezien één belangrijke oorzaak voor het niet kunnen aantonen van een behandeleffect, namelijk het 'power'probleem.

Powerprobleem

De p-waarde ontstaat niet alleen op basis van het gevonden verschil tussen de interventie- en controlebehandeling, maar is ook afhankelijk van het aantal patiënten in de beide groepen.[6] Een klein verschil in behandeleffect tussen de interventiegroep (oefentherapie) en de controlegroep (massage) in een onderzoek met veel patiënten (bijvoorbeeld 10.000) kan dezelfde p-waarde opleveren als een groot verschil in effect tussen beide groepen in een onderzoek met maar weinig patiënten (bijvoorbeeld 50). Als een niet-significante p-waarde wordt gevonden zijn er, statistisch gezien, twee mogelijkheden: of er is inderdaad geen verschil in effect tussen beide behandelingen, of er waren te weinig patiënten in de behandelgroepen om een verschil te kunnen aantonen (ook wel type II-fout genoemd). De power is 1 minus de type II-fout. Als de type II-fout 0,1 is, is de power 90 procent. Power wordt gedefinieerd als de kans dat een onderzoek een werkelijk bestaand effect ook aantoont.

P-waarde en validiteit

Zoals eerder gesteld, zegt de p-waarde dus alleen iets over het al dan niet verwerpen van de nulhypothese. De p-waarde zegt niets over het waarheidsgehalte van die nulhypothese. Stel dat de nulhypothese in werkelijkheid waar is. Met een $\alpha = 0,05$ betekent dit dat hier een significant resultaat bij toeval kan ontstaan in minder dan één op de twintig gebeurtenissen. Met andere woorden: als men dezelfde nul-

hypothese meer dan twintig keer zou toetsen (d.w.z. vaker dan 20 keer hetzelfde effectonderzoek uitvoeren), wordt er waarschijnlijk één keer een 'significant' resultaat gevonden. Die ene keer kan net het onderzoek betreffen dat men op dat moment uitvoert (want de kans hierop is 5%).
Hetzelfde kansspel kan ook ontstaan in één onderzoek, namelijk wanneer men meer dan twintig uitkomstmaten in dit ene onderzoek meet.[7] Bijvoorbeeld: men meet de pijn op vijf verschillende manieren, de spierkracht, de kwaliteit van leven, de bewegingsuitslag van allerlei verschillende bewegingsrichtingen enzovoort. Doordat er meer dan twintig effectmaten zijn, is er op basis van kans één uitkomstmaat 'significant'. Voor dit kansspel moet men in de berekeningen corrigeren, maar vaak gebeurt dit niet en dan claimen onderzoekers bijvoorbeeld dat 'hun' interventie werkzaam is op basis van die ene effectmaat die statistisch significant is, terwijl dat in werkelijkheid maar een van de 20 effectmaten is die zij in hun onderzoek hebben meegenomen.

P-waarde en klinische relevantie

Een statistisch significant resultaat hoeft niet klinisch relevant te zijn.[4,7] Of een gevonden behandeleffect wel of niet klinisch relevant is, kan men op twee manieren bekijken. Stel, men verricht een RCT naar de effectiviteit van oefentherapie vergeleken met massage bij 4000 patiënten met nekpijn. De belangrijkste uitkomstmaat is: pijn gemeten met behulp van een visuele analoge schaal (VAS). Dit is een horizontale lijn van 100 millimeter, met uiterst links 'geen pijn' en helemaal rechts 'de ergste pijn die men zich kan voorstellen'. De patiënt zet ergens op die lijn een streepje, waarna de mate van pijn wordt gemeten aan de hand van hoeveel millimeter dat streepje is verwijderd van 'geen pijn' (= 0 mm).
Na randomisatie blijkt dat beide groepen vergelijkbaar zijn met betrekking tot het niveau van de gemiddelde pijnscore: zowel de interventiegroep als de controlegroep scoort gemiddeld 75 mm op de VAS. Aan het eind van de behandeling blijkt de gemiddelde pijn in de controlegroep te zijn gedaald tot 45 mm en in de interventiegroep tot 40 mm. Tot vreugde van de onderzoeker is dit verschil significant en luidt de conclusie dat oefentherapie bij patiënten met nekpijn effectiever is dan massage.
Maar is de interventie wel zo effectief? Is het verschil van gemiddeld 5 mm op de VAS tussen beide onderzoeksgroepen inderdaad een aanduiding van minder pijn? Om iets te kunnen zeggen over de eventuele klinische relevantie van het gevonden effect is het goed als de onderzoeker aan het begin van het effectonderzoek aangeeft dat een gevonden verschil op de VAS minimaal tien, twintig of misschien meer millimeter moet bedragen, wil men dit verschil ook klinisch relevant vinden.[8]
Klinische relevantie heeft ook te maken met de keuze van de uitkomstmaten. Stel, men had als belangrijkste uitkomstmaat het magnesiumgehalte in het bloed. Is dit voor therapeuten een klinisch relevante uitkomstmaat? Alleen indien zou zijn vastgesteld dat het magnesiumgehalte een directe relatie heeft met de belangrijkste klachten, is deze uitkomstmaat voor therapeuten klinisch relevant, anders niet.

Beschouwing

Het grote voordeel van statistische methoden bij onderzoek is dat ze orde scheppen in de chaos van de verzamelde gegevens. Vooral bij grote onderzoeken met veel patiënten, waarin een fors aantal uitkomstmaten wordt gemeten, is de brij van gegevens vaak zeer onoverzichtelijk. Met behulp van statistische methoden geeft men maat en getal aan mogelijke verschillen die men ziet in de data. Met andere woorden: statistiek helpt de onderzoeker de precisie van zijn conclusie te kwantificeren. In de loop der jaren is het gebruik van de p-waarde als belangrijkste maat voor effect sterk onder kritiek komen te staan. De grootste kritiekpunten zijn dat de p-waarde niets zegt over de grootte van het effect, sterk beïnvloed wordt door de omvang van het onderzoek, en als dichotoom criterium wordt gebruikt om beslissingen te nemen over effectiviteit van een behandeling. In het volgende hoofdstuk gaan we in op de mogelijke alternatieven voor de p-waarde.

Literatuur

1 Offringa M, Assendelft WJJ, Scholten RJPM (red). Inleiding in evidence-based medicine. Klinisch handelen gebaseerd op bewijsmateriaal. Derde herziene druk. Houten: Bohn Stafleu van Loghum; 2008.
2 Connor JT. The value of a p-valueless paper. Am J Gastroenterol. 2004;99:1638-40.
3 Nurminen M. Statistical significance; a misconstrued notion in medical research. Scand J Work Environ Health. 1997;23:232-5.
4 Slakter MJ, Wu YB, Suzuki-Slakter NS. *, **, and ***; Statistical nonsense at the.00000 level. Nursing Research. 1991;40:248-9.
5 Goodman SN. Towards evidence based medical statistics. 1: the p-value fallacy. Ann Inter Med. 1999;130:995-1004.
6 Altman DG, Bland JM. Absence of evidence is not evidence of absence. Aust Vet J. 1996;74:311.
7 Greenhalgh T. Statistics for the non-statistician. II: 'significant' relations and their pitfalls. BMJ. 1997;315:422-5.
8 Maldonado F, West CP. Interpreting the p value. Chest. 2011 Mar;139(3):723-4; author reply 724.

Alternatieven voor de p-waarde

A.P. Verhagen, R.W.J.G. Ostelo en A. Rademaker

De laatste decennia is in de gezondheidszorg de nadruk steeds meer komen te liggen op 'evidence-based medicine/practice' waarvoor het bewijs over de effectiviteit van behandelstrategieën wordt geleverd door gerandomiseerd effectonderzoek ('randomized clinical trial', RCT). Statistische technieken worden gebruikt om conclusies te kunnen trekken uit de gevonden resultaten van die RCT's. Naast de p-waarde worden in toenemende mate alternatieve maten gebruikt om duidelijk te maken wat het effect is van verschillende behandelingen. Ook tracht men in toenemende mate statistische maten te gebruiken die goed te begrijpen zijn voor de clinicus en makkelijk te vertalen zijn naar de patiënt.
In dit hoofdstuk komen enkele alternatieve statistische methoden aan de orde zoals de effectschattingen, het gebruik van het betrouwbaarheidsinterval en het 'number needed to treat' (NNT).

In hoofdstuk 15 hebben we uitgelegd wat de *p*-waarde is, en welke problemen er aan het gebruik van de *p*-waarde kleven. Samenvattend waren de grootste kritiekpunten dat (1) de *p*-waarde niets zegt over de grootte van het effect, (2) de *p*-waarde sterk beïnvloed wordt door de omvang van het onderzoek en (3) de *p*-waarde als dichotoom criterium wordt gebruikt om beslissingen te nemen over effectiviteit van een behandeling. Om iets te kunnen zeggen over de grootte van het effect worden 'effectschatters' berekend. Die geven een schatting van de grootte van het verschil in behandeleffect en veelal wordt daar een betrouwbaarheidsinterval omheen berekend om de mate van onzekerheid over de effectschatter aan te geven. Betrouwbaarheidsintervallen geven inzicht in de omvang van een studie (de power). Natuurlijk hoeft men een *p*-waarde niet als een dichotoom criterium te gebruiken, maar effectschatters geven eerder aanleiding tot genuanceerdere uitspraken over het verschil in effect tussen bepaalde behandelingen. In de berekening van een NNT wordt rekening gehouden met zowel de omvang van het onderzoek, als de grootte van het effect. Ook in dit hoofdstuk gebruiken we het voorbeeld van een RCT waarin twee verschillende behandelopties (massage en oefentherapie) bij patiënten met nekpijn wordt geëvalueerd.

Effectschatting

Een alternatief voor het toetsen op statistische significantie of ook wel 'hypothese toetsen' is het berekenen van de effectschatting (en het betrouwbaarheidsinterval).[1,2] Bij het toetsen van een hypothese wordt een dichotome beslissing genomen over het behandeleffect, namelijk oefentherapie is wel/niet effectiever dan massage bij patiënten met nekpijn. Bij gebruik van een effectschatter kun je meer onderverdelingen maken (bijvoorbeeld: er is geen verschil in effect gevonden, een klein verschil of een groot verschil). Een effectschatter kan het makkelijkst worden berekend met behulp van de herstelpercentages in de verschillende behandelgroepen. Daartoe moet

men een herstel definiëren en de uitkomstmaat dichotomiseren (zie ook hoofdstuk 13 voor de beschrijving van de verschillende effectschatters of effectmaten). In de loop van dit hoofdstuk gebruiken we steeds twee voorbeelden: (a) het herstelpercentage in de oefentherapiegroep is 60 procent en in de massagegroep 30 procent of (b) de herstelpercentages zijn respectievelijk 50 en 45 procent.
In effectonderzoek kun je kijken naar het *verschil* in herstelpercentages of naar de *verhouding* ertussen. Men zou kunnen zeggen dat het percentage herstelde mensen in de interventiegroep de kans weerspiegelt op herstel indien een patiënt in de interventiegroep terechtkomt. Door dit percentage te delen op het percentage herstelden in de controlegroep krijgt men inzicht in de verhouding, de ratio, van de twee herstelpercentages. In voorbeeld a is het (risico)verschil in herstel 30 procent en de ratio 60/30 = 2. Met andere woorden, indien een patiënt oefentherapie krijgt, is de kans dat hij herstelt tweemaal zo groot als met massage. Om iets te kunnen zeggen over de eventuele klinische relevantie van het gevonden effect is het gewenst dat de onderzoeker aan het begin van het effectonderzoek heeft aangegeven hoe groot een gevonden herstelpercentage of verhouding (ratio) daarvoor minimaal zou moeten zijn. Op het gebied van effectonderzoeken bij het bewegingsapparaat heeft een multidisciplinair panel (Philadelphia Panel) zich gebogen over welk herstelpercentage als klinisch relevant beschouwd mocht worden en men kwam uit op een percentage van 15 à 20 procent.[3]

Betrouwbaarheidsinterval

Het betrouwbaarheidsinterval geeft de mate van onzekerheid aan waarmee men de effectschatting moet beoordelen. In het bijzonder betrouwbaarheidsintervallen geven inzicht in de omvang van een studie (de power). De grootte van het betrouwbaarheidsinterval is direct gerelateerd aan de omvang van de studie: hoe meer deelnemers, hoe kleiner het betrouwbaarheidsinterval, en hoe groter de precisie van de effectschatting.
Als men een studie honderden keren uitvoert, dan krijgt men niet elke keer hetzelfde resultaat. Gemiddeld kan wel een bepaalde mate van verschil (of gebrek aan verschil) tussen beide behandelgroepen worden vastgesteld. Wanneer men een 95%-betrouwbaarheidsinterval (95%-BI) uitrekent bij het gevonden resultaat, wordt weleens gezegd dat met 95 procent kans het echte behandelverschil binnen dit 95%-BI ligt. Dit is niet helemaal juist: 95 procent van dezelfde studies geven een effectschatting die binnen dit betrouwbaarheidsinterval valt. Veel minder frequent worden 90- of 80%-betrouwbaarheidsintervallen gebruikt. Wanneer men nu, zoals gebruikelijk, de studie maar één keer uitvoert, hoe weet men dan dat het door de onderzoeker gevonden verschil (significant of niet-significant) tussen beide behandelgroepen in de buurt ligt van het mogelijk 'echte' verschil? Antwoord: dat weet men niet.
Neem nu voorbeeld a waarin een behandelverschil van 30 procent wordt gevonden, met een 95%-BI van -5 tot 65 procent. Gezien de grootte van het betrouwbaarheidsinterval is waarschijnlijk sprake van een kleine onderzoekspopulatie. Als men nu dichotoom test (het resultaat is wel/niet significant), zegt men: het 95%-BI bevat ook 0 procent verschil, dus is hier sprake van een niet-significant resultaat en de nulhypothese wordt niet verworpen, met andere woorden: oefentherapie is niet effectiever dan massage.
In de praktijk wil men echter ook weten in welke mate de interventie beter is. Men kan ook zeggen dat er waarschijnlijk sprake is van een verschil in behandeleffect dat dichter ligt bij 30 dan bij -5 procent of 65 procent.[2,4] In theorie is hier sprake van een effectonderzoek met een niet-significante uitkomst en in principe is hier dan ook sprake van een negatieve studie. Als (in een hypothetisch geval) 65 procent verschil ook wordt gezien als niet klinisch relevant, dan is de conclusie veel definitiever dan wanneer dit verschil wel wordt gezien als klinisch relevant.[5]

Bij voorbeeld b ligt het anders en vindt men een verschil van 5 procent en het (fictieve) 95%-BI rond dit verschil zou kunnen lopen van 1 tot 9 procent. Als men dichotoom test (het resultaat is wel/niet significant), zegt men: het 95%-BI bevat niet de 0 procent verschil, dus is hier sprake van een significant resultaat en de nulhypothese wordt verworpen, met andere woorden: oefentherapie is effectiever dan massage. Bij statistisch toetsen door middel van een p-waarde is men dan klaar met rekenen en is de conclusie helder, maar is dit resultaat ook groot genoeg om klinisch relevant te zijn? Volgens de standaarden van het Philadelphia Panel niet, dus is hier sprake van een statistisch significant, maar klinisch niet-relevant resultaat.
Eenzelfde betoog zou men kunnen houden indien de onderzoekers niet uitgaan van de verschilscores tussen de twee behandelgroepen, maar van de verhouding tussen de percentages herstelden in de twee behandelgroepen. In voorbeeld a is er sprake van een verhouding van 2 (60% / 30%) en in voorbeeld b van 1,1 (50% / 45%). Ook bij een verhouding (ratio) kan een 95%-BI worden berekend en de interpretatie hiervan is verder hetzelfde. Ook hier geldt dat de belangrijkste vraag in eerste instantie luidt of de gevonden verhouding ook klinisch relevant is; namelijk een zeer kleine verhouding (ratio) of kans (bijvoorbeeld 1,1, lees: 1,1 keer zoveel kans op herstel) kan bij voldoende deelnemers aan het onderzoek wel statistisch significant worden, terwijl het natuurlijk slechts een zeer kleine kans betreft, die waarschijnlijk klinisch niet erg relevant is.

Number needed to treat

Het concept van het 'number needed to treat' (NNT) is ongeveer twintig jaar geleden bedacht.[6] Bij de berekening van een NNT wordt rekening gehouden met zowel de omvang van het onderzoek als de grootte van het effect, en het cijfer is voor de clinicus makkelijk interpreteerbaar. De vraag die eigenlijk wordt gesteld als men een NNT berekent is: hoeveel patiënten moeten worden behandeld met bijvoorbeeld oefentherapie om één patiënt meer te 'genezen' dan met massage? Deze berekeningswijze is ontstaan bij studies naar meer levensbedreigende aandoeningen en risicovollere (of zeer kostbare) behandelingen dan waar men in de paramedische zorg in het algemeen mee te maken heeft.
Stel, men doet een effectonderzoek naar het preventieve effect van aspirine (t.o.v. een placebo) bij mensen met een vergrote kans op een hartaanval. In dit soort studies is 'overlijden' vaak een belangrijke uitkomstmaat, namelijk: overlijden in de aspirinegroep minder mensen dan in de placebogroep? Indien men nu een significant verschil vindt tussen beide groepen in het voordeel van de interventie (aspirine), moet dan iedereen met een risico op een hartaanval preventief aspirine slikken? Het kan zijn dat uit het onderzoek blijkt dat op iedere drie mensen die de aspirine dagelijks preventief slikken, er één persoon minder overlijdt (NNT is dan 3), maar het kan ook zijn dat uit het onderzoek blijkt dat de NNT 500 is. Is het in dit laatste geval klinisch verantwoord om 500 mensen dagelijks de medicatie te laten slikken, met alle mogelijke bijwerkingen (en eventuele kosten), en de relatief kleine kans op het voorkomen van 'overlijden'?
Uitgaande van de verschilscores als effectschatting (in de voorbeelden respectievelijk 30 en 5%) kan gemakkelijk een NNT worden berekend.[7] De formule hiervoor is eenvoudig, namelijk: NNT = 1 gedeeld door de verschilscore, ofwel 100 (%) gedeeld door het percentage verschil. In voorbeeld a wordt er dan een NNT gevonden van 100/30 = 3,3 en in voorbeeld b een NNT van 100/5 = 20. Dus in het laatste voorbeeld moet men twintig patiënten met oefentherapie behandelen om één patiënt meer te genezen dan met massage. Afkappunten die aangeven welke NNT men nog wel aanvaardbaar vindt en welke niet, hangen sterk af van de aandoening en de behandeling om deze aandoening te voorkomen. Ook de kosten die met een dergelijke behandeling zijn gemoeid, spelen een rol in de overweging.

Bij een NNT hoort ook een mate van onzekerheid, dus kan er ook een betrouwbaarheidsinterval worden berekend.[6] De berekening is even eenvoudig als die van het NNT (zie ook hoofdstuk 13). Voorbeeld b levert bij NNT = 20 een betrouwbaarheidsinterval van 11,1 (100/9) tot 100 (100/1). Ook hier blijkt dat er sprake is van een behoorlijke mate van onzekerheid, namelijk het aantal mensen dat met oefentherapie moet worden behandeld om één persoon meer te genezen dan met massage, schommelt tussen 11 en 100.
In voorbeeld a wordt het ingewikkelder. De NNT = 3,3, maar het betrouwbaarheidsinterval levert een negatieve waarde op, namelijk: –20 (100/–5) en 1,5 (100/65). Het betrouwbaarheidsinterval van de NNT bij een niet-significant resultaat is ingewikkeld en wordt om die reden veelal niet berekend. Een verschil van 0 procent betekent eigenlijk een NNT van 'oneindig' (1/0), en dus loopt een betrouwbaarheidsinterval van een niet-significant resultaat ook via 'oneindig' en dat is een moeilijk en abstract begrip. Een negatief NNT kan niet en betekent eigenlijk dat er sprake is van 'number needed to harm'. Er wordt dan ook wel voorgesteld om in dat geval de afkorting NNH te gebruiken.[6]

Beschouwing

Het grote voordeel van statistische methoden bij onderzoek is dat ze orde scheppen in de chaos van de verzamelde gegevens. Het voordeel van de beschreven statistische methoden is niet alleen dat ze meer informatie geven dan de p-waarde, maar ook dat de interpretatie veel eenduidiger en makkelijker is.[2]
De toetsing op statistische significantie is een statistische bevinding, en deze kan als zodanig worden meegenomen in de besluitvorming. De resultaten van een bepaalde interventie moeten echter zo veel mogelijk worden uitgedrukt in termen van mogelijk voordeel of baat hebben van de patiënt bij die behandeling, bijvoorbeeld door het berekenen van het risico of percentage kans op herstel.[5] Voor de definitieve besluitvorming over de vraag of een behandeling effectief is, zijn afwegingen tussen de methodologische kwaliteit van het effectonderzoek, de klinische relevantie van de uitkomstmaten en de grootte van de gevonden verschillen belangrijk.[8]

Literatuur

1 Borenstein M. The case for confidence intervals in controlled clinical trials. Contr Clin Trials 1994;15:411-28.
2 Connor JT. The value of a p-valueless paper. Am J Gastroenterol. 2004;99:1638-40.
3 Philadelphia panel. Philadelpia panel evidence-based clinical practice guidelines on selected rehabilitation interventions for shoulder pain. Phys Ther. 2001;81:1719-30.
4 Guyatt G, Jaenschke R, Heddle N, Cook D, Shannon H, Walter S. Basic statistics for clinicians. 2. Interpreting study results: confidence intervals. Can Med Assoc J. 1995;152:169-73.
5 Greenhalgh T. Statistics for the non-statistician. II: 'significant' relations and their pitfalls. BMJ. 1997;315:422-5.
6 Altman DG. Confidence intervals for the number needed to treat. BMJ. 1998;317:1309-12.
7 Craen AJM de, Vickers AJ, Tijssen JGP, Kleijnen J. Number-needed-to-treat and placebo controlled trials. Lancet. 1998;351:10.
8 Lee JJ. Demystify statistical significance–time to move on from the p value to bayesian analysis. J Nat Cancer Inst. 2011 Jan 5;103(1):2-3. Epub 2010 Dec 3.

Diagnostiek

Het stellen van een diagnose is een essentiële stap in het handelen van veel paramedici. Diagnostiek heeft tot doel om: a) tot een categorisering te komen van mensen die wel of niet een bepaalde aandoening hebben, b) een onderscheid te maken tussen mensen in verschillende stadia van de aandoening of van de ernst van een aandoening, c) een keuze te maken ten aanzien van vervolgdiagnostiek en d) een keuze te maken over het instellen van de meest geschikte behandeling voor die persoon.
Voor paramedici zijn anamnese en lichamelijk onderzoek de belangrijkste diagnostische instrumenten. Naar de diagnostische waarde van anamnese en lichamelijk onderzoek door paramedici is tot op heden weinig onderzoek verricht. De volgende twee hoofdstukken bieden een introductie in de overwegingen en begrippen die bij diagnostisch onderzoek van belang zijn. Daarnaast gaan we in op nieuwe ontwikkelingen binnen het diagnostisch onderzoek.

Leerdoelen

Na bestudering van de hoofdstukken 17 en 18 is de lezer in staat om:

- de begrippen reproduceerbaarheid en validiteit van een diagnostische test uit te leggen;
- het verschil tussen intra- en interbeoordelaarsbetrouwbaarheid uit te leggen;
- de kappa te berekenen en te interpreteren;
- de sensitiviteit, specificiteit en de voorspellende waardes van een diagnostische test te berekenen en te interpreteren;
- correlatiecoëfficiënten die gebruikt worden om de overeenstemming tussen twee tests te bepalen en te interpreteren;
- de voor- en nadelen van de Pearson's r correlatiecoëfficiënten en de intraclass correlatiecoëfficiënt (ICC) uit te leggen;
- een Bland & Altman-plot te interpreteren;
- uit te leggen hoe een multivariabel model gebruikt kan worden om een batterij diagnostische tests op hun kwaliteit te onderzoeken.

17 Methodologie van diagnostische tests 1: ver-van-mijn-bedshow?

A.P. Verhagen en H.C.W. de Vet

Aan welke voorwaarden moeten diagnostische tests voldoen om ze valide en betrouwbaar te mogen noemen? Wat is dat eigenlijk: validiteit en betrouwbaarheid? En: hoe voert men onderzoek uit naar deze grootheden bij een diagnostische test?
In dit hoofdstuk wordt getracht deze vragen te beantwoorden.

Het (para)medische handelen begint bij diagnostiek. Door middel van diagnostische verrichtingen kunnen mensen worden onderverdeeld in subgroepen wat betreft hun gezondheidstoestand. Diagnostiek is van essentieel belang bij beslissingen over de aard en ernst van de aandoening, de keuze van de behandelstrategie of de keuze van eventuele vervolgdiagnostiek. In een meer wetenschappelijk perspectief is bij de evaluatie van de effectiviteit van therapeutische interventies voorafgaande diagnostiek uitermate belangrijk, want dit bepaalt namelijk de patiëntenselectie voor de betreffende interventie. Het diagnostische proces dat zich afspeelt tussen de hulpvraag van de patiënt en de uiteindelijke diagnose van de (para)medicus, bevat een aantal elementen. Allereerst vindt een anamnese plaats, waarin de patiënt aangeeft welke klachten worden ervaren. In het daaropvolgende lichamelijk onderzoek gaat de hulpverlener op zoek naar symptomen van de aandoening of ziekte.

Casus
Mevrouw Th Essaly is tijdens het voetballen door haar knie gegaan en heeft sinds enige dagen last van haar knie. De knie is ook dik en klikt af en toe. Zij is bang dat haar klachten worden veroorzaakt door een 'kapotte' meniscus en komt daarvoor bij u.
Tijdens de anamnese stelt u vast dat er een trauma heeft plaatsgevonden, de pijn een ernst heeft van 62 mm op de (100mm) VAS (visual analogue scale) en dat er klachten zijn van klikken in de knie. Bij het lichamelijk onderzoek vindt u een *forse* bewegingsbeperking (flexie-extensiebeperking) en dat er sprake is van een zwelling. Daarnaast voert u twee specifieke tests uit om zeker te weten of er sprake is van een meniscusletsel, namelijk de McMurray-test en de Thessaly-test. De McMurray-test is negatief en de Thessaly-test positief. U besluit om een collega te vragen er ook eens naar te kijken en die vindt beide tests negatief en stelt vast dat naast een *geringe* bewegingsbeperking en zwelling er vooral sprake is van een instabiliteit. De vraag is: is er nu sprake van een meniscusletsel of misschien een bandletsel?
U besluit hierover even contact op te nemen met de huisarts en met haar te overleggen of een artroscopie uitkomst gaat geven.

In deze casus verschillen de beide collegae van mening over twee diagnostische kenmerken, namelijk: de mate van bewegingsbeperking en de score op de specifieke tests. We gaan in dit hoofdstuk eerst in op de bewegingsbeperking en daarna op de uitslag van de specifieke tests. Men kan men de mate van bewegingsbeperking van de knie (= diagnostisch kenmerk) vastleggen met behulp van een goniometer (= meetinstrument). De uitslag van deze diagnostische test kan zijn: er is wel of niet sprake van een bewegingsbeperking. Op deze manier verbindt men maat en getal aan een subjectieve bevinding, waardoor er onder meer een duidelijke evaluatie van de therapie kan plaatsvinden. Het lichamelijk onderzoek kan worden aangevuld met beeldvormende technieken zoals röntgenfoto's (of bij andere problematiek ook met laboratoriumonderzoek zoals bloedonderzoek). Zowel de anamnese als het lichamelijk onderzoek, inclusief de specifieke tests en eventueel aanvullend onderzoek (röntgenfoto of artroscopie) leveren een aantal diagnostische kenmerken op. Op basis hiervan kan een diagnose worden gesteld. In de praktijk verschaffen de anamnese en het lichamelijk onderzoek samen vaak bruikbare aanwijzingen (= diagnostische kenmerken) om een uitspraak te kunnen doen over de aard en ernst van de aandoening en de keuze van de behandelstrategie. Een diagnostische test is de toepassing van een hulpmiddel of meetinstrument waarmee men informatie krijgt over een bepaald diagnostisch kenmerk. Naast de anamnese kunnen de verschillende handelingen van het lichamelijk onderzoek worden opgevat als diagnostische tests.

Interpretatie

Bij het uitvoeren van een diagnostische test, bijvoorbeeld bij de casus het meten van de bewegingsbeperking, is er altijd sprake van een variatie in de uitkomsten. De ene keer meet men een maximale bewegingsomvang van 120 graden en de volgende keer van 130 graden. De vraag is dan: hoe komt dat? Er is een aantal redenen waarom een verschillende bewegingsuitslag wordt gemeten. Allereerst kan het zijn dat Mw Essaly nu net iets meer haar best doet of gewoon een goede dag heeft. Dit fenomeen wordt de werkelijke of biologische variatie genoemd.[1] Daarnaast is het mogelijk dat de onderzoeker of beoordelaar een andere goniometer heeft gebruikt of dat de beoordelaar deze keer iets nauwkeuriger te werk gaat en een andere waarde afleest. Dit heet de artificiële variatie ofwel een meetfout. De variatie door afleesfouten is over het algemeen kleiner bij één beoordelaar dan tussen meerdere beoordelaars. En natuurlijk kan het zo zijn dat er werkelijk iets aan de beweeglijkheid van de knie is veranderd. Om zeker te weten dat er van een verbetering sprake is moeten de meetfouten tot een minimum zijn gereduceerd (standaardisatie van de meetmethode) en moet men zicht hebben op de biologische variatie.
De variatie wordt globaal uitgedrukt in twee maten: de centrale waarde (gemiddelde, mediaan, enzovoort) en de bijbehorende spreiding (standaarddeviatie, betrouwbaarheidsinterval, range, enz.).

Een studie naar de waarde van de bewegingsuitslag (range of motion test) bij mensen met en zonder meniscusletsel
In dit onderzoek wordt onder andere onderzocht of met behulp van het bepalen van de range of motion een duidelijk onderscheid kan worden gemaakt tussen proefpersonen met en zonder meniscusletsel. De flexie-extensieuitslag van de knie wordt gemeten met behulp van de goniometer. Bij de gezonde proefpersonen wordt een gemiddelde bewegingsuitslag gevonden van 100,0 graden, met als standaarddeviatie 18,7. Dit betekent dat ongeveer 65 procent van de proefpersonen een bewegingsuitslag had tussen 81,3 graden (= 100,0 – 18,7) en 118,7 graden (= 100,0 + 18,7). Een ander

voorbeeld van een spreidingsmaat is het 95%-betrouwbaarheidsinterval (BI). Dit betekent in theorie dat de gemiddelde bewegingsuitslag van elke nieuwe steekproef met 95 procent kans binnen het betrouwbaarheidsinterval valt.

De beslissing over de vraag wanneer een uitslag van een diagnostische test normaal wordt geacht of wanneer deze abnormaal of afwijkend wordt gevonden, is in veel gevallen arbitrair. De bewegingsuitslag van de knie hangt bijvoorbeeld af van het geslacht en de leeftijd van de proefpersonen. In de praktijk neemt de hulpverlener deze facetten mee in de individuele beoordeling van de vraag of Mw Essaly nu een normale of een beperkte bewegingsuitslag heeft.

In wetenschappelijk onderzoek wordt geprobeerd een objectievere benadering toe te passen. Een van de manieren is om waarden die buiten het 95%-BI vallen, als abnormaal te beschouwen. Figuur 17.1 geeft een grafische presentatie van de variatie in de bewegingsuitslag.

Een dergelijke figuur wordt een boxplot genoemd en geeft grafisch weer hoe de uitslagen wat betreft de bewegingsomvang zijn bij de groep patiënten en de groep gezonde proefpersonen. De dikke horizontale streep is het gemiddelde, de 'box' laat de grenzen zien van de middelste helft van de data (dus de 50% die tussen het 25^e^ en 75^e^ percentiel ligt), en de dunne lijntjes naar boven en naar beneden geven de range van de uitslagen (minimum en maximum) weer. In de figuur is te zien dat de gemiddelde bewegingsuitslag van de patiëntengroep ($64{,}3^{\circ}$) ligt ter hoogte van de laagst gemeten bewegingsuitslag in de groep van proefpersonen zonder meniscusletsel. Deze gemiddelde bewegingsuitslag van de patiënten valt bijna buiten de range bij de gezonde proefpersonen, en daarmee zeker buiten het 95%-BI, waardoor men er de conclusie 'abnormaal' aan zou kunnen verbinden. In de figuur is ook te zien dat er patiënten zijn die een bewegingsuitslag hebben die als normaal kan worden beschouwd.

Een andere manier om te beslissen over nor-

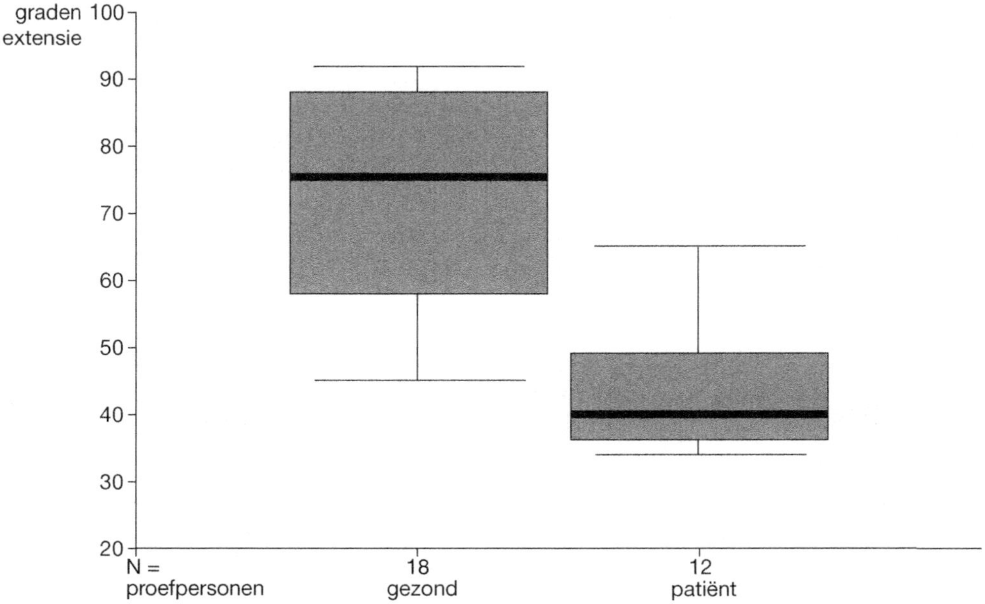

Figuur 17.1 *Bewegingsuitslag van de proefpersonen.*

maal of abnormaal is dat een abnormale testuitslag kan worden opgevat als 'de aanwezigheid van een ziekte'. In de casus kan worden gesteld dat een gezonde knie géén positieve McMurray- of Thessaly-test oplevert.
De kwaliteit van een diagnostische test hangt af van de betrouwbaarheid of reproduceerbaarheid (geeft de test bij herhaald uitvoeren dezelfde uitkomsten?) en de validiteit (meet de test het diagnostische kenmerk dat men wil meten?). Deze eigenschappen zijn in hoofdstuk 8 aan de orde geweest, maar worden hier toegepast op een diagnostische test.

Reproduceerbaarheid

Onder betrouwbaarheid of reproduceerbaarheid van een diagnostische test wordt verstaan dat bij herhaald uitvoeren van de test de meetuitkomsten weinig variatie vertonen. Men spreekt ook wel van: consistentie, 'reliability' of 'agreement'. We spreken van een *intra*beoordelaarsbetrouwbaarheid wanneer één beoordelaar, die de test bij dezelfde personen herhaalt, steeds tot dezelfde uitkomsten komt. Synoniemen hiervan zijn test-hertestbetrouwbaarheid en stabiliteit van de uitkomsten.
Wanneer meerdere beoordelaars de test bij dezelfde personen uitvoeren, spreekt men van een *inter*beoordelaarsbetrouwbaarheid.
Een voorwaarde voor het bepalen van de reproduceerbaarheid is dat de manier waarop de test wordt uitgevoerd, constant is (standaardisatie) en dat het te meten diagnostische kenmerk niet veranderd. Terugkerend naar de casus betekent dit (a) dat de tests gestandaardiseerd moeten worden uitgevoerd en (b) dat de patiënt gedurende het herhaalde testen niet verandert. Aan de eerste voorwaarde kan zo veel mogelijk worden voldaan, maar de tweede voorwaarde is veel lastiger. Als patiënten een herhaalde flexie-extensiebeweging uitvoeren, nemen hun klachten veelal toe en zal waarschijnlijk de uitslag van de beweging afnemen. Daardoor is het te meten diagnostische kenmerk niet constant. Dit geldt ook voor de specifieke tests (McMurray en Thessaly). Het herhaald uitvoeren van deze test kan de klachten verergeren.

Om maat en getal aan het begrip reproduceerbaarheid te kunnen verbinden wordt vaak het percentage overeenstemming berekend. Dit gaat het eenvoudigst wanneer men de testuitslag in verschillende categorieën verdeelt: bijvoorbeeld wel/geen positieve test. Stel er waren in het voorbeeldonderzoek twee beoordelaars die de Thessaly-test op alle proefpersonen hebben uitgevoerd. Dan kan de berekening gebeuren op basis van een hypothetische 2×2-tabel (tabel 17.1).
De berekening is als volgt. De overeenstemming is het aantal waarnemingen waarover beide beoordelaars het eens zijn (a + d) / totaal aantal waarnemingen (a + b + c + d) × 100%.
In dit geval: (80 + 40) / 165 = 72,7%.
Zoals altijd bij rekenwerk: het berekenen is niet het grootste probleem, maar wel de interpretatie van de uitkomst. Ten eerste is de uitkomst afhankelijk van de frequentie van het afwijkende kenmerk (prevalentie). De echte prevalentie weet je niet, maar aangezien beide beoordelaars ongeveer 60% een positieve score vinden lijkt de meniscusafwijking in ongeveer 60% van de gevallen voor te komen.
Met een rekenvoorbeeld waarin de afwijking

Tabel 17.1 Interbeoordelaarsbetrouwbaarheid van de Thessaly-test (hypothetisch onderzoek).

		beoordelaar 2		totaal
		positief	negatief	
beoordelaar 1	positief	(a) 80	(b) 25	105
	negatief	(c) 20	(d) 40	60
totaal		100	65	165

in 10 procent van de gevallen voorkomt, is het mogelijk dat een ander percentage overeenkomst wordt gevonden. De mate van overeenkomst wordt namelijk beïnvloed door de schattingen van de beoordelaars over hoe vaak de afwijking voorkomt in de groep proefpersonen. Het maakt in de beoordeling verschil of men als beoordelaar vermoedt dat ongeveer 60 procent van de proefpersonen de desbetreffende afwijking bezit, of ongeveer 10 procent. Tevens is het percentage overeenkomst ook afhankelijk van het toeval. Als men bijvoorbeeld twee beoordelaars een blinddoek voordoet en ze van 30 opeenvolgende individuen laat 'bepalen' (raden) wat hun haarkleur is en ze kunnen kiezen uit donker of blond, is het duidelijk dat in veel gevallen hun 'conclusie' overeenkomt.

Deze problemen met interpretaties spelen vooral een rol bij het interpreteren van de kappa. De kappa is een maat voor het percentage overeenkomst waarbij je rekening houdt met de verwachte overeenstemnming . Vanuit tabel 17.1 kan men het percentage verwachte overeenstemming berekenen. Op de exacte berekening wordt hier niet verder ingegaan, maar het percentage verwachte overeenstemming bedraagt in dit geval 52,8 procent.[1] De kappa wordt dan: (percentage geobserveerde overeenstemming – percentage waargenomen overeenstemming) / (percentage mogelijke overeenstemming – toeval) = (72,7% – 52,8%) / (100% – 52,8%) = 42,1% ofwel 0,421. De interpretatie van de gevonden kappa is onder andere afhankelijk van het aantal beoordelingscategorieën. In tabel 17.1 zijn dat er twee (wel/niet positieve test), maar het kunnen er meer zijn, bijvoorbeeld: geen/matige/goede/overmatige bewegingsomvang. In dat geval is een kappa altijd lager. Daarnaast is de kappa gevoelig voor de randtotalen. Hoe schever die randtotalen verdeeld zijn (bijvoorbeeld niet, zoals in het voorbeeld, 100 positief en 65 negatief, maar 150 postief en 15 negatief) des te lager de kappa zal worden. In het algemeen gaat men ervan uit dat wanneer er twee beoordelingscategorieën zijn, een kappawaarde > 0,75 betekent dat er een goede overeenstemming tussen de beoordelaars is, tussen 0,6 en 0,75 een redelijke, tussen 0,4 en 0,6 een matige en < 0,4 een slechte overeenstemming.[1] In dit voorbeeld is er dus sprake van een matige overeenstemming. De invloed van de scheve verdeling van de randtotalen op de kappa is echter groot. Bij de interpretatie van de kappa moet bij zo'n scheve verdeling dus serieus rekening worden gehouden.

Validiteit

Onder validiteit verstaat men kort gezegd: meet het meetinstrument wat men wil meten? Bij een aantal meetinstrumenten is de validiteit duidelijk: als men wil weten hoe lang iemand is, is het meetlint daarvoor een valide instrument, en hetzelfde geldt voor de bloeddrukmeter bij het bepalen van de bloeddruk. Ingewikkelder wordt het wanneer men wil bepalen of een knieklacht wel of niet wordt veroorzaakt door een meniscusletsel. Men onderscheidt verschillende soorten validiteit. De bekendste zijn: facevaliditeit: lijkt het meetinstrument op het oog valide?; expertvaliditeit: beoordelen externe deskundigen het meetinstrument als valide?; constructvaliditeit of begripsvaliditeit: past het meetinstrument in het achterliggende concept of theoretisch kader?

Tabel 17.2 Validiteit van de Thessaly-test (hypothetisch voorbeeld).

	artroscopie positief	artroscopie negatief	totaal
positieve Thessaly-test	70	15	85
negatieve Thessaly-test	40	40	80
totaal	110	55	165

De beste manier om de validiteit van een diagnostische test (bijvoorbeeld de Thessaly-test) te bepalen is de uitkomsten hiervan te vergelijken met de uitkomsten van een erkend en valide meetinstrument om een meniscusletsel te bepalen (bijvoorbeeld de artroscopie). Dit heet dan de criteriumvaliditeit. Een als zodanig erkend meetinstrument noemt men een gouden standaard. Daarna kan de berekening weer gebeuren door een 2×2-tabel te maken (tabel 17.2). Er is lang niet altijd een gouden standaard beschikbaar. In die situaties kan men in plaats daarvan een extern criterium gebruiken.
Deze tabel toont bovenaan de verdeling in patiënten met en zonder een meniscusletsel zoals die werd bepaald op basis van de artroscopie (gouden standaard / extern criterium), en verticaal de beoordeling van de beoordelaar op basis van de Thessaly-test. De validiteit kan men op een aantal verschillende manieren in maat en getal uitdrukken. Hieronder worden de meest gebruikte begrippen uitgelegd.

Sensitiviteit/specificiteit

De sensitiviteit geeft als het ware de 'gevoeligheid' van de test aan: welk percentage van de personen met een bepaalde aandoening wordt door de test als 'ziek' geclassificeerd? In dit voorbeeld (tabel 17.2) zijn 70 van de 110 patiënten door de test ook als zodanig geclassificeerd. De sensitiviteit is dan 63,6 procent (70/110). De specificiteit geeft aan hoeveel procent van de gezonde proefpersonen ook als gezond is geclassificeerd. In dit voorbeeld zijn dat er 40 van de 55, wat resulteert in een specificiteit van 72,7 procent. Vijftien proefpersonen zijn 'fout-positief' beoordeeld en 40 proefpersonen 'fout-negatief'.
Zoals al eerder is opgemerkt: berekenen is geen kunst, maar hoe moet men de gevonden waarden nu interpreteren? Allereerst hangt de interpretatie af van de ernst van de ziekte. Het spreekt voor zich dat de kans op fout-positieve en fout-negatieve uitslagen zo klein mogelijk moet zijn bij zeer ernstige aandoeningen, bijvoorbeeld bij een test op de aanwezigheid van het hiv-virus. In dat geval zijn de hierboven gevonden waarden voor de sensitiviteit en specificiteit waarschijnlijk te laag om te praten van een goede criteriumvaliditeit. Bij niet zo ernstige ziekten of ziekten die niet levensbedreigend zijn en waarbij de behandeling van gezonde personen (fout-positieven) risico's met zich meebrengt, moet de specificiteit heel hoog zijn en mag de sensitiviteit best wat lager zijn (iets meer fout-negatieven).
De sensitiviteit en specificiteit zijn sterk afhankelijk van een aantal zaken. Allereerst is de prevalentie van de aandoening belangrijk. Hoe hoger de prevalentie van een aandoening hoe hoger vaak de sensitiviteit en specificiteit. In een populatie met hoge prevalentie (bijvoorbeeld een ziekenhuispopulatie) heeft er al een voorselectie van patiënten plaatsgevonden of is de ziekte vaak in een verder gevorderd stadium aanwezig en dan kan de aandoening makkelijker aan te tonen zijn. Ten tweede zijn de vaardigheden van de beoordelaar belangrijk. Een metselaar zonder enige ervaring in knieonderzoek zal op basis van het toeval een sensitiviteit van ongeveer 60 procent kunnen halen, maar dat zegt natuurlijk niets over de validiteit van de Thessaly-test als zodanig. Tot slot is het van belang dat men zich realiseert dat de waarde van de sensitiviteit en specificiteit mede wordt bepaald door de keuze van het afkappunt, namelijk wanneer bepaalt men dat er sprake is van een positieve Thessaly-test? Wanneer men een ruim afkappunt neemt, waarbij men de test al snel positief noemt, zal de sensitiviteit hoog zijn, maar de specificiteit lager. De keuze van een afkappunt is in veel gevallen arbitrair.
Wat betekent nu een sensitiviteit van 100%? In ieder geval zijn dan alle mensen die de aandoening echt hebben ook door de test positief gevonden. Meestal is het dan zo dat er ook veel mensen fout-positief zijn bevonden, wat inhoudt dat de test niet zo goed de aandoening kan diagnosticeren. Daarnaast betekent het dat als bij een sensitiviteit van 100% mensen een negatieve testuitslag krijgen ze in ieder geval de aandoening niet hebben (snout). Men zegt dan dat de test heel goed is in het

uitsluiten van de aandoening. Een hoge sensitiviteit kan kostbaar zijn als al die mensen voor vervolgdiagnostiek naar het ziekenhuis moeten. Het omgekeerde geldt voor een specificiteit (spin): een test met een hoge specificiteit is goed in het insluiten van de aandoening.

Voorspellende waarde

De therapeut weet op het moment dat hij de diagnostische test uitvoert niet of de desbetreffende persoon klachten als gevolg van een meniscusletsel heeft of niet. Daarom is de volgende vraag van belang: 'Als de Thessaly-test bij een patiënt positief is, hoe groot is dan de kans dat de desbetreffende persoon inderdaad een meniscusletsel heeft dat de klachten veroorzaakt?' Dit noemt men de voorspellende waarde van een positieve testuitslag. In dit voorbeeld is die 70/85 = 82,3%.
Daarnaast kan men ook spreken van de voorspellende waarde van een negatieve testuitslag. Dat is de kans dat de persoon géén meniscusletsel heeft als de testuitslag negatief is. In dit voorbeeld bedraagt die 40/80 = 50%.
Voor de therapeut in de dagelijkse praktijk is kennis van de voorspellende waarde veel relevanter dan kennis van de sensitiviteit en specificiteit van de desbetreffende diagnostische test. De voorspellende waarde zegt namelijk iets over de zekerheid waarmee men de diagnose kan stellen. In dit voorbeeld is bij een positieve en een negatieve testuitslag de diagnose in respectievelijk ruim 17,7 en 50 procent van de gevallen onjuist.

Combinatie van tests

In de dagelijkse praktijk echter geldt veel meer dat een diagnostische test, zoals de bewegingsuitslag of de Thessaly-test, een onderdeel is van het diagnostisch proces. Bij de casus zie je dat het feit dat Mw Essaly bepaalde anamnestische kenmerken heeft de fysiotherapeut gericht lichamelijk onderzoek uitvoert op basis waarvan het vermoeden op een meniscusletsel groter wordt (of kleiner).
Kortom het diagnostisch proces is een multivariabel proces. Het meeste diagnostisch onderzoek op dit moment ziet eruit als testonderzoek, zoals hierboven beschreven. Dit onderzoek kijkt meer naar de karakteristieken van de test in plaats van naar de bijdrage van de test aan de uiteindelijke kans dat iemand de aandoening heeft. Met andere woorden er wordt weinig of geen rekening gehouden met de aanvullende waarde van lichamelijk onderzoek of specifieke tests (zoals de Thessaly-test) op de anamnese voor de uiteindelijke diagnose. Meer recent wordt diagnostisch onderzoek vaker uitgevoerd met als doel om te kijken wat de aanvullende waarde is van lichamelijk onderzoek op de anamnese.[2]
Hiervoor berekent men niet meer de sensitiviteit of voorspellende waarde van een test, maar de kans dat de combinatie aan anamnestische variabelen en de test samen een juiste diagnose kunnen stellen. Er ontstaat dan een diagnostisch model bestaande uit enkele relevant gebleken anamnestische gegevens aangevuld met relevant gebleken tests uit het lichamelijk onderzoek (analoog aan een prognostisch model, zie de hoofdstukken 19 en 20). Dit model geeft uiteindelijk een kansschatting dat men de juiste diagnose stelt.

Beschouwing

De wetenschappelijke onderbouwing van de paramedische zorg heeft niet alleen baat bij effectonderzoek, maar ook diagnostisch onderzoek is noodzakelijk. Eén onderzoek naar de validiteit of betrouwbaarheid van een diagnostische test is veelal onvoldoende om iets te kunnen zeggen over de kwaliteit van die test. Elk onderzoek hiernaar is te vergelijken met een lego-steentje waarmee het hele bouwwerk van de validiteit en betrouwbaarheid wordt opgebouwd. Hoe meer verschillende steentjes, des te beter de indruk van de kwaliteit van de desbetreffende diagnostische test.
Het onderzoek naar de waarde van een diagnostische test is in feite opgebouwd uit een aantal fasen. Fase 1 is: kan een diagnostische

test onderscheid maken tussen duidelijk gezonde en duidelijk zieke proefpersonen? Om fase 1 met goed resultaat te doorstaan schept men daarvoor als het ware de optimale voorwaarden. Kan een diagnostische test dit niet, dan kan verder onderzoek worden gestaakt, en kan de test de prullenbak in. Fase 2 wordt dan een verfijning, namelijk: kan de diagnostische test onderscheid maken tussen verschillende zieke proefpersonen? De proefpersonen kunnen dan verschillende ziekten hebben die op elkaar lijken, of zich bevinden in verschillende stadia van dezelfde ziekte (bijvoorbeeld een milde en een ernstige vorm). Fase 3 houdt in dat men gaat onderzoeken voor welke specifieke indicatie de desbetreffende diagnostische test het meest geschikt is.
Een belangrijk aspect van diagnostisch onderzoek naar reproduceerbaarheid of validiteit is altijd de blindering. Dit houdt in dat er in de opzetfase van het onderzoek veel aandacht moet worden besteed aan het feit dat beoordelaars zo zuiver mogelijk hun diagnostische test uitvoeren, zonder te worden beïnvloed door kennis over welke proefpersoon in welke groep zat en/of de resultaten bij andere tests of beoordelaars.
Diagnostische vraagstukken vormen vaak een bron van meningsverschillen. Bijvoorbeeld: wat de ene fysiotherapeut als bewegingsbeperking kenmerkt, vindt de ander nog normaal, en terwijl de ene fysiotherapeut een positieve Thessaly-test constateert, vindt de ander die niet. Om te kunnen bepalen wat het effect van een behandeling is moet men het natuurlijk eerst eens worden over de diagnostische kenmerken, want daarop wordt de interventie gebaseerd. Die verschillen van mening kunnen ten eerste worden veroorzaakt door de beoordeling van de persoon die het diagnostisch onderzoek doet. Er is sprake van een variatie tussen verschillende beoordelaars die samenhangt met de opleiding en ervaring, maar ook met bijvoorbeeld vermoeidheid of overbelasting van de fysiotherapeut.
Ook is het bekend dat de ene therapeut veel vaker iemand diagnosticeert met een bewegingsbeperking dan de andere. Dit kan het gevolg zijn van het feit dat die persoon een specifieke patiëntengroep behandelt, maar het kan ook komen door bepaalde verwachtingspatronen van de behandelaar. Als men nog nooit van een bepaalde diagnose heeft gehoord vindt men die ook niet, en als men daarover net een cursus heeft gehad, zit de wachtkamer vol met mensen met de betreffende aandoening.
Bovendien kunnen meningsverschillen worden veroorzaakt door de natuurlijke variatie bij de onderzochte personen. In het tijdsbestek dat men een collega roept voor een 'second opinion', kan de proefpersoon net even gemakkelijker zijn gaan liggen. Dan is de uitgangshouding niet meer dezelfde. Deze variatie neemt toe als er een langere periode zit tussen beide beoordelingen. Ook de omgeving, de tijd of de meetinstrumenten kunnen variëren per beoordeling en een verschil in testuitkomst veroorzaken.
Wat zijn nu de praktische implicaties? Allereerst kan men stellen dat de uitkomsten na het uitvoeren van een diagnostische test geen absolute waarheden opleveren. Dit geldt voor paramedici, maar ook voor andere disciplines in de gezondheidszorg. Er zijn in de gezondheidszorg, en voornamelijk in de paramedische zorg, nog maar weinig meetinstrumenten waarvan de validiteit en de reproduceerbaarheid bekend zijn. Dit betekent dat als er bijvoorbeeld na een lichamelijk onderzoek een verschil van mening is tussen collega's over de uitslag, er geen 'goede' of 'foute' uitslag bestaat. Uw diagnostische conclusie is niet 'goed' omdat uw collega nog stagiair is, of 'fout' omdat uw collega op dit gebied inhoudsdeskundig is. Er is weinig tot geen bewijs voorhanden dat aantoont dat een langere beroepservaring meer valide diagnostische resultaten laat zien.
Bij onderzoek waarbij gekeken wordt naar een combinatie van tests blijft het natuurlijk belangrijk dat het uitgevoerde lichamelijk onderzoek of de specifieke test wel reproduceerbaar is, anders zal het van weinig toegevoegde waarde blijken bovenop de anamnese.

Literatuur

1 Bouter LM, Dongen MJCM van, Zielhuis GA. Epidemiologisch onderzoek; opzet en interpretatie. Zesde druk. Houten: Bohn Stafleu van Loghum; 2010.

2 Wagemakers HP, Heintjes EM, Boks SS, Berger MY, Verhaar JA, Koes BW, et al. Diagnostic value of history-taking and physical examination for assessing meniscal tears of the knee in general practice. Clin J Sport Med. 2008 Jan;18(1):24-30.

Methodologie van diagnostische tests 2: statistiek of datamassage?

A.P. Verhagen, R.A. de Bie en H.C.W. de Vet

In hoofdstuk 17 is een begin gemaakt met de uitleg van een aantal wetenschappelijke begrippen die behoren bij diagnostiek in het algemeen en het gebruik van diagnostische tests in het bijzonder. Daar is niet alleen ingegaan op basisbegrippen zoals validiteit en sensitiviteit, maar ook op de interpretatie van diagnostische tests. Bewust is de bespreking van allerlei statistische aspecten zo summier mogelijk gehouden. Dit hoofdstuk is hierop een vervolg: nu worden statistische begrippen die een rol spelen bij de bepaling van de wetenschappelijke waarde van de diagnostiek, nader toegelicht. Ook in het Nederlands Tijdschrift voor Fysiotherapie worden regelmatig artikelen gepubliceerd over diagnostisch onderzoek, waarin een breed scala van statistische technieken wordt gebruikt.
Doel van dit hoofdstuk is praktiserende paramedici beter in staat te stellen publicaties over diagnostisch onderzoek ook op hun rekentechnische merites te beoordelen. Het voorbeeld over de meniscustests uit hoofdstuk 17 wordt weer als voorbeeld gebruikt.

Zoals al eerder is gesteld, begint het (para)medisch handelen bij de diagnostiek. In de paramedische praktijk wordt met behulp van allerlei diagnostische handelingen (inclusief anamnestische gegevens) vastgesteld of er bij de desbetreffende patiënt sprake is van 'behandelbare grootheden' in de zin van stoornissen, activiteiten- of participatieproblemen. Veel van de conclusies van deze diagnostische handelingen zijn subjectief, dat wil zeggen dat er moeilijk maat en getal aan kunnen worden vastgekoppeld. Bijvoorbeeld: de fysiotherapeut stelt vast dat bij het testen van de meniscus bij een kniepatiënt deze test 'positief' is, in de zin van 'afwijkend'. Dit is weliswaar een subjectieve beslissing, maar daarmee niet minder waardevol. Wegens deze subjectiviteit vormen diagnostische vraagstukken vaak een bron van meningsverschillen.
Het uiteindelijke doel van wetenschappelijk onderzoek is dat men antwoord kan geven op de vraag van patiënten: helpt de therapie die u mij geeft? Om te kunnen bepalen wat het effect van een behandeling is moet men het eerst eens worden over de diagnostische kenmerken, want daarop wordt de interventie gebaseerd. Stel men wil weten wat de effectiviteit is van oefentherapie bij patiënten met een positieve Thessaly-test. Het is handig dit te onderzoeken bij patiënten die allen ook echt een meniscusletsel hebben. Over wanneer een diagnostische test positief is in de zin van 'afwijkend', kan men tot op zekere hoogte als beroepsgroep afspraken maken. Een diagnostische test, in dit geval de Thessaly-test, wordt dan gebruikt om deze patiënten te selecteren. Deze test is vaak een onderdeel van een uitgebreider pakket aan selectiecriteria, waarin ook kenmerken uit de anamnese zijn meegenomen. Hoe beter het diagnosticum (de gehele set aan selectiecriteria) is, des te meer zekerheid heeft men dat er in het onderzoek alleen patiënten worden opgenomen met een meniscusletsel. Vandaar dat het wenselijk is eerst de reproduceerbaarheid en validiteit van

de diagnostiek te bepalen alvorens een therapie op effectiviteit te onderzoeken.
Er zijn in de paramedische zorg nog weinig diagnostische tests voorhanden waarvan de validiteit en betrouwbaarheid bekend zijn. Dit vormt een groot probleem bij het uitvoeren van effectonderzoek. Een belangrijk punt van kritiek vanuit het praktijkveld op effectonderzoek in de paramedische zorg is de keuze van de patiënten (= onderzoekspopulatie). Over het algemeen vindt men dat de onderzoekspopulatie te breed is samengesteld: bijvoorbeeld alle mensen met traumatische knieklachten.[1] In de praktijk worden dergelijke patiënten op geleide van specifieke diagnostiek nog verder in subgroepen onderverdeeld en vervolgens behandeld op basis van eventueel gevonden 'behandelbare grootheden'.
In het wetenschappelijk onderzoek echter kan men niet goed werken met deze onderverdeling in subgroepen. In de praktijk maken individuele therapeuten verschillende subgroepen op basis van verschillende diagnostische technieken waarvan veelal de validiteit en reproduceerbaarheid onbekend is, zoals het voorbeeld in de casus waar de ene fysiotherapeut een meniscusletsel vermoedt en de ander eerder een bandletsel. Met andere woorden: het onderverdelen in subgroepen is tot nu toe een bijzonder onbetrouwbare en niet-valide bezigheid, die meestal niet wordt meegenomen in effectonderzoeken. Daarnaast is het alleen zinvol patiënten in subgroepen te verdelen wanneer dat de prognose beïnvloedt. Bijvoorbeeld: hebben mensen knieklachten op basis van een meniscusletsel een andere prognose dan op basis van een bandletsel? In sommige effectonderzoeken wil men aan het praktijkveld tegemoetkomen en stelt men subgroepen van patiënten samen, ook al is er over de betrouwbaarheid van de daarvoor benodigde diagnostiek en de prognostische relevantie weinig bekend. In de analyse wordt dan naderhand bekeken of de therapie bij de ene subgroep effectiever blijkt te zijn dan bij de andere. Dit betekent wel dat naarmate men meer subgroepen maakt, er meer patiënten in het onderzoek moeten zijn betrokken, want met een subgroep van een of twee patiënten valt niet veel te analyseren. Helaas blijkt het vaak moeizaam consensus te bereiken tussen verschillende therapeuten over welke diagnostische technieken worden gebruikt, welke subgroepen worden gemaakt en wat de prognostische relevantie daarvan is.
In hoofdstuk 17 is een aantal basisbegrippen van de methodologie van diagnostische tests aan de orde geweest. Wat betreft de reproduceerbaarheid is de kappa besproken als maat voor het percentage overeenstemming tussen twee beoordelaars, gecorrigeerd voor toevallige overeenstemming. Wat betreft het begrip validiteit is de berekening van de sensitiviteit, specificiteit en voorspellende waarden uitgelegd. In wezen zijn dit de meest elementaire en basale begrippen waarmee men maat en getal kan verbinden aan een diagnostische test.
Daarnaast zijn er nog veel andere rekenkundige technieken om een conclusie over de reproduceerbaarheid of validiteit te kunnen trekken. Om hier enig inzicht in te krijgen worden in de volgende alinea's enkele statistische begrippen nader uitgelegd. De verschillende begrippen worden inhoudelijk besproken: wanneer kan men die desbetreffende techniek gebruiken/verwachten, en wanneer niet? Om onderzoeksresultaten goed te kunnen interpreteren is enige basiskennis van de gebruikte techniek nuttig. Interpreteren is mensenwerk en vooral ook een zaak van het gezonde verstand gebruiken. Houd daarbij de uitspraak van David Kleinbaum, een belangrijke epidemioloog/statisticus, in gedachten: 'If you torture the data enough, they will always confess.' Met andere woorden: hoe meer verschillend en (soms) ingewikkelder de statistische trucs zijn die men gebruikt, er zit altijd wel een uitslag tussen die van pas komt.

Reproduceerbaarheid

NOMINALE OF ORDINALE VARIABELEN

Wat zijn nominale variabelen? Het voorbeeldonderzoek laat zien dat de uitslag van de

Thessaly-test 'positief' (= afwijkend) dan wel 'negatief' (= niet-afwijkend) kan zijn. Dit is een voorbeeld van een nominale variabele: er is sprake van categorieën waarin geen logische volgorde zit. Andere voorbeelden van variabelen op een nominale schaal zijn haarkleur, geslacht, bloedgroep enzovoort. Ordinale variabelen echter geven ook een rangorde weer. Bijvoorbeeld de mate van de bewegingsuitslag van de knie kan worden gemeten op een ordinale schaal. De bewegingsuitslag wordt dan gescoord als: 'geringe/matige/goede/overmatige' bewegingsuitslag.

Zoals ook in hoofdstuk 17 aan de orde kwam, kan men, wanneer men wil weten of er een verband is in de beoordelingen van twee beoordelaars, eerst een kruistabel (of 2×2-tabel) maken en daaruit de kappa berekenen. Normaal gesproken ligt de waarde van de kappa tussen 0 (= uitsluitend toevalsovereenstemming) en 1 (= perfecte overeenstemming). In uitzonderlijke gevallen kan het zijn dat de twee beoordelaars het nog minder met elkaar eens zijn dan op basis van het toeval zou mogen worden verwacht. De kappa wordt dan negatief met als ondergrens –1.[2]

Als beoordelaars bijvoorbeeld willen bepalen of er bij onderzoek naar de bewegingsuitslag van de knie sprake is van geringe/matige/goede/overmatige bewegingsuitslag, dan scoren de beoordelaars in vier categorieën. Naarmate het aantal categorieën toeneemt, wordt het voor beoordelaars moeilijker iedereen in de goede categorie in te delen. In een dergelijk geval zal de kappa in het algemeen wat lager zijn.

Stel nu dat men als onderzoeker vindt dat de beoordelaars wel af en toe één categorie verschil mogen scoren, maar niet twee categorieën verschil of alleen in bijzondere gevallen. Bijvoorbeeld onderzoeker A scoort bij patiënt 1 de bewegingsuitslag als 'matig' en beoordelaar B scoort bij dezelfde patiënt de bewegingsuitslag als 'overmatig'. In dat geval kan men een gewicht toekennen aan het verschil. Een verschil van één categorie krijgt bijvoorbeeld het gewicht 1 en een verschil van twee categorieën het gewicht 4. In dit geval worden kwadratische gewichten gebruikt. De kappa die dan wordt berekend, heet een 'gewogen kappa'. Voor de interpretatie van de waarde van kappa verschilt een gewogen kappa in niets van een gewone kappa. Meestal is de waarde van de gewogen kappa iets hoger dan de gewone kappa. Dat komt omdat men er in veel gevallen slechts één categorie naast zit en die fouten worden minder zwaar meegewogen.

In hoofdstuk 17 is aangegeven dat er voorwaardes zijn voor het bepalen van de betrouwbaarheid wat betreft de manier waarop de test wordt uitgevoerd: a) dat een diagnostische test gestandaardiseerd moet worden uitgevoerd, en b) dat de patiënt gedurende het herhaalde testen niet verandert.

Stel nu dat men de interbeoordelaarsbetrouwbaarheid tussen vijf fysiotherapeuten wil berekenen van de Thessaly-test. De test is gestandaardiseerd en we gaan ervan uit dat de toestand van de proefpersoon niet verandert als gevolg van het uitvoeren van de test. Deze test levert een dichotome uitkomst op, dat wil zeggen er is ja/nee sprake van een positieve test. In dit geval kan men bijvoorbeeld tien kappawaarden uitrekenen, één voor elk koppel beoordelaars. De werkelijke overeenstemming tussen twee willekeurige beoordelaars ligt dan waarschijnlijk ergens tussen de waarden van de tien gevonden kappa's in.

CONTINUE VARIABELEN

Voorbeelden van continue variabelen zijn de bewegingsuitslag van bijvoorbeeld de knie gemeten in graden, of de temperatuur gemeten in graden Celsius. Het bepalen van de mate van overeenstemming tussen bijvoorbeeld verschillende beoordelaars met behulp van continue variabelen vraagt andere rekenkundige technieken dan hierboven zijn beschreven.

Allereerst wordt veel gebruikgemaakt van de 'Pearson Product Moment Correlation Coefficient', die vaak wordt beschreven als de Pearson's r of gewoon de Pearson. Deze correlatiecoëfficiënt geeft aan in hoeverre er een rechtlijnige samenhang bestaat tussen twee beoordelaars of beoordelingen (test-hertest). De waarde van deze correlatiecoëfficiënt ligt tussen –1 en 1. Hoe dichter de waarde bij 1 (of –1) ligt, des te hoger de correlatiecoëfficiënt. In het eerste geval is er sprake van een positieve correlatie: als de ene beoordelaar hogere waarden vindt, vindt de andere die ook. In het geval van een negatieve correlatie (r < 0), vindt de ene beoordelaar steeds lagere waarden, in tegenstelling tot de andere beoordelaar die steeds hogere waarden vindt. Idealiter moet de correlatiecoëfficiënt bij reproduceerbaarheidsonderzoek zo dicht mogelijk bij 1 liggen. In het voorbeeldonderzoek is de uitslag van de bewegingsuitslag gemeten met behulp van een goniometer en deze is nagenoeg tegelijkertijd, onafhankelijk van elkaar (is geblindeerd), uitgevoerd door twee beoordelaars. Een grafische voorstelling van de gegevens (m.b.v. een 'scatterplot') is weergegeven in figuur 18.1.

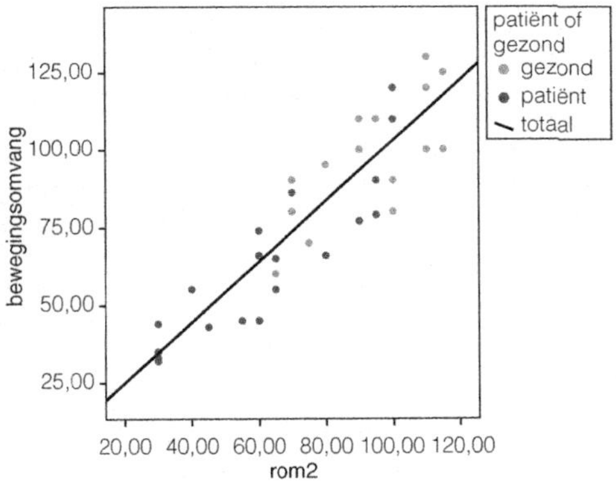

Figuur 18.1 *Scatterplot (= puntenwolk): twee beoordelaars meten de bewegingsuitslag (ROM) in graden.*

De Nederlandse vertaling van een scatterplot is 'puntenwolk'. Elk puntje representeert één proefpersoon. In de figuur is ook verschil te zien tussen de proefpersonen in de patiëntencategorie en de gezonde populatie. Bij de berekening van de Pearson's r wordt een kunstmatige lijn door de puntenwolk getrokken. Hoe dichter de punten bij die rechte lijn liggen, des te hoger de correlatiecoëfficiënt. Een hoge Pearson's r houdt niet automatisch in dat de overeenstemming tussen beide beoordelaars hoog is. Er kan sprake zijn van een systematisch verschil tussen beide beoordelaars; bijvoorbeeld de ene beoordelaar leest de goniometer steeds met 10° meer af dan de andere beoordelaar. De overeenstemming is dan laag, maar de Pearson's r kan heel hoog zijn. Als de mate van overeenstemming tussen twee beoordelaars alleen wordt uitgedrukt in een correlatiecoëfficiënt, levert dat wel wat informatie op, maar niet genoeg. Men weet niet in hoeverre er misschien systematische verschillen tussen de beoordelaars zijn.

Een maat die daar wel rekening mee houdt is de intraclass correlatiecoëfficiënt (ICC). Deze heeft daarom de voorkeur boven de Pearson correlatiecoëfficiënt. Een ICC wordt uitgedrukt in een waarde tussen 0 en 1. Bovendien is de ICC alleen maar gelijk aan 1 als de beoordelaars tot dezelfde score komen. Een bijkomend voordeel van de ICC is dat er één ICC berekend kan worden als er vijf verschillende beoordelaars zijn. Een groot nadeel van de ICC is dat er zeker acht verschillende berekeningsmethoden (formules) bestaan, die in verschillende situaties toegepast worden.[3,4] Het is dus zaak om de juiste formule te kiezen. Daarom is het altijd aan te bevelen om een statisticus te raadplegen.

Voor de Pearson correlatiecoëfficiënt en de ICC gaan we ervan uit dat waardes > 0,7 een goede overeenstemming betekent, tussen 0,5 en 0,7 een matige, tussen 0,3 en 0,5 een geringe en < 0,3 een slechte overeenstemming betekent.

De Pearson correlatiecoëfficiënt is een veelgebruikte en gemakkelijk te berekenen maat voor de correlatie tussen twee metingen. Het komt vaak voor dat de Pearson correlatiecoëfficiënt ten onrechte wordt verward met een maat voor overeenstemming. Om toch enig inzicht te krijgen in de systematische verschillen tussen metingen hebben de statistici Bland en Altman een eenvoudige grafische methode ontwikkeld om hier zicht op te krijgen.[5] Allereerst maken zij een gewone scatterplot van de gegevens zoals in figuur 18.1 is gedaan. Daarna wordt een tweede plot gemaakt met verticaal de verschilscores tussen de twee metingen (beoordelaar 1 – beoordelaar 2) en horizontaal het gemiddelde verschil in bewegingsuitslag (tussen beide beoordelaars) per proefpersoon, zoals is weergegeven in figuur 18.2.

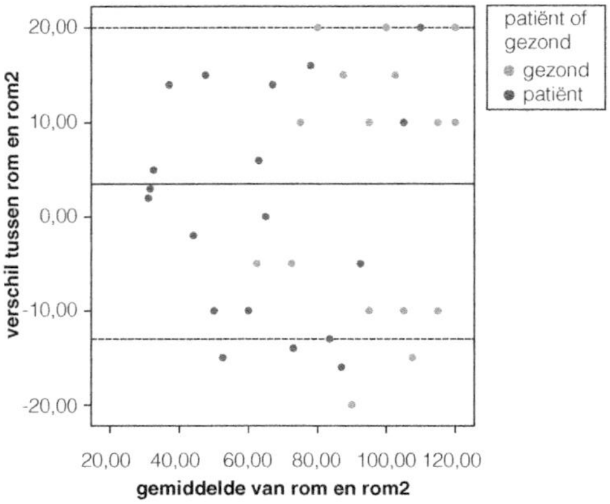

Figuur 18.2 *Bland & Altman-plot: verschillen en gemiddelde van beide beoordelaars.*

Figuur 18.2 laat duidelijker dan figuur 18.1 de verschillen zien tussen beide beoordelaars. De horizontale lijn geeft aan de gemiddelde verschilscores en deze ligt op 3,5 graden (95%-limits of agreement ofwel grenzen van overeenkomst (1,96 x standaarddeviatie): –13,0 - 20,0 graden). Bland en Altman trekken de grenzen van overeenkomst zodanig dat 95% van de puntjes erbinnen valt; in dit voorbeeld dus tussen –13 en +20 graden. Het is belangrijk te bepalen wat men klinisch nog een aanvaardbaar verschil tussen beoordelaars vindt; vindt men 16,5 graad verschil klinisch niet-relevant, dan is hier sprake van voldoende overeenstemming. Systematische verschillen tussen beide beoordelaars zijn ook gemakkelijker aantoonbaar als de lijn van het gemiddelde verschil niet rond nul ligt. In dit geval meet beoordelaar 1 gemiddeld vaker een grotere bewegingsuitslag dan beoordelaar 2, want het gemiddelde verschil is positief. In dat geval is er sprake van een systematisch verschil tussen beide beoordelaars, dat niet zichtbaar wordt bij de berekening van een Pearson.

Validiteit

NOMINALE VARIABELEN OF ORDINALE VARIABELEN

Van een diagnostische test wil men natuurlijk weten of er een relatie bestaat tussen de test en de gouden standaard of het externe criterium. Men kan dan met behulp van de kruistabel de sensitiviteit of specificiteit en voorspellende waarden berekenen, zoals in hoofdstuk 17 is beschreven.

CONTINUE VARIABELEN

Ook in het geval van continue variabelen en het bestaan van een gouden standaard/extern criterium kan men een Pearson correlatiecoëfficiënt of een ICC berekenen, zoals boven beschreven.

Men kan ook een regressieanalyse uitvoeren, een logistische regressie als de uitkomstmaat dichotoom is en een lineaire regressie als de uitkomstmaat continu is. Met behulp van een regressieanalyse toetst men of er een lineair verband bestaat tussen de uitslag van de gouden standaard of extern criterium en de uitslag van een of meer beoordelaars. Als je alleen de relatie tussen de uitslag van de beoordelaar(s) en de uitslag van de gouden standaard wilt weten, kun je in de regressieanalyse rekening houden met andere variabelen (zoals tijdstip van de dag, ervaring van de beoordelaars etc.) die van invloed zouden kunnen zijn op de beoordelingen. Deze variabelen heten dan 'confounders' ofwel variabelen die de relatie tussen de twee meetmethoden (test en gouden standaard) kunnen vertroebelen. Men onderzoekt dan welke van die variabelen mogelijk van invloed zijn geweest op de uiteindelijke uitslag van de beoordelaar en bijvoorbeeld een deel van de overeenstemming (of verschil) met de gouden standaard kunnen verklaren.

Combinatie van tests

Je kunt ook een regressieanalyse doen waarin je de variabelen uit de anamnese of andere tests meeneemt, om te kijken wat de test toevoegt aan de anamnese. Dit heet dan een multivariabel (multivariaat) model, of ook wel een diagnostisch model. De ontwikkeling van zo'n model begint met het selecteren van variabelen (diagnostische kenmerken/tests) uit de anamnese en het lichamelijk onderzoek. Deze variabelen worden dan door middel van een regressieanalyse geanalyseerd op hun bijdrage aan het uiteindelijke model. Die bijdrage wordt vaak uitgedrukt in de regressiecoëfficiënt beta of odds ratio (OR). Als bij de Thessaly-test in het model een OR van 1,2 staat, dan betekent dit dat de kans op het hebben van een meniscusletsel 1,2 keer hoger is bij iemand met een positieve testuitslag vergeleken met een negatieve testuitslag. Alle relevante variabelen samen vormen dan het uiteindelijke diagnostische model. Vaak wordt van zo'n model een ROC-curve gepresenteerd (voor een voorbeeld zie figuur 18.3). ROC staat voor 'receiver operating characteristic' curve. Dit is een grafiek die de sensitiviteit van het model uitzet tegen de specificiteit voor verschillende afkappunten. De 'area under the curve' (AUC) geeft aan hoe goed het model een onderscheid kan maken tussen mensen met en zonder aandoening: 1 is een perfecte test, die alle zieken kan identificeren zonder fout-positieven, en 0,5 is een waardeloze test, die geen onderscheid kan maken tussen mensen met en zonder een meniscusletsel. Hoe meer de curve de linkerbovenhoek benadert, hoe beter het discriminerende vermogen is. Bij een AUC van 0,7 (70%) vindt men het diagnostisch model redelijk en boven de 0,80 wordt het goed genoemd.

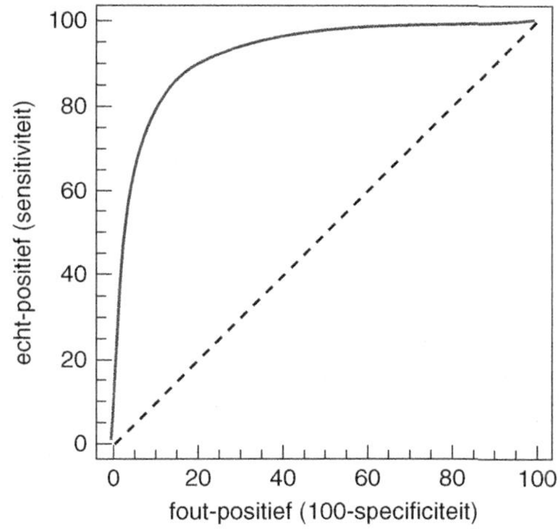

Figuur 18.3 *Voorbeeld van een ROC-curve.*

Statistische significantie

Soms worden bij de analyse naast de kappa of de Pearson correlatiecoëfficiënt ook significantiecijfers gepresenteerd. Deze significantiecijfers geven aan of het percentage overeenkomst dat wordt gevonden, significant van 0 (nul) afwijkt. Maar dat is niet de vraag bij de reproduceerbaarheid en validiteit van diagnostische tests. Men wil dat de correlatiecoëfficiënten zo dicht mogelijk bij 1 liggen. Daar geven de significantietests geen informatie over. Centrale vraag bij de interpretatie van diagnostisch onderzoek is of de mate van overeenkomst tussen beoordelaars of tussen test en gouden standaard acceptabel is voor de klinische praktijk. Bij het berekenen van een kappa of Pearson correlatiecoëfficiënt bepaalt men van tevoren met welke waarden men tevreden is, dus welke waarden nog klinische relevantie hebben.

Beschouwing

Dit hoofdstuk heeft tot doel de huidige kennis over diagnostisch onderzoek, en vooral de manier waarop resultaten tot stand komen, te vergroten. Hopelijk is men hierdoor in staat de literatuur gerichter te lezen en te beoordelen. Onderzoek doen en het lezen en beoordelen van vakliteratuur blijft vooral een zaak van het gezonde verstand gebruiken.

Literatuur

1 Wagemakers HP, Heintjes EM, Boks SS, Berger MY, Verhaar JA, Koes BW, et al. Diagnostic value of history-taking and physical examination for assessing meniscal tears of the knee in general practice. Clin J Sport Med. 2008 Jan;18(1):24-30.
2 Bouter LM, Dongen MJCM van, Zielhuis GA. Epidemiologisch onderzoek; opzet en interpretatie. Zesde druk. Houten: Bohn Stafleu van Loghum; 2010.
3 Shrout PE, Fleiss JL. Intraclass correlations: uses in assessing rater reliability. Psychol Bul. 1979; 86:420-8.
4 Müller R, Büttner P. A critical discussion of intraclass correlation coefficients. Stat Med. 1994;13:2465-76.

Predictie: natuurlijk en klinisch beloop

Predictie betekent letterlijk voorspelling. Binnen de (para)medische geneeskunde is het van belang goede voorspellingen te kunnen doen. Paramedici hebben dagelijks te maken met het nemen van beslissingen en het voorspellen van uitkomsten. Welke behandeling is het meest geschikt en wat vertel ik de patiënt over het beloop van zijn ziekte?
Als de (para)medicus na de diagnose besluit om niet te behandelen, zal de aandoening van de patiënt in het algemeen waarschijnlijk een gunstig natuurlijk beloop kennen. Om het natuurlijk beloop goed in te kunnen schatten, kan de (para)medicus gebruikmaken van prognostische modellen, ook wel predictiemodellen genoemd. Het voorspellen van het natuurlijk beloop aan de hand van deze modellen komt aan bod in hoofdstuk 19. Indien wel tot behandelen wordt overgegaan hebben we te maken met het klinisch beloop van een aandoening. Hoe we kunnen inschatten wat het klinisch beloop zal zijn, klinische predictiemodellen en hoe u snel een beeld kunt krijgen van de kwaliteit en klinische relevantie van het onderzoek volgt in hoofdstuk 20.

Leerdoelen

Na bestudering van deze hoofdstukken is de lezer in staat om:
- het verschil tussen een natuurlijk beloop en een afwijkend beloop uit te leggen;
- verschillende typen prognostische factoren te benoemen;
- het design van een single factor studie te beschrijven;
- het verschil tussen een associatiemodel en een predictiemodel uit te leggen;
- uit te leggen hoe een eenvoudige studie die het klinisch beloop wil afzetten tegen een ander beloop eruitziet;
- de termen interactie en effectmodificatie uit te leggen;
- de vier aspecten toe te lichten die van belang zijn om de bruikbaarheid voor de praktijk te beoordelen van een artikel over predictie.

19 Predictie, het voorspellen van natuurlijk beloop

J.A.J. Borghouts, L. Van Oort, R.A. de Bie en A.P. Verhagen

Na het stellen van de diagnose zijn er in principe twee opties. De patiënt wordt niet behandeld en men wacht het herstel af (natuurlijk beloop), of de patiënt wordt wel behandeld. In dat geval hangt het beloop van de aandoening af van het natuurlijk beloop, in combinatie met het effect van de gekozen behandeling (klinisch beloop).
In dit hoofdstuk wordt het natuurlijk beloop van een aandoening besproken.

Onder het natuurlijk beloop van een aandoening verstaan we het verloop van de klachten in de tijd, zonder dat er wordt ingegrepen van buitenaf door behandeling. Zo kennen we bijvoorbeeld het natuurlijk beloop van lage-rugklachten: ongeveer 90 procent van de mensen herstelt spontaan (d.w.z. zonder daarvoor behandeld te zijn) binnen twee à drie maanden. We noemen de prognose van lage-rugklachten daarom gunstig. De arts of (para)medicus hanteert in dat geval veelal een afwachtend beleid.
Soms verminderen de klachten slechts geleidelijk of helemaal niet, terwijl dat wel te verwachten was. In dat geval is het natuurlijk beloop verstoord en is er sprake van een afwijkend beloop. In dat geval kan behandelen geïndiceerd zijn.
Echter, welke prognose (natuurlijk of afwijkend beloop) voor een patiënt gaat gelden, wordt beïnvloed door allerlei patiëntgebonden factoren. De werkzaamheden die een patiënt dagelijks verricht, zijn hiervan een goed voorbeeld. Een vrachtwagenchauffeur die 40 uur per week op de weg zit, heeft een minder gunstig profiel om te herstellen van een aspecifieke rugklacht dan een postbode die veel in beweging is. Factoren die het beloop op positieve dan wel negatieve wijze kunnen beïnvloeden, noemen we prognostische factoren.
Van veel aandoeningen weten we weinig van het natuurlijk beloop. Dit heeft verschillende oorzaken. Ten eerste moet de aandoening direct goed te diagnosticeren zijn. Bij symptoomdiagnoses zoals 'lage-rugklachten' kan dat goed, maar bij andere aandoeningen, zoals artrose, ligt dat veel ingewikkelder. Je kunt pas iets zeggen over het natuurlijk beloop wanneer je weet wanneer de aandoening is ontstaan. Wanneer bij een grote groep mensen op verschillende momenten in het ziekteproces gestart wordt met het registreren van het natuurlijk beloop, dan zullen er zeer verschillende uitkomsten zijn. Je kunt je voorstellen dat het natuurlijk beloop van lage-rugpijn bij iemand die deze klacht sinds gisteren heeft, heel anders is dan van de patiënt die al weken met klachten rondloopt.
Ten tweede wordt na de diagnose toch vaak een behandelplan opgesteld. Het beloop is dan niet natuurlijk meer. Het is onze neiging om mensen te behandelen nadat we een diagnose hebben gesteld. Slechts zelden kunnen we een afwachtend beleid voeren en wachten op spontaan herstel. Van veel behandelingen weten we alleen niet of ze effectiever zijn dan niets doen. Afwachtend beleid kan alleen maar als we zeker weten dat afwachten niet schadelijk is en er ook geen behandelin-

gen zijn die beter zijn dan het natuurlijk beloop. Afwachtend beleid is een 'behandeloptie' die de huisarts bij veel aandoeningen voert. Paramedici behandelen mensen vaak wel. Als gevolg daarvan weten we vaak niet of sommige behandelingen het natuurlijk beloop niet of misschien wel negatief beïnvloeden (schadelijk zijn). Van veel aandoeningen weten we dus weinig van het natuurlijk beloop, maar veel van het klinisch beloop.

Prognostische factoren

Prognostische factoren zijn variabelen die het beloop van een aandoening kunnen voorspellen.
Zo blijkt bijvoorbeeld dat patiënten met lagerugpijn en een lage pijnintensiteit sneller herstellen dan patiënten met een hoge pijnintensiteit. Uit dit voorbeeld blijkt dat prognostische factoren nuttig zijn om een patiënt een accurate prognose te kunnen geven. Ze geven echter geen enkele informatie over welke patiënten het beste zullen reageren op een specifieke therapie. Je mag dus in dit geval niet veronderstellen dat een lage pijnintensiteit ook een gunstige uitkomst zal hebben wanneer deze patiënt wordt behandeld.
Sommige prognostische factoren zijn persoonsgebonden, zoals leeftijd en geslacht, maar ook copingstijl en de neiging tot depressiviteit kunnen worden gezien als persoonsgebonden prognostische factoren. Verder zijn er prognostische factoren die aan de omgeving gebonden zijn, zoals woonomgeving, werkomstandigheid of sociale klasse. Zo blijkt bijvoorbeeld dat werknemers uit een lage sociaaleconomische klasse, met lagerugpijn, er langer over doen om terug te keren in de werksituatie na ziekteverzuim dan mensen uit de hogere sociaaleconomische klasse.
Sommige prognostische factoren zijn te beïnvloeden, bijvoorbeeld door therapie.
Het zou handig zijn om in je klinisch redeneren, bij het geven van voorlichting aan een patiënt, iets te weten over het natuurlijk beloop (de prognose) van een aandoening. Een therapeut kan zich baseren op ervaring met eerdere patiënten. Een nadeel hiervan is echter dat niet uit te sluiten valt dat de therapeut zich selectief bepaalde gevallen herinnert, terwijl juist voor prognose een objectieve beoordeling van de gegevens (eerdere patiënten) nodig is. Een andere manier is het raadplegen van een richtlijn. Voor lang niet elke aandoening bestaat echter een richtlijn en bovendien focussen richtlijnen voornamelijk op diagnostiek en behandeling, en niet op de prognose.

Single factor studies

Als je bent geïnteresseerd in slechts één variabele die van invloed is om het beloop van een aandoening te voorspellen, kan dat op twee manieren. Allereerst kan men gebruikmaken van een univariabele analyse (zie ook hoofdstuk 14). Zo zou je bijvoorbeeld wetenschappelijk kunnen onderzoeken of een actieve copingstijl een positieve invloed heeft op het de pijnintensiteit van patiënten met een aspecifieke lage-rugklacht. In kader 19.1 staat een onderzoeksopzet beschreven die geschikt is om bovenstaande vraag te beantwoorden.

Mogelijke onderzoeksopzet van een single factor studie

Vraagstelling: Heeft een actieve copingstijl een positieve invloed op het natuurlijk beloop van patiënten met aspecifieke lage-rugklachten?
De te onderzoeken prognostische factor (onafhankelijke variabele) is hier een actieve copingstijl. De uitkomstmaat is wel/geen herstel (afhankelijke variabele).

- Er wordt een gevarieerde groep patiënten geselecteerd (cohort), met één grote overeenkomst, namelijk bij de start hebben ze ongeveer twee dagen aspecifieke rugklachten.
- Vervolgens breng je van deze groep patiënten allerlei factoren in kaart: leeftijd, geslacht, werksituatie, copingstijl, enz.

- Hierna doe je niets anders dan de groep mensen volgen in de tijd. Je registreert hoe de klacht zich bij iedereen ontwikkeld.
- Na bijvoorbeeld drie maanden bekijk je welke mensen hersteld zijn en welke niet.

De vraag is nu, zijn er 'trends' terug te zien in de groep mensen die je onderzocht hebt? Met andere woorden: zijn er onder de mensen die hersteld zijn misschien meer mensen met een actieve copingstijl dan onder de 'niet herstellers'? Als dat zo is, is het hebben van een actieve copingstijl misschien een goede voorspeller voor een gunstig beloop (positief prognostische factor).

Een onderzoeksopzet als deze, onderzoekt het verband tussen één opzichzelfstaande factor (actieve copingstijl) en de uitkomst waarin je geïnteresseerd bent: in dit geval: wel of geen klachten meer hebben na drie maanden. Dit type wetenschappelijk onderzoek wordt dan ook *univariabel* (omdat je maar naar één afhankelijke variabele kijkt), observationeel (omdat je niet ingrijpt; niet behandelt) prognostisch onderzoek genoemd. Omdat we te maken hebben met een gedefinieerde groep mensen die we volgen in de tijd, kun je hier ook spreken van een prospectief cohortonderzoek.

In het voorbeeld hierboven is echter geen rekening gehouden met de invloed die andere variabelen (bijvoorbeeld de leeftijd en het geslacht) mogelijk hebben op de prognostische factor 'actieve copingstijl' en/of de uitkomstmaat herstel. Het kan zijn dat leeftijd en geslacht ook een rol spelen in die relatie, en als het ware de relatie vertroebelen. We noemen dat soort vertroebelende variabelen dan confounders of effectmodificatoren (zie ook hoofdstuk 14). Het kan zijn dat bij jongere mensen meer mensen herstellen dan bij ouderen, ongeacht de copingstijl. Leeftijd is dan een effectmodificator. Het kan ook zijn dat binnen mannen en vrouwen apart er weinig tot geen relatie bestaat tussen copingstijl en herstel, terwijl in de hele groep er wel een relatie is; geslacht is dan een confounder. Als je dan nog wil weten wat de relatie is tussen actieve coping en herstel, moet je in de analyse voor leeftijd en geslacht corrigeren. Corrigeren doe je dan door ook deze variabelen in je statistisch model op te nemen. Dit wordt dan ook wel een *multivariabel model* genoemd, of specifieker een *associatiemodel*. (De termen 'associatiemodel' en 'single factor studie' worden in de literatuur door elkaar gebruikt.) De centrale vraagstelling blijft nog steeds gericht op één prognostische factor om het beloop te verklaren, maar er wordt rekening gehouden met mogelijke verstoring.

Predictiemodellen

Stel je bent geïnteresseerd in welke patiënt het wel of niet goed gaat doen, dus bij wie de kans op herstel groot is en bij wie niet. In dat geval ben je niet alleen geïnteresseerd in de copingstijl, maar in alle variabelen die invloed op het herstel kunnen hebben. Bij predictiemodellen (ook wel prognostische modellen genoemd) is het doel vaak niet om te kijken naar het causale verband tussen 1 variabele (al dan niet gecorrigeerd) en de uitkomstmaat, maar om een voorspelling te doen op basis van een set variabelen. Ook hier is sprake van een *multivariabel model*. Het bijzondere in dit model is dat men op basis van de combinatie van meerdere variabelen, een voorspelling wil doen over het beloop van een aandoening. Het aandeel van iedere 'losse' variabele blijft echter onbekend, vergelijkbaar met een 'black box'. In Kader 19.2 staat een casus beschreven van een patiënt waarbij de neuroloog een voorspelling geeft op basis van een predictiemodel.

Casus
Mevrouw P.I. Neut (86 jaar, weduwe) is anderhalve dag geleden getroffen door een beroerte. Aangezien mevrouw Neut een zeer gezonde leefstijl had (wat betreft roken, eten, drinken en bewegen), kwam het nare incident voor haar kinderen en kleinkinderen als donderslag bij heldere hemel. Momenteel ligt mevrouw in het ziekenhuis, waar ze meerdere malen per dag getest wordt. Grote delen van de dag is ze niet alert en reageert ze niet op vragen als: 'Hoe oud bent u?' en: 'In welke maand leven we momenteel?' Soms zijn de artsen in staat haar te wekken. Ze opent dan haar ogen op commando en knijpt in je hand als je daar om vraagt. Ook brabbelt ze dan woorden en zinnen, die slecht zijn te verstaan. Daarbij is duidelijk zichtbaar dat één van haar mondhoeken afhangt. Ze kan haar aangedane arm en been niet bewegen.
Haar naasten hebben in een patiëntenfolder gelezen dat er na een beroerte vaak nog fors herstel op kan treden, dus houden ze hoop. De neuroloog heeft echter slecht nieuws; hij acht de kans zeer groot dat mevrouw zal komen te overlijden en bij overleven ernstig invalide zal blijven. Vooral de kinderen reageren in de eerste instantie met onbegrip. 'Hoe kan een arts in dit acute stadium zo'n straffe uitspraak doen? Zou hij niet beter moeten weten? Mama is tenslotte altijd een sterke en gezonde vrouw geweest'.

Hoewel het wreed is voor de familie, weet de neuroloog uit de casus hierboven ook beter. Uit wetenschappelijk onderzoek blijkt dat leefstijlfactoren als eet- en beweeggedrag zeker van invloed kunnen zijn op de grootte van het *risico* een beroerte te krijgen, maar dat zij nadat de beroerte eenmaal is opgetreden niet meer *voorspellend* (predictief) werken op de kans op herstel. Variabelen die als set wel voorspellend zijn voor het toekomstig functioneren in het algemeen dagelijks leven (ADL) na een beroerte, zijn de leeftijd van de patiënt en de ernst van de motorische uitval. Een multivariabel predictiemodel maakt het mogelijk dat behandelaars (in dit geval de neuroloog) gedegen informatie kunnen geven aan (in dit geval) de familie van mevrouw Neut. Een betrouwbare manier om predictiemodellen te maken, is gebruik te maken van een statistisch model dat gebaseerd is op grote aantallen patiënten. Bij het ontwikkelen van predictiemodellen dienen de onderzoekers van tevoren vast te stellen welke variabele(n) de mogelijkheid hebben om een bepaalde uitkomst te voorspellen.

Beschouwing

Prognostische onderzoeken wordt steeds populairder. Ze zijn populair omdat ze een kwantificeerbare voorspelling geven van het verwachte beloop. Ze kwantificeren bevindingen die kunnen helpen bij het nemen van een beslissing. Meestal worden kansen gepresenteerd, bijvoorbeeld in de vorm van 'kans op herstel'. Het probleem is dat mensen over het algemeen slecht om kunnen gaan met kansen. 'Als u niets doet aan uw aandoening, heeft u 90% kans op herstel'. Een dergelijke uitspraak is nog wel te bevatten. Maar wat als je een kans van 65% wordt voorgehouden?
Het adviseren of geruststellen van een patiënt wordt ook moeilijk als er verschillende uitkomsten zijn (bijvoorbeeld een kans op herstel, maar ook een kans op complicaties). Stel dat je een patiënt moet adviseren over mogelijke complicaties die kunnen optreden in het beloop van de ziekte.
Dergelijke predictiemodellen, die de (para)medicus zouden moeten helpen, maar niet vertellen wat precies te doen, maken het voorlichten van de patiënt tot een ingewikkelde afweging. De vraag is wat we kunnen met de wetenschap dat de kans op chroniciteit bij aspecifieke lage-rugpijn voor vrouwen groter is dan voor mannen.

Het gebruik van associatie- en predictiemodellen lijkt een solide methode. De uitkomst van een model wordt echter altijd bepaald door wat de onderzoeker erin heeft gestopt. Dit lijkt evident, maar als de onderzoeker bijvoorbeeld 'sociale klasse' niet heeft geïnventariseerd, kan hij er niet voor corrigeren als het mogelijk een confounder of effectmodificator is, en zal dit ook nooit als variabele of prognostische factor worden gevonden. Het kan ook voorkomen dat prognostische factoren die significant naar voren komen in een beperkte set voorspellers, geen significante rol meer spelen in een grotere set. In de praktijk vergeet de lezer vaak dat bepaalde belangrijke variabelen niet zijn meegnomen in het model. Tot slot, voor de bruikbaarheid van een predictiemodel in de praktijk is het van belang te bekijken of jouw patiënt overeenkomt met de patiënten uit de studie die je voorhanden hebt. Daarnaast kan het beloop van de aandoening van een individuele patiënt natuurlijk afwijken van het gemiddelde van een grote groep. Kortom, de associatiemodellen leveren interessante informatie op, maar zullen zelden de echte beslissing voor je nemen. Predictiemodellen zijn voor de praktijk veel bruikbaarder voor het geven van adviezen en voor het inschatten van bijvoorbeeld de kans op herstel.

Aanbevolen literatuur

Bouter LM, Dongen MCJM van, Zielhuis GA. Epidemiologisch onderzoek. Opzet en interpretatie. Zesde herziene druk. Houten: Bohn Stafleu van Loghum; 2010.

Hancock M, Herbert RD, Maher CG. A Guide to Interpretation of Studies Investigating Subgroups of Responders to Physical Therapy Interventions. Phys Ther. 2009;89:698-704.

Steyerberg EW. Clinical Prediction Models. A Practical Approach to Development, Validation, and Updating. New York: Springer; 2009.

Klinische predictiemodellen; wat moeten we ermee?

L. van Oort, J.A.J. Borghouts, M.Y. Berger en A.P. Verhagen

In het vorige hoofdstuk hebben we bij stilgestaan bij het voorspellen van het natuurlijk (of afwijkend) beloop. In het huidige hoofdstuk zal het accent liggen op het voorspellen van het klinisch beloop, klinische predictiemodellen en hoe u snel een beeld kunt krijgen van de kwaliteit en klinische relevantie van het onderzoek. Voorspellingen die zich richten op het natuurlijke of klinische beloop, vertonen redelijk wat overeenkomsten. De grootste overeenkomst is zonder twijfel dat ze allebei uitspraken (willen) doen over de toekomst. Echter, beide vormen van voorspelling hebben ook unieke kenmerken. Zo heb je bij het voorspellen van het klinisch beloop altijd te maken met een behandeling of interventie, wat bij het voorspellen van het natuurlijk beloop niet het geval is. Juist dit unieke kenmerk maakt het relevant om aan het voorspellen van het klinisch beloop een apart hoofdstuk te wijden.

In het vorige hoofdstuk heb je alles kunnen lezen over het natuurlijk beloop en wat de rol van prognostische factoren daarbij is. In de paramedische praktijk is het van wezenlijk belang om te beoordelen of bij een patiënt die zich aanmeld voor behandeling sprake is van een gunstig natuurlijk beloop of niet. Immers, is het natuurlijk beloop gunstig, dan heeft ingrijpen meestal geen toegevoegde waarde. Bij een ongunstig beloop kan er vaak wel een taak zijn weggelegd voor de behandelaar. Wanneer er prognostische factoren aanwezig zijn die te beïnvloeden zijn (zoals de copingstijl van de patiënt), dan is het evident een behandelplan op te stellen met als doel deze factoren gunstiger te stemmen. Zodra er van buitenaf wordt ingegrepen op het beloop, dan is het beloop per definitie niet meer natuurlijk, maar spreken we van een klinisch beloop. Het van buitenaf ingrijpen op een beloop, kan op uiteenlopende manieren gebeuren, zoals met voorlichting, advies, medicatie of oefentherapie. Sec genomen is er al sprake 'van buitenaf ingrijpen' op het moment van het eerste contact tussen zorgverlener en patiënt.

Het komt nog weleens voor dat mensen causale relaties trekken uit het klinisch beloop, bijvoorbeeld: 'De patiënt met lage-rugklachten is beter geworden door mijn behandeling'. Dit is niet legitiem, want je weet niet wat het beloop van de klacht van deze patiënt zou zijn geweest als je niet had ingegrepen. (Zie ook hoofdstuk 2.) Misschien was de patiënt dan net zo snel hersteld (of erger: sneller). Wanneer diagnostische en therapeutische handelingen de prognose van een aandoening beïnvloeden, kunnen ze gezien worden als variabelen (prognostische factoren), zowel in positieve (bijvoorbeeld herstelbevorderend) als negatieve zin (bijvoorbeeld in stand houden van ziektegedrag). Pas wanneer het klinisch beloop bij een bepaalde behandeling naar verwachting gunstiger zal zijn dan het beloop zonder ingrijpen van buitenaf, is het zinvol tot behandelen over te gaan.

Klinische predictiemodellen

Studies naar een klinisch beloop kun je grofweg in twee categorieën indelen: 1) studies die tot doel hebben een klinisch beloop te monitoren/beschrijven en 2) studies die een klinisch beloop van een klacht willen vergelijken met een ander beloop. Deze twee categorieën worden hierna apart besproken, waarbij we ons concentreren op multivariabele studies. De univariabele studies (associatiemodellen of single factor studies) zijn in het vorige hoofdstuk uitgebreid aan bod geweest.

PROGNOSTISCHE STUDIES DIE TOT DOEL HEBBEN EEN KLINISCH BELOOP TE MONITOREN/BESCHRIJVEN

De opzet van deze studies is nagenoeg identiek aan de opzet van prognostische studies naar het natuurlijk beloop (zie hoofdstuk 19). Het enige verschil is in feite dat er altijd sprake zal zijn van een behandeling (interventie) wanneer het een studie betreft naar een klinisch beloop, de zogeheten klinische predictiemodellen.

PROGNOSTISCHE STUDIES DIE TOT DOEL HEBBEN OM HET KLINISCH BELOOP AF TE ZETTEN TEGEN EEN ANDER BELOOP

Wanneer het klinisch beloop wordt onderzocht, doet men dit vaak in de eerste instantie om er achter te komen of dit beloop gunstiger is dan een ander beloop (bijvoorbeeld: je vraagt je af of een behandeling het beloop gunstiger beïnvloedt dan niet behandelen) en welke factoren daarvoor verantwoordelijk zijn. Op dit soort vraagstellingen kan alleen een gerandomiseerd onderzoek (RCT) antwoord geven. Wanneer men de invloed van een interventie op het beloop van een klacht wil onderzoeken, dan zal ook gebruikgemaakt moeten worden van een groep die niet de betreffende interventie krijgt, ofwel een controlegroep.[1] Dan pas kun je uitspraken doen over het klinisch beloop (interventiegroep) in vergelijking met een ander beloop (controlegroep). (Zie hiervoor met name de hoofdstukken 2 en 3.)

Binnen een RCT kun je ook prognostische studies uitvoeren. Je onderzoekt dan welke subgroep van patiënten (patiëntenprofiel) het meest gebaat is bij de interventie. Misschien wel het meest kenmerkende verschil met een gewone RCT zit verscholen in de aard en omvang van de onderzoekspopulatie. Binnen een RCT wordt doorgaans gewerkt met een vrij homogene onderzoekspopulatie. Bij een prognostische studie ben je als onderzoeker juist gebaat bij een wat meer heterogene onderzoekspopulatie. Je wilt immers uitspraken doen over welk patiëntenprofiel het meest gebaat is bij de interventie die je onderzoekt. In een homogene onderzoeksgroep is het nu eenmaal zeer lastig om subgroepen te definiëren.

RCT's waarin men onderzoekt welke subgroep van patiënten het meest gebaat is bij een bepaalde behandeling resulteren vaak in een beslismodel (soms per abuis klinische predictiemodellen genoemd). Zo'n beslismodel kan bijvoorbeeld inzicht geven in welke interventie specifiek nuttig is voor welke subgroep van patiënten (met specifieke patiëntkarakteristieken). Bijvoorbeeld: mensen met ernstige nekpijn blijken meer baat te hebben bij manuele therapie en mensen met minder nekpijn bij fysiotherapie.[2] Statistisch gezien berekenen zulke studies dan ook of er een interactie is tussen een bepaalde variabele (in dit voorbeeld dus 'ernst van de klacht') en de desbetreffende behandeling. Indien de interactie ook daadwerkelijk is aangetoond kun je conclusies trekken dat 'ernst van de klacht' interactie heeft met de interventie. Met andere woorden, dat bijvoorbeeld voor mensen met ernstige klachten de therapie niet werkzaam is, terwijl voor de mensen met niet-ernstige klachten de therapie wel werkzaam is.[1] Met interactie wordt hier hetzelfde bedoeld als in hoofdstuk 14 met effectmodificatie. Het centrale punt is namelijk dat het effect voor een categorie van een variabele het effect anders is dan voor de andere categorie van die variabele. De termen interactie en effectmodificatie zijn dan ook synoniem. Wil je interactie (of effectmodificatie) statitsich aantonen, dan zal de onderzoekspopulatie ongeveer vier keer groter moet zijn als die in een 'gewone' RCT, waarbij je geen effectmodificatie verwacht. In dat laatste geval is een aantal van 30 tot 50 proefpersonen per onderzoeksarm vaak voldoende is om grotere effecten te kunnen aantonen.

HOE SCHEID JE HET KAF VAN HET KOREN?

Het is helder geworden dat het voor paramedici belangrijk is om voorspellingen te kunnen doen, zoals: 'Wat is de herstelverwachting van deze patiënt?' en: 'Kan ik deze prognose positief beïnvloeden door een bepaalde interventie?' Het is tevens helder geworden dat het van belang is om kritisch stil te staan bij de wijze waarop het stellen van een voorspelling tot stand komt (legitimering). De bewuste en onbewuste afwegingen die een (para)medicus de hele dag maakt, liggen opgesloten in diens klinische kennis en vaardigheden. Deze klinische kennis en vaardigheden vormen, samen met de mening van de patiënt en het wetenschappelijk bewijs, de basis voor evidence-based medicine.[3] Het zoeken en beoordelen van wetenschappelijk bewijs blijkt in de praktijk een struikelblok voor veel (para)medici. Het ontbreekt vaak aan de benodigde competenties op dit vlak. In deze paragraaf wordt daarom speciaal ingegaan op het beoordelen van wetenschappelijk bewijs op het gebied van predictie. De centrale vraag is dan natuurlijk: hoe scheid ik het kaf van het koren?
Om te beoordelen of een artikel over predictie bruikbaar is voor jou, zijn er vier aspecten waarover je een uitspraak moet doen. Dat zijn de interne validiteit van de studie, de daadwerkelijke resultaten, klinische relevantie en generaliseerbaarheid van de resultaten.[4]
Deze vier aspecten worden hierna apart besproken, waarbij we voor elk aspect een aantal punten noemen die een belangrijke rol spelen. Het is belangrijk te vermelden dat er ook nog andere punten zijn die van belang zijn, maar het gaat te ver om deze allemaal te bespreken in dit boekje.

Interne validiteit

Bij de beoordeling van de (interne) validiteit van een artikel wordt gekeken of de juiste methode wordt gebruikt om de onderzoeksvraag te beantwoorden en of er niet te veel storende factoren zijn die de resultaten kunnen beïnvloeden. Om er achter te komen wat de interne validiteit is van een artikel, is het beantwoorden van een aantal vragen relevant.[5,6] Deze vragen worden hierna besproken.

Is er gebruik gemaakt van een representatieve onderzoekspopulatie?

Het is belangrijk dat er binnen de studie gebruik wordt gemaakt van een goed-gedefinieerde groep patiënten. Hiervoor is een duidelijke beschrijving van in- en exclusiecriteria van belang. Chronische en acute rugpijnpatiënten hebben bijvoorbeeld een verschillende prognose. Het is daarom handig te weten op welke categorie patiënten een studie zich richt.

Is het aantal uitvallers (drop-outs) niet te groot?

Het is niet ongebruikelijk dat er mensen uitvallen tijdens een studie, zeker niet wanneer er een grote groep patiënten wordt onderzocht. Om zeer uiteenlopende redenen komen proefpersonen niet meer opdagen voor een herhaalmeting, of zijn ze niet meer in staat om te komen. Deze mensen noemen we drop-outs of loss to follow-up. Hoe groter het percentage drop-outs, hoe groter de kans dat er een selectieve groep mensen is uitgevallen en er vertekening van resultaten optreedt. Bijvoorbeeld: misschien komen mensen niet meer, omdat het heel veel slechter met ze gaat dan in het begin van de studie. In dat geval zijn de uiteindelijke resultaten vooral gebaseerd op het 'minder zieke deel' van de aanvankelijke onderzoekspopulatie.

Wordt er gebruikgemaakt van een referentiegroep (controlegroep) wanneer de onderzoeksvraag dit noodzakelijk maakt?

Dit is van essentieel belang bij prognostische studies die een uitspraak willen doen over welke subgroep van patiënten specifiek baat heeft bij een interventie. Zie ook eerder in dit hoofdstuk.

Is de follow-upperiode voldoende lang?
De follow-up dient zo lang te zijn dat de bestudeerde uitkomst in die periode kan optreden. Bijvoorbeeld: als de uitkomst van een studie het wel of niet optreden van chroniciteit is, en chroniciteit na drie maanden wordt gedefinieerd, zal de follow-up ten minste drie maanden moeten duren.

Zijn de metingen valide en reproduceerbaar geweest?
Het gaat hier om de metingen rond de uitkomstmaat, maar ook om de metingen van de verschillende (potentiële) prognostische factoren. De validiteit van een meting geeft aan in hoeverre je meet wat je beoogd had te meten en dit is in grote mate afhankelijk van de middelen die je tot je beschikking hebt als onderzoeker. Sommige metingen zijn goed op een valide manier uit te voeren (bijvoorbeeld het vaststellen van een fractuur), terwijl andere meer interpretatie nodig hebben (bijvoorbeeld het in kaart brengen van de kwaliteit van leven van een patiënt). Naast validiteit, is ook de reproduceerbaarheid van een meting belangrijk; deze geeft aan in hoeverre je bij herhaalde metingen tot eenzelfde uitslag zult komen. De reproduceerbaarheid van een meting wordt door verschillende zaken beïnvloed, zoals de mate waarin de meting gestandaardiseerd (dus volgens een protocol) heeft plaatsgevonden en of er geblindeerd te werk is gegaan tijdens het meten en analyseren van de metingen (zie ook de hoofdstukken 7 en 8).

Is er gecorrigeerd voor belangrijke prognostische factoren?
Soms horen bepaalde prognostische factoren bij elkaar, zoals het uitoefenen van een ambachtelijk beroep en een lage sociaaleconomische klasse bij studies naar werkhervatting. Bij associatiemodellen is in dit geval dus sprake van 'confounding' en dienen onderzoekers hier van tevoren of achteraf voor te corrigeren.
Multivariabele studies op het vlak van predictie maken vaak gebruik van een statistische toets om te controleren wat de interne validiteit van de onderzochte set aan voorspellers (het model) is. Ze kunnen gebruikmaken van cross-valideren of het zogeheten 'bootstrappen'. Deze toetsen zeggen in grote lijnen iets over de mate waarin het model aangepast moet worden om beter aan te sluiten bij de werkelijkheid. Meestal resulteren deze toetsen erin dat de onderzoekers de schattingen van het door hen ontwikkelde model wat naar beneden bijstellen. Dit doen ze om de interne validiteit van hun model te vergroten, wat natuurlijk erg netjes is.

De daadwerkelijke resultaten

Om te kunnen bepalen of het om een bruikbare studie gaat, zul je ook moeten vaststellen wat de resultaten van de studie nu precies zijn. Deze resultaten zul je moeten interpreteren. Wat is er precies gemeten? Wat zeggen de verschillende cijfers in de resultatensectie van het artikel mij nu eigenlijk? Om de resultaten van single factor studies (associatiemodellen) te interpreteren, let je op andere zaken dan wanneer je de resultaten van multivariabele studies (predictiemodellen) wilt interpreteren.

Interpretatie van een single factor studie

De volgende vragen kunnen je helpen bij de interpretatie van een single factor studie.

Hoe groot is de kans op een bepaalde uitkomst op een bepaald moment?
In dit geval ga je in een artikel op zoek naar een kansschatting, bijvoorbeeld: de kans op chroniciteit bij vrouwen met minder dan drie eerdere episodes van rugklachten is 6 procent.

Hoe precies is de geschatte kans?
Na het vaststellen van de kans op chroniciteit is het ook van belang om te kijken hoe nauwkeurig de schatting van deze kans is geweest (precisie). Dit wordt meestal aangegeven door een 95%-betrouwbaarheidsinterval. Hoe klei-

ner het interval, hoe nauwkeuriger de schatting.

Is er gecorrigeerd voor de relevante confounders?
In veel gevallen is er sprake van confounding. Als je bijvoorbeeld wilt onderzoeken wat de relatie is tussen overgewicht (A) en hart- en vaatziekten (B), is het belangrijk om in je analyses te corrigeren voor factoren die zowel A als B kunnen beïnvloeden (in dit voorbeeld: roken en weinig bewegen).

Interpretatie van een multivariabele studie ofwel predictiemodel
De volgende vragen kunnen je helpen bij de interpretatie van een multivariabele studie ofwel predictiemodel.

Zijn alle relevante variabelen meegenomen tijdens de ontwikkeling van het model?
Zoals ook al in hoofdstuk 19 wordt aangegeven kun je alleen iets zeggen over de variabelen die in het predictiemodel zijn meegenomen.

Hoe vaak wordt er een goede voorspelling gedaan? Ofwel: wat is de overeenkomst tussen de voorspelling en de werkelijkheid?
Dit noemen we ook wel de 'kalibratie' van een model en zegt dus iets over de mate waarin een set aan factoren in staat is tot een juiste voorspelling te komen. De kalibratie van een model kan op twee manieren worden uitgedrukt. De eerste manier is door middel van een grafiek met daarin een hellende lijn. Is de helling van deze lijn ≤ 1 (ofwel: ≤ 45 graden met de X-as), dan wil dat zeggen dat het model vaker de uitkomst voorspelt dan deze in werkelijkheid optreedt. Is de helling van de lijn ≥ 1, dan is het juist precies andersom. De tweede manier om de kalibratie van een model uit te drukken, is door gebruik te maken van een statistische toets die we de 'Hosmer-Lemeshow' (H-L)-toets noemen. Deze toets resulteert in een p-waarde, waarbij een hogere p-waarde betekent dat het model beter is in voorspellen.

In hoeverre is het model in staat om een onderscheid te maken tussen mensen met en zonder de uitkomstmaat waarnaar gekeken wordt?
Dit noemen we ook wel het discriminerend vermogen van een model en wordt vaak uitgedrukt met behulp van de verklaarde variantie (R^2) of een ROC-curve. De verklaarde variantie kan een waarde aannemen tussen 0 en 1; hoe dichter de waarde bij 1 ligt, hoe beter het model is staat is te discrimineren. Bij de ROC-curve is de grootte van de ruimte onder de curve illustratief voor het discriminerend vermogen van een model (zie ook hoofdstuk 18).

Klinische relevantie
Nadat is vastgesteld wat de resultaten precies zijn en de studie valide is, kun je jezelf afvragen of de resultaten ook van belang zijn voor patiënten in jouw dagelijkse praktijk. Dit noem je de klinische relevantie van een studie. Om de klinische relevantie van een studie vast te stellen, kun je een aantal vragen beantwoorden die te maken hebben met de mate waarin de studieresultaten je kunnen helpen tijdens de behandeling van een patiënt.

Zijn de patiënten in de studie vergelijkbaar met mijn eigen patiënten?
Hoe beter de patiënten uit de studie overeenkomen met je eigen patiënten, hoe groter de kans dat de resultaten uit de studie op jouw patiënten van toepassing zijn.

Kunnen de resultaten helpen bij het geruststellen, adviseren, begeleiden?
Indien de resultaten niet kunnen helpen bij de keuze van een therapie, kunnen ze vaak nog wel een belangrijke bron van informatie zijn bij het geruststellen, adviseren en begeleiden van de patiënt.

Kunnen de resultaten helpen bij de keuze van een therapie (incl. niet behandelen)?
Indien de kans op chroniciteit erg klein is, zou men bijvoorbeeld kunnen afzien van behandeling. Bij een grote kans op chroniciteit zou men op zoek moeten gaan naar variabelen die gerelateerd zijn aan chroniciteit en die je door

middel van je behandeling zou kunnen beïnvloeden met een effectief gebleken behandelvorm.

Generaliseerbaarheid

Als laatste is het belangrijk een uitspraak te doen over de generaliseerbaarheid van de onderzoeksresultaten van een bepaalde studie. Met andere woorden: in hoeverre zijn ze geldig voor een vergelijkbare groep patiënten die niet aan de studie hebben deelgenomen. Een ander woord voor generaliseerbaarheid is externe validiteit.[4] Je kunt pas een uitspraak doen over de externe validiteit van een studie als deze (minimaal) een keer herhaald is in een andere, maar vergelijkbare populatie. Je kunt dan nagaan of in die nieuwe populatie patiënten dezelfde resultaten zijn gevonden. Helaas is lang niet van elke studie de externe validiteit onderzocht en bekend. In die gevallen kun je niet anders dan je eigen kritische blik gebruiken om te bepalen of de resultaten generaliseerbaar zouden kunnen zijn naar je eigen patiënt. Het zal niemand verbazen dat de externe validiteit van een studie die is gedaan onder 50 mensen die allemaal bij defensie werken in het beginsel op zijn zachtst gezegd dubieus is.

Beschouwing

De laatste jaren is er steeds meer accent komen te liggen op predictie. Ook in wetenschapsland is 'prognostisch onderzoek' een hot item. Er wordt vandaag de dag vooral veel onderzoek gedaan naar predictiemodellen. Dit zijn mooie ontwikkelingen die de paramedische zorg die verleend wordt op termijn doelmatiger en bewuster zullen maken. Echter, waar men alert op moet zijn, is dat (het toepassen van de resultaten van) zulke studies geen 'rage' gaat worden zonder stil te staan bij inhoudelijke aspecten van dergelijke studies.

In medische databases zijn momenteel tal van studies vindbaar die claimen een predictiemodel ontwikkeld te hebben dat het succes van een bepaalde interventie kan voorspellen. Helaas gaat het hier vaak om onderzoek bij relatief kleine groepen (50-75 patiënten), is er nogal wat aan te merken op de validiteit van die studies en is meestal geen gebruik gemaakt van een controlegroep, waardoor je niks kan zeggen over de invloed die een bepaalde behandeling heeft op het beloop van een klacht. Gelukkig is het onderzoek rond predictiemodellen sterk in ontwikkeling, maar het zal nog zeker jaren duren voordat we hiervan het resultaat gaan terugvinden in medische databases als PubMed en CINAHL.

Literatuur

1 Hancock M, Herbert RD, Maher CG. A guide to interpretation of studies investigating subgroups of responders to physical therapy interventions. Phys Ther. 2009;89:698-704
2 Schellingerhout JM, Verhagen AP, Heymans MW, Pool JJM, Vonk F, Koes BW, Vet HCW de. Which subgroups of patients with non-specific neck pain are more likely to benefit from spinal manipulation therapy, physiotherapy, or usual care? Pain. 2008;139:670-80.
3 Sackett DL, Strauss SE, Richardson WS, Rosenberg W, Haynes, RB. Evidence-based Medicine: How to practice and teach EBM. Edinburgh: Churchill Livingstone; 2000.
4 Bouter LM, Dongen MCJM van, Zielhuis GA. Epidemiologisch onderzoek. Opzet en interpretatie. Zesde herziene druk. Houten: Bohn Stafleu van Loghum; 2010.
5 Laupacis A, Wells G, Richardson WS, Tugwell P. Users' guides to the medical literature. V. How to use an article about prognosis. Evidence-Based Medicine Working Group. JAMA. 1994;272:234-7.
6 Steyerberg EW. Clnical prediction models; a practical approach to development, validation and updating. New York: Spinger; 2009.

Effectiviteitsonderzoek

'Werkt het of werkt het niet?' is een belangrijke vraag voor de hulpverlener die zijn patiënt de beste behandeling wil geven. Anders gezegd: 'Is het slechts het natuurlijk beloop of voegt de therapie werkelijk iets toe?' Het paramedische handelen bestaat voor een groot deel uit behandelen. De paramedicus heeft veel verschillende soorten behandelingen in zijn repertoire. De vraag is of deze allemaal effectief zijn, en welke behandeling is geïndiceerd bij welke patiënt. De paramedische beroepsgroepen zijn druk bezig hun vakgebied wetenschappelijk te onderbouwen, te beginnen bij de evaluatie van het grote scala van behandelingen. Bij onderzoek naar de effectiviteit van behandelingen zijn randomisatie en blindering belangrijke kwaliteitskenmerken, die borg staan voor de validiteit van het onderzoek. Een bijzondere vorm van een effectonderzoek is het 'single case design', waarin voor één patiënt wordt uitgezocht wat de beste therapie is. Ondertussen zijn er al veel gerandomiseerde effectonderzoeken in het paramedische veld uitgevoerd, en verschijnen over verschillende onderwerpen systematische reviews, waarin de bevindingen uit het effectonderzoek worden samengevat. Deze reviews vormen een uitstekende basis voor richtlijnen voor behandelingen in de paramedische praktijk. De kosteneffectiviteit van een behandeling ten opzichte van andere behandelingen bepaalt mede of de behandeling uiteindelijk in de richtlijn terechtkomt. Over de effectiviteitsonderzoeken en aanverwante zaken gaat het in deze laatste serie hoofdstukken in dit boek (hoofdstuk 21 t/m 25).

Leerdoelen

Na bestudering van de hoofdstukken 21 t/m 25 is de lezer in staat om:

- uit te leggen wat randomisatie inhoudt en wat de belangrijkste doelstelling van randomisatie is;
- de verschillende niveaus waarop men een studie kan blinderen te benoemen en uit te leggen waarom dat van belang is;
- het verschil tussen een randomized controlled trial en een single case randomized controlled trial te beschrijven;
- uit te leggen wanneer een single case randomized controlled trial een geschikt onderzoeksdesign is;
- het begrip Health Technology Assessment toe te lichten;
- het verschil tussen partiële of volledige economische evaluaties te beschrijven;

- het stappenplan van een economische evaluatie te beschrijven en iedere stap toe te lichten;
- de grafische weergave van een kosteneffectiviteitsratio te interpreteren;
- het verschil tussen een beschrijvende (narratieve) en een systematische review te benoemen;
- een eenvoudig protocol voor een systematische review op te stellen.

21 Randomiseren: een wetenschappelijke loterij?

H.C.W. de Vet, A.J.H.M. Beurskens en R.A. de Bie

Randomiseren betekent 'volgens het lot' personen verdelen over onderzoeksgroepen. Het doel van randomiseren is prognostisch vergelijkbare groepen te krijgen in een gerandomiseerd experiment. Daardoor is de interventie (behandeling) het enige wat verschilt tussen de onderzoeksgroepen. De verschillen in gezondheidstoestand aan het eind van het experiment zijn dan ook alleen aan de interventie toe te schrijven. Randomiseren kan op verschillende manieren gebeuren, variërend van een muntje opgooien tot het door de computer laten genereren van een randomisatielijst. Uitgangspunt is dat iedere persoon evenveel kans heeft in een bepaalde onderzoeksgroep terecht te komen en dat de toewijzing onvoorspelbaar en onbeïnvloedbaar is.

In dit hoofdstuk worden strategieën besproken om de prognostische vergelijkbaarheid van de onderzoeksgroepen extra te bevorderen, alsmede strategieën om achteraf te corrigeren voor een onverhoopte scheve verdeling van de prognostische factoren over de onderzoeksgroepen.

Een therapeut behandelt jaarlijks vele patiënten. Vaak slaagt hij erin de patiënten beter te maken, maar niet altijd heeft de behandeling het beoogde effect en worden de behandeldoelen bereikt. Hoewel er veel patiënten beter worden, is het de vraag in hoeverre dat is toe te schrijven aan de behandeling en in hoeverre aan andere factoren zoals het natuurlijk beloop. Met andere woorden, als de patiënt niet bij de therapeut of andere hulpverlener terecht was gekomen, hoe was het hem dan vergaan? In hoeverre wordt de hulpverlener geholpen door moeder natuur? Vooral bij wisselende klachten zal de patiënt hulp zoeken op het moment dat de klachten het hevigst zijn. Het is dan logisch te verwachten dat veel van deze klachten vanzelf zullen afnemen.

Zoals in hoofdstuk 2 reeds is besproken, kan men in een onderzoek naar de effectiviteit van een behandeling rekening houden met het natuurlijk beloop door het includeren van een controlegroep. Een controlegroep bestaat uit een groep vergelijkbare patiënten die een andere of geen behandeling krijgen. Na verloop van tijd wordt de gezondheidstoestand van beide groepen gemeten. Om vergelijkbare patiënten in de behandelingsgroep en controlegroep te krijgen is het nodig dat men randomiseert.[1] In figuur 21.1 is een eenvoudig schema van een gerandomiseerd effectonderzoek weergegeven.

Wat is randomiseren?

Het woord randomiseren is afgeleid van het Engelse woord 'random', hetgeen toeval of 'aselect' betekent. Wanneer men op basis van randomisatie een populatie in twee groepen verdeelt, wordt via loting bepaald welke patiënt in welke groep komt. In feite bepaalt 'het toeval' in welke groep iemand wordt geplaatst. Iedere patiënt heeft 50 procent kans om in de ene groep te komen en 50 procent kans om in de andere groep te komen. Of als

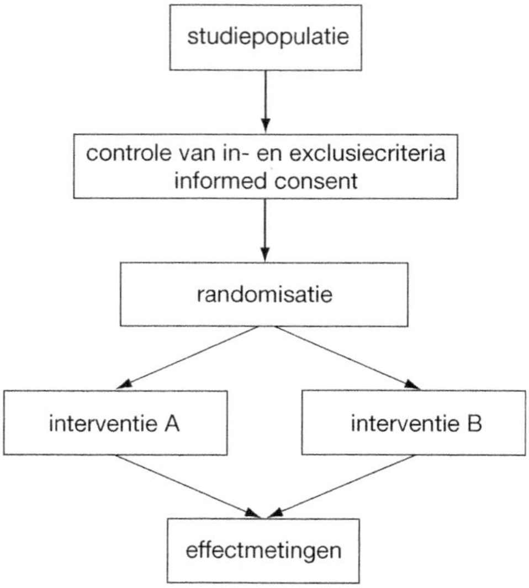

Figuur 21.1 *Schematisch overzicht van een gerandomiseerd effectonderzoek.*

het om drie of vier groepen gaat: iedere patiënt heeft 33,3 procent respectievelijk 25 procent kans om in een bepaalde groep te worden ingedeeld. De kansen voor iedere patiënt zijn gelijk en niet afhankelijk van een of ander kenmerk van de patiënt of voorkeur van de behandelaar. Tevens is de indeling van tevoren onvoorspelbaar.

Wat is randomiseren niet?

Men spreekt soms ten onrechte over een gerandomiseerd onderzoek als een random steekproef uit een populatie wordt getrokken om aan een onderzoek mee te doen. Bijvoorbeeld: om een beeld te krijgen van welke behandelingen vaak worden uitgevoerd door Nederlandse fysiotherapeuten bij patiënten met fibromyalgie kan men uit een lijst met alle praktiserende fysiotherapeuten een aselecte steekproef trekken en hen een enquêteformulier toesturen. Elke fysiotherapeut heeft evenveel kans om in deze steekproef te komen. Als deze steekproef voldoende groot is, mogen de resultaten worden vertaald naar de totale populatie van Nederlandse fysiotherapeuten. Dit is weliswaar een random (aselecte) steekproef, maar geen gerandomiseerd onderzoek. Van randomisatie spreekt men als men op basis van toeval (ofwel aselect) personen over twee of meer groepen verdeelt, om daarna het effect van een interventie te bestuderen.

Hoe wordt een randomisatieprocedure uitgevoerd?

Stel er wordt een onderzoek gedaan bij patiënten met chronische lage-rugpijn om te kijken of de fysiotherapeut er beter aan doet als aanvulling op de door hem gegeven oefentherapie de patiënt te masseren of niet. De fysiotherapeut controleert eerst de inclusie- en exclusiecriteria om te zien of een patiënt in aanmerking komt voor het onderzoek. Vervolgens kan hij voor de geschikt bevonden patiënten een muntje opgooien en bij kop naast oefentherapie ook massage uitvoeren en bij munt alleen oefentherapie geven. Ervan uitgaande dat de fysiotherapeut hiervoor een 'eerlijke' munt gebruikt, is dat een acceptabele manier van randomiseren. Iedere patiënt heeft evenveel kans om in beide groepen te komen, en de toewijzing van de behandeling is van tevoren niet voorspelbaar. Een minder goede methode is om de patiënten op volgorde van binnenkomst in te delen. Bijvoorbeeld de eerste patiënt krijgt massage, de tweede krijgt geen massage, de derde weer wel enzovoort. Een dergelijke toebedeling aan de groepen is wel toevallig (tenminste als men ervan uitgaat dat de patiënten niet op de hoogte zijn van het onderzoek en de gevolgde procedure), maar de toebedeling is niet meer onvoorspelbaar. De fysiotherapeut weet immers welke therapie de volgende patiënt gaat krijgen. Hij kan dan op twee manieren invloed uitoefenen op de procedure: ten eerste door de patiënt op een ander moment terug te laten komen en ten tweede door te besluiten dat de patiënt niet in aanmerking komt voor het onderzoek. Dit laatste zal zich vooral voordoen als de fysiotherapeut toch al twijfelt of de patiënt aan de inclusie- of exclusiecriteria

voldoet. De behandeling die dan moet worden gegeven, kan in dat geval de doorslag geven. In plaats van een muntje op te gooien, is het beter gebruik te maken van een van tevoren opgesteld randomisatieschema.[2] In handboeken over statistiek vindt men tabellen met randomisatiegetallen of men kan deze tabellen door de computer laten genereren. In tabel 21.1a is een randomisatietabel te zien. Bij het gebruik van deze tabellen spreekt men van tevoren af dat bijvoorbeeld alle even nummers massage plus oefentherapie krijgen (groep A), en alle oneven nummers alleen oefentherapie (groep B). Aan de hand van dit schema worden de behandelcodes, in de volgorde zoals in de tabel, in ondoorzichtige enveloppen gestopt die zorgvuldig worden dichtgemaakt.
Telkens als een fysiotherapeut heeft besloten dat een patiënt voldoet aan de selectiecriteria, maakt hij een envelop open en kijkt welke behandeling de patiënt krijgt. Het enige wat hier nog kan misgaan, is dat de fysiotherapeut vals speelt: als de keuze hem niet bevalt, kan hij er nog van afwijken door een nieuwe envelop te trekken en de volgende patiënt die eerdere therapie te geven. Ook zou hij stiekem de enveloppen kunnen openmaken en kijken wat de volgende behandeling wordt. In principe zal hij dat niet doen, maar hij heeft die mogelijkheid wel als er geen controle is.
Om het geheel controleerbaar te maken laat men vaak een derde, 'onafhankelijke' persoon de randomisatie uitvoeren. Deze persoon geeft steeds per patiënt de volgende behandeling door aan de fysiotherapeut. De procedure is dan als volgt. Bij elke nieuwe patiënt besluit de fysiotherapeut eerst of die patiënt in aanmerking komt voor het onderzoek. Vervolgens meldt hij de patiënt aan voor het onderzoek bij de onafhankelijke persoon. Deze geeft de behandeling door die aan de beurt is, en noteert de naam van de patiënt, de datum van aanmelding en de te geven behandeling. De mogelijkheid om de randomisatie te beïnvloeden is op deze manier uitgesloten, terwijl de procedure toevallig en onvoorspelbaar is. De onafhankelijke persoon kent en ziet de patiënt niet, heeft geen invloed op inclusie van de patiënt, heeft geen invloed op de volgorde van binnenkomst van de patiënt en de hele procedure is controleerbaar.
Samengevat: er zijn verschillende procedures mogelijk om te randomiseren. Belangrijk is dat de procedures eerlijk worden uitgevoerd en dat de kans om 'vals te spelen' geminimaliseerd wordt.

Waarom randomiseren?

Behandelaars zullen niet gauw 'sjoemelen' om het onderzoek moedwillig te saboteren, maar omdat zij het beste voor hebben met de patiënt. De belangrijkste reden voor de fysiotherapeut om van het randomisatieschema af te wijken kan namelijk zijn dat hij denkt dat deze patiënt meer gebaat is bij een andere behandeling dan hij volgens het randomisatieschema zou krijgen.

Tabel 21.1a Voorbeeld van een randomisatietabel. De computer genereert de getallenvolgorde 10, 7, 9, 8, 1, 6 enzovoort. Stel dat men afspreekt dat bij oneven getallen behandeling A wordt gegeven en bij even getallen behandeling B. De eerste patiënt loot getal 10 en krijgt dus B; de tweede patiënt loot getal 7 en krijgt A; de derde patiënt loot getal 9 en krijgt A.[2]

10	7	9	8	1	6	3	5	2	4
B	A	A	B	A	B	A	A	B	B
16	13	11	15	14	12	20	17	18	19
B	A	A	A	B	B	B	A	B	A
24	25	30	27	29	21	23	22	28	26
B	A	B	A	A	A	A	B	B	B

Tabel 21.1b Transformatie van tabel 21.1a naar de behandeling van patiënt 1 t/m 30 (volgorde van inclusie in het onderzoek).

1	2	3	4	5	6	7	8	9	10
B	A	A	B	A	B	A	A	B	B
11	12	13	14	15	16	17	18	19	20
B	A	A	A	B	B	B	A	B	A
21	22	23	24	25	26	27	28	29	30
B	A	B	A	A	A	A	B	B	B

Het kan bijvoorbeeld zo zijn dat behandelaars massage vooral zouden uitvoeren bij patiënten met acute lage-rugpijn, terwijl ze bij patiënten met chronische rugklachten alleen oefentherapie geven. Wanneer men vervolgens de groepen oefentherapie met en zonder massage met elkaar vergelijkt, is het beloop in de massagegroep mogelijk beter, alleen al omdat daar grotendeels patiënten met acute rugklachten in zitten, terwijl zich in de groep zonder massage patiënten met chronische rugklachten bevinden.

Bij randomisatie gaat het er vooral om dat allerlei variabelen die van invloed zijn op het herstel, bijvoorbeeld de ernst of de duur van de klachten of de leeftijd van de patiënt, gelijk verdeeld zijn over de groepen. Is dat niet het geval, dan is de ene groep al in het voordeel ten opzichte van de andere groep voordat de te bestuderen behandeling wordt uitgevoerd.

Het grootste voordeel van randomiseren is dat alle factoren die invloed hebben op de resultaten, gelijk worden verdeeld over beide groepen. Dit geldt ook als men deze factoren van tevoren niet kent, of als ze moeilijk te meten zijn, bijvoorbeeld de wil van de patiënt om beter te worden.

Is randomiseren ethisch verantwoord?

Een interessante vraag is of het ethisch verantwoord is te loten welke behandeling een bepaalde patiënt krijgt. Dit mag zeker niet indien duidelijk is aangetoond dat de ene behandeling beter is dan de andere. Men behoort immers een patiënt de beste behandeling te geven. Het mag wel wanneer nog niet is aangetoond welke behandeling het beste is, bijvoorbeeld omdat er nog weinig onderzoek naar gedaan is, omdat de resultaten van eerdere onderzoeken elkaar tegenspreken, of omdat eerder onderzoek veel methodologische tekortkomingen kende. Daarentegen zijn sommige therapieën zo algemeen aanvaard dat men ze moeilijk ter discussie kan stellen. Een voorbeeld hiervan is revalidatie na een heupoperatie. Verschillende vormen van revalidatie kan men weer wel met elkaar vergelijken.

Op het moment dat het werkveld, onderzoekers of de overheid de vraag stellen of een behandeling effectief is, en daarover geen empirische gegevens beschikbaar zijn, is een gerandomiseerd onderzoek toegestaan. Men weet dan immers niet of de patiënt beter af is met of zonder deze behandeling, of met de ene of de andere behandeling. De stelregel is dat men patiënten nooit een effectief gebleken therapie mag onthouden, maar zolang de effectiviteit niet is aangetoond mag men 'experimenteren' met een bepaalde therapie wel en niet geven.

Een belangrijke voorwaarde hierbij is dat het onderzoek wordt goedgekeurd door een medisch-ethische toetsingscommissie (METC) en dat de patiënt 'informed consent' geeft. Dit laatste betekent dat de patiënt volledig geïnformeerd is over het onderzoek, ook over het feit dat door loting wordt bepaald welke therapie hij krijgt. Voordat de patiënt tot het onderzoek wordt toegelaten, moet hij schriftelijk verklaren dat hij deze informatie zowel gekregen als begrepen heeft en erin toestemt aan het onderzoek mee te doen. Dit is vastgelegd in de Wet medisch-wetenschappelijk onderzoek met mensen (WMO).

Is de randomisatie gelukt?

Indien men een randomisatieprocedure volgens de regels der kunst heeft uitgevoerd, garandeert dat dan twee gelijke populaties? Hierbij gaat het er vooral om dat de belangrijke prognostische variabelen, bijvoorbeeld de ernst of duur van de klachten, de leeftijd van de patiënt, gelijk verdeeld zijn over beide groepen. Dit is bij grote aantallen veel eerder het geval dan bij kleine aantallen. Vergelijk het met het opgooien van een munt: als men 10 keer gooit, zal men in 90 procent van de gevallen tussen 8 keer kop en 2 keer munt uitkomen of omgekeerd; als men 100 keer gooit, zal men in 90 procent van de gevallen tussen 40 keer kop en 60 keer munt uitkomen of omgekeerd; als men 1000 keer gooit, zit men in meer dan 90 procent van de gevallen tussen 470 en 530. Dus bij 10 keer gooien komt de verdeling 8 versus 2 (kans van 0,8 of 0,2) nog vaak voor, bij 100 keer gooien de kans van 0,6 en bij 1000 keer gooien de kans van 0,53. Hoe vaker men gooit, des te dichter men bij een 50-50-verdeling (kans = 0,5) komt, dus een gelijke verdeling krijgt. Hoe groter de groepen in een onderzoek, des te groter is derhalve de kans dat de groepen vergelijkbaar zijn. Dit geldt ook voor die variabelen die men niet heeft gemeten of die men zelfs niet kent. Daarom is het zo belangrijk dat aan een onderzoek voldoende patiënten meedoen.
Bij de beschrijving van de resultaten in een gerandomiseerd onderzoek presenteert men meestal als eerste tabel een overzicht van hoe de twee groepen na randomisatie zijn samengesteld. Dit dient om te laten zien of een randomisatie goed gelukt is. In tabel 21.2 staat hiervan een voorbeeld.[3] Vaak worden daar p-waarden bij gepresenteerd, waaraan men kan zien of de verschillen statistisch significant van nul verschillen. Het heeft echter niet zoveel zin op statistische significantie te toetsen na een randomisatie en wel om de volgende reden. De verschillen tussen de groepen kunnen invloed hebben op de prognose van beide groepen. Als in het eerdere voorbeeld in de groep behandeld met oefentherapie plus massage (groep A) meer patiënten met ernstige klachten voorkomen dan in de groep die alleen oefentherapie en geen massage krijgt (groep B), zou de eerste groep zonder dat er therapie plaatsvindt al in het nadeel zijn. In hoeverre dat het geval is, hangt af van twee factoren: ten eerste hoe scheef de ernstige patiënten verdeeld zijn over groep A en B (bijvoorbeeld groep A bestaat voor 80% uit patiënten met ernstige klachten en groep B voor 50%) en ten tweede hoe belangrijk die prognostische variabele is. Bij kleine verschillen tussen de groepen ten aanzien van een zeer belangrijke variabele (bijvoorbeeld ernst van de ziekte of succes van eerdere therapieën) kan het effect of verschil in prognose groter zijn dan bij een scheve verdeling van een zwakke prognostische variabele (bijvoorbeeld leeftijd). Alleen de scheve verdeling wordt aan een p-waarde afgelezen en niet het belang van de prognostische variabele. Het toetsen op significantie leidt vaak tot een verkeerde conclusie, namelijk dat als er geen significante verschillen zijn, de groepen gelijk verdeeld zijn of dat de kleine verschillen de prognose niet beïnvloeden. Deze conclusie is niet gerechtvaardigd. Daarom is het beter deze significantietoetsen niet uit te voeren, maar in plaats daarvan zelf te bedenken of de gevonden verschillen van invloed kunnen zijn.

Speciale vormen van randomisatie

PRESTRATIFICEREN EN BLOKRANDOMISATIE

Indien men in een onderzoek een sterke invloed verwacht van bepaalde prognostische variabelen, kan men overwegen te prestratificeren. Bijvoorbeeld bij mutlipele sclerose zou de aanwezigheid van een andere aandoening (comorbiditeit) een belangrijke variabele kunnen zijn. Men maakt dan een apart randomisatieschema voor patiënten met een co-

Tabel 21.2 Vergelijkbaarheid van de behandelgroepen wat betreft prognostische variabelen en uitkomstmaten.[3]

kenmerken	tractie	placebotractie
aantal patiënten	77	74
gemiddelde leeftijd in jaren (SD)	39 (10)	42 (11)
geslacht (% vrouw)	34 (44%)	32 (43%)
huidige episode		
– mediaan (IQR) (weken)	20 (8-52)	24 (8-52)
– chronisch (> 6 maanden)	40 (52%)	40 (54%)
– subacuut (6 weken – 6 maanden)	37 (48%)	34 (46%)
– uitstraling in onderbeen	28 (36%)	22 (30%)
– eerder behandeld	47 (61%)	37 (50%)
– eerder fysiotherapie	39 (51%)	30 (41%)
eerder lage-rugklachten	66 (86%)	57 (77%)
aantal episoden lage-rugklachten ooit		
– mediaan (IQR)	6 (4-20)	10 (4-20)
gemiddelde General Health Questionnaire (0-36)	8,3	8,6
gemiddelde moeite (100 mm VAS)		
– eerste belangrijkste klacht	75	73
– tweede belangrijkste klacht	74	70
gemiddelde Roland Disability Questionnaire (0-24)	12	12
gemiddelde pijnscore (100 mm VAS)		
– tijdens meting	61	55
– afgelopen week	62	62
gemiddelde ernst lage-rugklachten (0-10)	5	5
bewegingsuitslag (graden)	54	54
ADL-beperkingen (100 mm VAS)	67	70

IQR= Inter Quartiel Range = 25-75 percentiel; VAS = visuele analoge schaal; ADL = activiteiten van het dagelijks leven.

morbiditeit en voor patiënten zonder een comorbiditeit. In deze strata past men vervolgens een blokrandomisatie toe om een gelijke verdeling te krijgen. Dit betekent dat binnen een blok de aantallen voor de ene en andere interventie gelijk verdeeld zijn. De kleinste blokgrootte is 'twee'. De eerste patiënt in dat stratum wordt gerandomiseerd, de tweede krijgt de andere therapie. Bij een blokgrootte van 'vier' worden de eerste twee patiënten gerandomiseerd. Krijgen zij dezelfde therapie, dan krijgen patiënt 3 en 4 de andere therapie. Krijgen patiënt 1 en 2 verschillende therapieen, dan wordt patiënt 3 weer gerandomiseerd en krijgt 4 de andere therapie. Een dergelijk geprestratificeerd randomisatieschema garan-

deert dat die variabelen gelijk verdeeld zijn, terwijl men toch op basis van toeval bepaalt in welke groep iedere patiënt terechtkomt. Prestratificatie dient overwogen te worden als er sprake is van een heel sterke prognostische factor. Een andere reden om te prestatificeren is als er meerdere behandelaars zijn in een onderzoek. Om te voorkomen dat de invloed van de behandelaar (bijvoorbeeld zijn ervaring) 'vermengt' wordt met het effect van de interventie, kan men er door te prestratificeren op behandelaar (één randomisatieschema per behandelaar) en vervolgens blokrandomisatie ervoor zorgen dat iedere behandelaar evenveel patiënten in iedere trial arm behandelt.
Men kan slechts op een paar variabelen prestratificeren, omdat er anders te veel strata (en aparte randomisatieschema's) ontstaan. Men kiest dus voor prestratificatie die prognostische variabele(n) uit waarvan men de meeste invloed verwacht. Blokrandomisatie is vooral aan te raden als het aantal patiënten in het onderzoek, of in de subgroepen waarop men prestratificeert, niet zo groot is. Bij kleine aantallen is de kans op een scheve verdeling van patiënten over beide armen namelijk groot; als men grote aantallen randomiseert wordt een gelijke verdeling van de patiënten over de trial armen meestal vanzelf bereikt. Bij blokrandomisatie is het belangrijk dat het randomisatieschema in handen is van een onafhankelijke persoon en dat de behandelaars niet op de hoogte zijn van de blokgrootte. De volgende behandeling zou dan wel eens voorspelbaar kunnen worden. Om de voorspelbaarheid te verkleinen wordt soms ook een gevarieerde blokgrootte gebruikt. Prestratificatie is een geoorloofde manier om het toeval een handje te helpen.

CLUSTERRANDOMISATIE

Clusterrandomisatie betekent dat men groepen patiënten (clusters) tegelijkertijd aan één behandeling toewijst. Men wil bijvoorbeeld onderzoeken of in een revalidatiecentrum een geïntegreerde aanpak van traumapatiënten effectiever is dan wanneer de revalidatie-arts, fysiotherapeut, ergotherapeut en psycholoog onafhankelijk van elkaar hun werk doen. Zo'n team-aanpak is lastig te organiseren, en het wordt nog lastiger om als een revalidatiecentrum zo'n team-aanpak op poten heeft gezet, de helft van de patiënten wel in het team te behandelen en bij de andere helft van de patiënten onafhankelijk van elkaar te werken. Als men in zo'n geval per patiënt randomiseert dan worden zowel de behandelaars gecontamineerd met de nieuwe aanpak en het is voor patiënten die elkaar regelmatig spreken moeilijk te verkopen dat de aanpak van hun problemen zo verschilt. In zo'n situatie randomiseert men vaak de deelnemende revalidatiecentra. Op die manier worden alle traumapatiënten die in een bepaald revalidatiecentrum terechtkomen behandeld volgens de aanpak waaraan dat revalidatiecentrum door randomisatie is toegewezen. Dergelijke clusterrandomisatie vindt vaak plaats als de interventie op centrum-niveau of op praktijk-niveau georganiseerd wordt. Ook het effect van een training (bijvoorbeeld om beter alert te zijn op psychische problemen) die een fysiotherapeut gevolgd heeft, vraagt om een cluster-randomisatie, en wel op fysiotherapeut niveau. Je kunt van een therapeut namelijk niet vragen dat zij het geleerde bij de ene patiënt wel toepast en bij de andere niet.
Bij de data-analyse moet men wel rekening houden dat men per cluster gerandomiseerd heeft. Men moet rekening houden met de clusters van patiënten die bij een randomisatie-eenheid (bijv fysiotherapeut, of revalidatiecentrum) horen. Men noemt dat 'multi-level' analyse, maar de details voeren te ver voor dit boek. Ook moet men bedenken dat men bij een dergelijke clusteranalyse eigenlijk kleine aantallen heeft. Bijvoorbeeld twee revalidatiecentra kunnen ieder 50 patiënten leveren voor het onderzoek, maar 1 centrum doet dan de teamaanpak en het ander centrum de onafhankelijke benadering. Als men verschillen vindt kunnen die evenzeer aan andere eigenschappen van de twee revalidiatiecentra toe te schrijven zijn. Men moet dus een redelijk aantal revalidatiecentra hebben om ook daad-

werkelijk van een gerandomiseerd effectonderzoek te kunnen spreken. Voor de berekening van het aantal patiënten en het aantal centra dat men nodig heeft in zo'n onderzoek doet men er goed aan een statisticus te raadplegen.

Wat te doen als randomisatie niet goed gelukt is?

Een volgende vraag is wat men moet doen als er ondanks een goede randomisatieprocedure (eventueel inclusief prestratificatie op de belangrijkste prognostische variabelen) een scheve verdeling van variabelen is ontstaan, bijvoorbeeld in de ernst van de klachten. Wanneer er een scheve verdeling is ontstaan, kan men hiervoor achteraf corrigeren in de analyse. Zonder al te diep in te gaan op hoe dat in zijn werk gaat, is het principe dat men een aparte vergelijking maakt voor patiënten met ernstige en niet-ernstige klachten. Men vergelijkt de patiënten met ernstige klachten in groep A en B onderling en vergelijkt de patiënten met niet-ernstige klachten in groep A en groep B onderling. Daarna combineert men deze twee vergelijkingen weer. Dit noemt men een gestratificeerde analyse, die voor een aantal variabelen tegelijkertijd kan worden uitgevoerd. Technisch is het aantal variabelen waarvoor men achteraf in de analyse tegelijkertijd kan corrigeren afhankelijk van het aantal personen in de onderzoekspopulatie. Hoe kleiner het onderzoek, des te kleiner het aantal variabelen waarvoor men achteraf kan corrigeren. In kleine onderzoeken is de kans op een scheve verdeling, en dus de behoefte om te corrigeren, het grootst en zijn de mogelijkheden daartoe het geringst. Bedenk ook dat men alleen voor variabelen kan corrigeren als men ze heeft gemeten.

Beschouwing

Randomiseren is een krachtig instrument om in experimenteel onderzoek de behandelgroepen vergelijkbaar te maken. Er zijn verschillende procedures mogelijk om te randomiseren. Belangrijk is dat de procedures eerlijk worden uitgevoerd en dat men het risico van al dan niet opzettelijke onzorgvuldigheid minimaliseert.

Literatuur

1 Bouter LM, Dongen MJCM van, Zielhuis GA. Epidemiologisch onderzoek; opzet en interpretatie. Zesde herziene druk. Houten: Bohn Stafleu van Loghum; 2010.
2 Pocock SJ. Clinical trials. A practical approach. New York: John Wiley & Sons; 1983.
3 Beurskens AJHM, Vet HCW de, Köke AJA, Regtop W, Heijden GJMG van der, Lindeman E, et al. Het effect van tractie bij aspecifieke lage rugklachten. Resultaten van een gerandomiseerd experiment. Ned Tijdschr Manuele Ther. 1996; 15:3-10.

22 Zicht op blinderen

R.W.J.G. Ostelo, A.J.H.M. Beurskens en A.P. Verhagen

Zowel in de gezondheidszorg als in wetenschappelijk onderzoek staat de effectiviteit van behandelingen centraal. Het is belangrijk deze effectiviteit zo eerlijk (objectief) mogelijk te evalueren. In wetenschappelijk onderzoek is blinderen daarbij een belangrijk hulpmiddel. Hiermee wordt bedoeld dat de betrokkenen niet weten welke patiënt welke behandeling krijgt. Het is van belang zo veel mogelijk betrokkenen 'blind te maken' voor de behandeling. Op deze manier wordt persoonlijke voorkeur voor een therapie of behandeling, die mogelijk kan leiden tot vertekening in de resultaten, geminimaliseerd. Het effect van een behandeling wordt dan eerlijk gemeten.
In een ideale situatie kan op vier verschillende niveaus worden geblindeerd. Naast de persoon die de effectbeoordeling uitvoert zijn ook de patiënt, de behandelaar en de persoon die de analyse uitvoert (meestal de onderzoeker) mogelijk te blinderen. Het aantal niveaus waarop men uiteindelijk in de praktijk van het wetenschappelijk onderzoek kan blinderen, hangt af van de aard van de behandelingen die worden onderzocht.

In de gezondheidszorg willen patiënten en behandelaars het liefst dat een behandeling effect heeft. Het doel van wetenschappelijk onderzoek is na te gaan welke behandelingen effect hebben. Bij het vergelijken van bijvoorbeeld twee therapieën in een wetenschappelijk onderzoek is het zaak te garanderen dat het evalueren van de effectiviteit eerlijk plaatsvindt. In hoofdstuk 21 is beschreven hoe randomiseren daarbij kan helpen. Het blinderen van de betrokkenen is daartoe ook een hulpmiddel. In veel onderzoeksliteratuur wordt dan ook melding gemaakt van het feit dat het onderzoek geblindeerd (of blind) uitgevoerd is. Wat houdt dit blinderen in? Wat is het nut van blinderen? Wie en wat zijn te blinderen? In dit hoofdstuk wordt antwoord gegeven op al deze vragen.

Wat houdt blinderen in?

In algemene zin wil blinderen zeggen dat er bepaalde zaken aan het zicht worden onttrokken. Bij wetenschappelijk onderzoek is het de bedoeling dat zo veel mogelijk betrokkenen geblindeerd worden voor de zaken die hun beoordeling zouden kunnen beïnvloeden. Bij een cohortonderzoek is het belangrijk dat de persoon die bepaalt of mensen wel of niet de ziekte hebben, niet weet of die mensen wel of niet hebben blootgestaan aan de risicofactor. Deze kennis zou kunnen leiden tot het beter 'kijken' of de ziekte aanwezig is bij mensen van wie de beoordelaar weet dat ze blootgesteld waren aan de risicofactor. Bij een gerandomiseerd experiment richt het blinderen zich vooral op de behandeling. Zo veel mogelijk mensen moeten eigenlijk *niet* weten *welke* patiënt *welke* behandeling krijgt in het kader van het onderzoek.

Wat is het nut van blinderen?

In wetenschappelijk onderzoek kan bijvoorbeeld de effectiviteit van een bepaalde therapie worden vergeleken met de effectiviteit van een andere therapie. Door het blinderen worden gelijke kansen gecreëerd voor de beide therapieën die met elkaar worden vergeleken. Blinderen voorkomt dat persoonlijke voorkeur voor een van de behandelingen tot vertekening ('bias') kan leiden.[1] In wetenschappelijke termen heet het dan dat informatiebias wordt voorkomen bij de effectmeting. Men moet ervoor waken dat bij een meting fouten worden gemaakt die voortkomen uit de informatie die men heeft over de behandeling. Zo kan het in een onderzoek gebeuren dat men bij de patiënten die de therapie hebben ontvangen waarin men primair geïnteresseerd is, de metingen nauwkeuriger uitvoert dan bij patiënten die de controlebehandeling hebben ontvangen. Blinderen zorgt ervoor dat de informatie met betrekking tot wie welke therapie heeft ontvangen ontbreekt. Zo kan men het effect neutraal beoordelen.
Bepaalde behandelingen lenen zich er uitstekend voor om geblindeerd te worden toegepast. Een onderzoek naar de effectiviteit van medicijnen is perfect te blinderen. Het is dan zaak dat de onderzoeker een medicament ontwikkelt dat in vorm, kleur, geur en smaak identiek is aan het echte medicijn. Deze placebopil lijkt in alles op de echte pil, behalve dan dat het vermeende werkzame bestanddeel ontbreekt. In zulke gevallen is het mogelijk alle betrokkenen te blinderen. Men hoeft echter niet lang na te denken om in te zien dat aan een perfecte placebobehandeling in de fysiotherapie of ergotherapie nogal wat haken en ogen zitten. Een geloofwaardig 'placebo-ADL-advies' (ADL = algemene dagelijkse levensverrichtingen) of een 'placebo-oefening' is vooralsnog moeilijk voor te stellen.
Een van de problemen is dat bij veel fysiotherapeutische behandelingen het specifiek werkzame bestanddeel moeilijker aan te duiden is dan bijvoorbeeld bij een medicament het geval is. Indien men het werkzame bestanddeel niet kent, is het ook moeilijk een placebo te ontwikkelen. Men weet bijvoorbeeld niet of er bepaalde oefeningen in een oefenprogramma zijn die voor het effect zorgen, of dat het juist de combinatie van oefeningen is die werkt. Toch zijn er interessante voorbeelden van behandelingen in de fysiotherapie waarbij getracht is een placebobehandeling te ontwikkelen omwille van het wetenschappelijk onderzoek.
Bij het onderzoek naar de effectiviteit van lumbale tractie heeft men een placebotractie ontwikkeld.[2] Men is uitgegaan van de in de literatuur beschreven theorie dat het werkzame bestanddeel van de tractie vermoedelijk de mechanische trekkracht is. Deze werd uitgedrukt in een percentage van het lichaamsgewicht van de patiënt. Rekening houdend met allerlei wrijvingskrachten werd een trekkracht minder dan 20 procent van het lichaamsgewicht als niet-werkzaam gezien. Vervolgens werd een tractieband gemaakt die bij de patiënt lumbaal kon worden bevestigd. De placebotractie werd gegeven met behulp van een speciaal ontwikkelde gordel die om het bekken van de proefpersoon werd bevestigd en die tijdens de tractie aan de rugzijde voor een insnoereffect zorgde. De band kon op twee manieren worden bevestigd: (1) de tractiekracht werd wel op een mechanische wijze overgebracht, (2) via het aansluiten op een andere band van de gordel werd de tractiekracht niet overgebracht, maar 'snoerde' de band om het middel van de patiënt.
Deze laatste aanpassing werd gecombineerd met een trekkracht die hooguit 20 procent van het lichaamsgewicht bedroeg, hetgeen als niet-werkzaam werd beschouwd. Zo werd het mogelijk placebotractie uit te voeren waarbij de patiënt wel het gevoel had alsof er 'getrokken' werd aan zijn lage rug, terwijl 'het werkzame bestanddeel' afwezig was. Met andere woorden, met weinig kilo's aan trekkracht (die in mechanisch opzicht geen effect konden sorteren) had de patiënt wel het gevoel de 'echte' tractie te ondergaan. Bij de patiënten die de echte tractie kregen, werd de tractieband op de juiste wijze aangepast en werd er

getrokken met een trekkracht van minimaal 35 procent van het lichaamsgewicht.
Bij de controle van de patiënt op de blindering bleek achteraf dat de blindering goed gelukt was. Hieruit blijkt dat het van belang is bij het uitvoeren van wetenschappelijk onderzoek de zaken creatief aan te pakken. Toch zal het bij veel andere fysiotherapeutische interventies moeilijk zijn geloofwaardige placebo's te ontwikkelen.

Wie is te blinderen?

In de meest ideale vorm is er sprake van blindering op alle niveaus. Dat wil zeggen dat alle betrokkenen blind zijn voor wie welke therapie krijgt. Dat betekent dat zowel de persoon die het effect beoordeelt als de patiënt niet weet welke behandeling hij krijgt. Daarnaast is ook de behandelaar blind als hij niet weet welke therapie hij geeft. Tot slot is – in dit ideale geval – ook de persoon die de analyse uitvoert (meestal dus de onderzoeker) blind. Hieronder worden deze verschillende niveaus waarop blindering mogelijk is nader uitgewerkt.

EFFECTBEOORDELAAR

Het is vrijwel altijd mogelijk een onafhankelijke persoon die geblindeerd is voor de behandeling, als effectbeoordelaar te laten optreden. Men moet er in dat geval voor zorgen dat de effectbeoordelaar op geen enkele wijze betrokken is bij het toekennen van een van beide therapieën of bij de inplanning van patiënten bij een therapeut.
Indien de patiënten nu ook nog goed worden geïnstrueerd om tijdens de effectmetingen niets mee te delen over welke therapie zij hebben ontvangen, is het mogelijk de effectbeoordelaar te blinderen.
Zo werd in onderzoek waarbij de effectiviteit van een injectie door de huisarts werd vergeleken met oefentherapie door de fysiotherapeut bij patiënten met schouderklachten, gevraagd of deze patiënten tijdens de effectmeting niet wilden zeggen of zij nu wel of niet de injectie hadden ontvangen.[3] In de praktijk is dit soms toch lastig. Een pleister op de plaats van de injectie kan de blindering al doorbreken. Indien een interventie traceerbare sporen achterlaat, wordt het blinderen alsnog moeilijk. In het voorbeeld van de operatie versus bedrust bij lage-rugklachten zal één groep een litteken hebben: een kenmerk als gevolg van de interventie dat moeilijk over het hoofd te zien is. Het doel van het blinderen van de effectbeoordelaar is het voorkomen van informatiebias.

PATIËNT

Het doel van het blinderen van de patiënt heeft ook in eerste instantie te maken met het voorkomen van informatiebias bij het meten van het effect van een behandeling of therapie. Indien patiënten niet weten of zij wel of niet de therapie hebben ontvangen, zal de ontvangen behandeling weinig tot geen invloed hebben op het beoordelen van het effect. Het is goed voorstelbaar dat bijvoorbeeld patiënten met 'chronic obstructive pulmonary disease' (COPD) die weten dat zij een niet-werkzaam medicament (de placebopil) hebben gekregen, minder gemotiveerd zijn voor een maximaaltest op een fietsergometer in vergelijking met de patiënten die weten dat zij wel een werkzaam medicijn hebben gekregen. Indien beide groepen patiënten exact hetzelfde medicament krijgen (grootte, smaak, enzovoort), zodat een patiënt niet kán weten of het werkzame bestanddeel in het medicament aanwezig is, zal de factor motivatie minder snel tot een vertekening leiden bij de effectmeting.
Met andere woorden, indien er een placebo mogelijk is, kan een patiënt worden geblindeerd. Indien men echter de effectiviteit van een operatie nader wil onderzoeken in vergelijking met bedrust, is blindering op het niveau van de patiënt onmogelijk.
Daarnaast kan blindering op het niveau van de patiënt ook leiden tot minder co-interventies. Onder co-interventies wordt verstaan: behandelingen die buiten het protocol plaatsvinden. Patiënten die bijvoorbeeld weten dat zij op een wachtlijst staan in het kader van een onderzoek, terwijl de andere groep een behandeling

krijgt, zullen eerder geneigd zijn te gaan 'shoppen' voor een andere therapie.

BEHANDELAAR

Een belangrijk aspect bij het blinderen van de behandelaar heeft betrekking op het niet-specifieke effect van de therapie. Indien de therapeut in een onderzoek de beide interventies verzorgt, zal hij misschien in een van beide toch meer geloof of vertrouwen hebben. Bijvoorbeeld als hij in een onderzoek naar het effect van lumbale tractie zowel de echte tractie als de placebotractie moet geven, kan dit fenomeen zich voordoen. Als een therapeut echt achter tractie staat, zal hij deze therapie waarschijnlijk 'enthousiaster' en met meer overtuiging op een patiënt overbrengen dan de placebotractie. Indien men een behandelaar kan blinderen, kunnen dit soort verschillen tussen de beide behandelingen worden voorkomen. In het tractievoorbeeld was het echter niet mogelijk de behandelaar te blinderen, omdat deze de placeboband zelf moest aanleggen bij de patiënt en vervolgens zelf het aantal kilo's trekkracht moest instellen.
Een maatregel die vaak soelaas biedt tegen deze vorm van mogelijke vertekening, is ervoor te zorgen dat iedere behandelaar maar één therapie geeft. Meestal is dat zijn 'eigen' therapie. Bijvoorbeeld bij een onderzoek naar de effectiviteit van de McKenzie-therapie versus chiropractie wordt de McKenzie-therapie enkel en alleen gegeven door erkende McKenzie-therapeuten en de behandeling van de chiropractor alleen door erkende chiropractoren.[4] Ook is een strakke standaardisatie van de behandeling een mogelijkheid om vertekening te voorkomen. Het idee is dan dat de standaardisatie weinig ruimte laat voor eigen invulling van de therapeut. Therapeuten kunnen dan ook nog speciale trainingen ondergaan met betrekking tot deze standaardisatie.

DATA-ANALIST

De vierde en laatste mogelijkheid is blindering van de data-analist, hetgeen in de meeste situaties goed mogelijk is. Om te bewaken dat de data-analist geblindeerd is, dient de invoer en het opschonen van de data bij voorkeur door een andere persoon te geschieden. Bij het analyseren van data worden, net zoals bij het beoordelen van het effect, allerlei subjectieve keuzen gemaakt. Een voorbeeld hiervan is de keuze van de desbetreffende analysetechniek zelf. Soms is het niet duidelijk welke statistische toets het best kan worden toegepast. Om deze keuze voor de uiteindelijke toets zo objectief mogelijk te kunnen maken moet de data-analist blind zijn voor de behandeling. Blinderen bij de analyse vindt plaats door middel van het coderen van de behandeling. In de analyse vergelijkt men dan groep 1 met groep 2. De beslissing over welke groep het nu beter doet – stel groep 2 – komt dan tot stand los van de wetenschap welke groep welke therapie heeft ontvangen.
Bij het analyseren is het ook van belang te weten welke patiënten in het onderzoek wel of niet aan het behandelprotocol hebben voldaan. Dit bepaalt in sommige gevallen namelijk welke personen mogelijk worden uitgesloten van een analyse. In wetenschappelijk onderzoek worden behandelingen zo veel mogelijk volgens een van tevoren opgesteld protocol uitgevoerd. Daarin zijn bijvoorbeeld de frequentie en het totale aantal behandelingen vastgelegd.
Stel men doet een onderzoek waarbij klassieke massage wordt vergeleken met bindweefselmassage bij whiplash-trauma. Afgesproken wordt dat er in beide groepen negen behandelingen zullen plaatsvinden. Wat nu te doen als iemand zeven in plaats van de voorgestelde negen behandelingen krijgt? Is dit een serieuze afwijking van het behandelprotocol, of is dit nog acceptabel? Of is het wellicht zo dat dit wel acceptabel wordt gevonden in de klassieke massagegroep, terwijl men ten aanzien van de bindweefselgroep vindt dat alle behandelingen zo moeten zijn uitgevoerd als afgesproken.
De keuzen met betrekking tot deze vragen dienen te worden gemaakt vóór de definitieve analysen. Op deze manier maakt men deze keuzen los van wie welke therapie heeft ont-

vangen en los van het resultaat van het onderzoek. Zo kunnen ook allerlei keuzen met betrekking tot de statistiek 'blind' worden gemaakt.

Fusie van verschillende niveaus van blindering

Er zijn nu vier niveaus van blindering behandeld, en daarbij is aangenomen dat er waterscheidingen bestonden tussen deze verschillende niveaus. Er zijn echter situaties waarin een fusie tussen de verschillende niveaus kan optreden. Ten eerste is dat het geval in de dagelijkse praktijk. Hier is namelijk de behandelaar vaak ook degene die het effect beoordeelt. Ten tweede komt dat voor bij het gebruik van vragenlijsten: hier is namelijk de patiënt zelf degene die het effect beoordeelt.

FUSIE TUSSEN BEHANDELAAR EN EFFECTBEOORDELAAR

In de dagelijkse praktijk van de gezondheidszorg is het vrijwel altijd zo dat de behandelaar zelf ook meet wat het effect van een behandeling is. De arts of fysiotherapeut beoordeelt zelf of een patiënt vorderingen maakt. De informatie die hij dan heeft met betrekking tot de behandeling, kan tot serieuze vertekening leiden als er sterke voorkeuren bestaan voor een bepaalde therapie. Daarnaast speelt ook nog een rol dat een behandelaar graag wil dat een therapie effect heeft. Daarom wordt in wetenschappelijk onderzoek bij voorkeur gekozen voor een onafhankelijke persoon die het effect beoordeelt.

FUSIE TUSSEN PATIËNT EN EFFECTBEOORDELAAR

Tegenwoordig zijn effectmetingen in wetenschappelijk onderzoek met betrekking tot de fysiotherapie veelal gebaseerd op het afnemen van vragenlijsten. Het is al besproken dat op het gebied van fysiotherapie patiënten vaak moeizaam te blinderen zijn. Indien een patiënt niet geblindeerd is voor de behandeling, kan een effectmeting die gebaseerd is op een vragenlijst ook niet geblindeerd gebeuren. Dit levert een conflictsituatie op: enerzijds wil men vragenlijsten gebruiken om wat betreft effectmeting zo dicht mogelijk bij de patiënt (patiëntrelevante effectmaten) te blijven, anderzijds wil men graag dat vanuit wetenschappelijk oogpunt het meten van het effect zo eerlijk mogelijk, en dus blind gebeurt. Hoe men nu goed omgaat met dit probleem is vooralsnog een vraag.
Ten slotte zal een patiënt vaak zijn eigen behandelaar ('die toch zo goed zijn best heeft gedaan') niet willen teleurstellen. De neiging tot sociaal wenselijke antwoorden is groot. Dit kan ook samenhangen met de therapie die de patiënt heeft ontvangen. Blindering biedt hier dus ook voordelen.

Praktijk van blinderen

Een voorbeeld uit de onderzoekswereld van de fysiotherapie waarin blindering op alle niveaus mogelijk was, betreft het onderzoek naar de effectiviteit van lasertherapie.[5] Na allerlei succesverhalen over de mogelijkheden van lasertherapie, die even enthousiast als gekleurd waren, werd het tijd voor een totaal geblindeerd onderzoek. Hierbij werd een groot beroep gedaan op de fabrikanten van de laserapparatuur. Deze moesten er namelijk voor zorgen dat door het inbrengen van coderingen in het laserapparaat alle betrokkenen blind bleven voor de behandeling. Dat wil zeggen dat de patiënt niet wist of hij een echte laserbehandeling kreeg of de placebobehandeling. De codering in het apparaat zorgde er tevens voor dat de behandelaar niet wist of hij de echte of de placebobehandeling gaf. De behandelaar gaf namelijk alleen maar een patiëntennummer op aan de computer en deze gaf vervolgens wel of geen echte laserstralen af. Het apparaat was zo geconstrueerd dat op het oog geen verschil te zien was tussen deze beide behandelingsopties. Er ging ook een rood lampje in de behandelknop branden indien er een placebobehandeling werd gegeven. Omdat in dit onderzoek de patiënt en de behandelaar blind waren, kon de effectmeting volledig blind gebeuren. De behandelaar kon blind zijn metingen verrichten en de patiënt

kon blind de vragenlijsten invullen. Bij dit onderzoek was het gevaar van het doorbreken van de blindering zeer klein, omdat de patiënt zelf niet wist welke behandeling hij had ontvangen. Zowel de patiënt als de behandeling waren gecodeerd. Hierdoor was de onderzoeker ook in staat de statistische analysen blind uit te voeren. Hij vergeleek dus groep 1 met groep 2, en in dit geval zelfs met een derde groep, zonder te weten welke groep welke behandeling had ontvangen. Uiteindelijk besloot hij dat groep 2 de meeste progressie had geboekt. Daarna werd pas duidelijk dat groep 2 de placebolaser had ontvangen. Kortom, in dit onderzoek was het mogelijk op vier verschillende niveaus te blinderen: (1) de patiënt, (2) de behandelaar, (3) de effectbeoordelaar en (4) de onderzoeker (data-analist).
Niet alle onderzoeken zijn er geschikt voor op alle niveaus te blinderen. In het reeds aangehaalde onderzoek naar het effect van lumbale tractie was het niet mogelijk de behandelaar te blinderen.[2] Deze moest namelijk het aantal kilo's trekkracht instellen dat het apparaat moest leveren. Aangezien dit afhing van het lichaamsgewicht van de patiënt, was het niet mogelijk deze instelling op gelijke wijze als in het laseronderzoek uit te voeren. Het onderzoek is geblindeerd op drie niveaus: (1) de patiënt, (2) de effectbeoordelaar en (3) de onderzoeker (data-analist). Het aantal niveaus waarop men kan blinderen, hangt dus af van de aard van de interventie die wordt onderzocht.
In het onlangs gepubliceerde onderzoek naar de effectiviteit van injecties vergeleken met oefentherapie bij schouderklachten was het onmogelijk behandelaar en patiënt te blinderen.[3] De reden hiervoor spreekt voor zichzelf: een behandelaar weet, net als de patiënt, of hij bezig is met oefentherapie of dat wordt gewerkt met injectienaalden. De persoon die het effect moest vaststellen was wel geblindeerd, evenals de persoon die de analysen uitvoerde.

Beschouwing

Concluderend kan worden gesteld dat in theorie op vier niveaus kan worden geblindeerd. De praktijk van het wetenschappelijk onderzoek bepaalt uiteindelijk welke toepasbaar zijn in die specifieke situatie. Enige creativiteit in het vinden van methoden om te blinderen is een vereiste. Men zou er wel altijd naar moeten streven een geblindeerde effectmeting te kunnen doen, zodat bij de beoordeling van het effect in ieder geval vertekening zo veel mogelijk wordt voorkomen.

Literatuur

1 Bouter LM, Dongen MJCM van, Zielhuis GA. Epidemiologisch onderzoek; opzet en interpretatie. Zesde Herziene druk. Houten: Bohn Stafleu van Loghum; 2010.
2 Beurskens AJHM, Heijden GJ van der, Vet HCW de, Köke AJ, Lindeman E, Regtop W, et al. The efficacy of traction for lumbar back pain: Design of a randomized clinical trial. J Manipulative Physiol Ther. 1995;18:141-7.
3 Windt DAWM van der, Koes BW, Devillé W, Boeke AJ de, Jong BA, Bouter LM. Effectiveness of corticosteroid injections versus physiotherapy for treatment of painful stiff shoulder in primary care: Randomised trial. BMJ. 1998;317:1292-6.
4 Cherkin DC, Deyo RA, Battie M, Street J, Barlow W. A comparison of physical therapy, chiropractic manipulation and provision of an educational booklet for the treatment of patients with low back pain. N Engl J Med. 1998;339:1021-9.
5 Bie RA de, Vet HCW de, Wildenberg FAJM, Kootstra G, Knipschild PG. Efficacy of low level laser therapy in ankle sprains: A randomised clinical trial. Arch Phys Med Rehabil. 1998;79:1415-20.

23 'Single case design': effectonderzoek bij individuele patiënten met speciale aandacht voor 'single case randomized clinical trial'

R.W.J.G. Ostelo, H.C.W. de Vet, R.A. de Bie en P. Leffers

Onderzoek naar de effectiviteit van behandelingen waarbij metingen zich beperken tot een specifiek individu heeft vaak een grote aantrekkingskracht, juist omdat de individuele patiënt het subject is en de uitkomsten waardevol zijn voor het individu. Er zijn diverse designs waarbij het individu centraal staat. Naast een 'casestudy', die meer beschrijvend van aard is, zijn er ook designs die zich van een quasi-experimentele opzet bedienen. Het verschil met een casestudy is dat deze opzet niet slechts kwalitatief van aard is. In theorie is een gerandomiseerd experiment op individueel niveau optimaal geschikt om een antwoord te krijgen op de vraag wat de beste behandeling is voor deze individuele patiënt. Hier is sprake van een 'cross-over'-opzet, waarbij de patiënt alle behandelingen ontvangt die worden onderzocht. De volgorde van de behandelingen wordt bepaald door de randomisatieprocedure.

In dit hoofdstuk wordt deze opzet een 'single case randomized clinical trial' (SCRCT) genoemd. Ondanks de aantrekkingskracht die van de individuele opzet uitgaat, moet men zich bewust zijn van de strenge voorwaarden ten aanzien van het type ziekte, het type therapie en het type uitkomstmaat. Sommigen zien in de SCRCT een alternatief voor de 'randomized clinical trial' (RCT). Vanwege de opzet van een SCRCT kan dit echter niet dienen ter vervanging van een RCT. Aan de hand van een casus wordt een voorbeeld gegeven van een SCRCT.

In de paramedische zorg is een van de meest gestelde vragen in welke mate de toegepaste interventies wel of niet effectief zijn. Een 'randomized clinical trial' (RCT) zou een antwoord kunnen geven op deze effectiviteitsvraag (zie hoofdstuk 2 en 3 voor de opzet van een RCT). De resultaten van een RCT, verkregen op groepsniveau, laten zich echter niet onvoorwaardelijk vertalen naar het individu. Daarom heeft onderzoek waarbij metingen zich beperken tot een specifiek individu vaak een grote aantrekkingskracht. Er zijn verschillende mogelijkheden voor effectiviteitsonderzoek waarbij het individu centraal staat, het 'single case design'. Naast de beschrijvingen van individuele patiënten ('casestudy') kan men ook voor een opzet kiezen die quasi-experimenteel is. Indien het effect van twee behandelingen bij een individu wordt vergeleken en de volgorde van de verschillende behandelingen 'at random' wordt bepaald, spreekt men van een experimentele opzet, ofwel: 'single case randomized clinical trial' (SCRCT).

In dit hoofdstuk wordt kort ingegaan op de casestudy en de quasi-experimentele vorm van onderzoek op individueel niveau waarbij het evalueren van het behandeleffect centraal staat. Wat zijn mogelijkheden en waar liggen beperkingen bij het evalueren van dit behandeleffect? De nadruk ligt hierbij op de SCRCT. Het hoofdstuk wordt afgesloten met een voorbeeld van een SCRCT.

Casestudy

De casestudy is een vorm van beschrijvend onderzoek. Het betreft een nauwkeurige beschrijving van een individu of van een groep van individuen ('case series'). Bij de beschrijving kan gebruik worden gemaakt van bijvoorbeeld observaties of interviews. Het doel is meestal het in kaart brengen van het verloop van een ziektebeeld, bijvoorbeeld het natuurlijk beloop van een ziekte of de individuele karakteristieken (de patiëntkarakteristieken) of de respons van het desbetreffende individu op een behandeling. In het kader van onderwijs en kwaliteitszorg is een casestudy als illustratie dan ook zeer bruikbaar. Met behulp van een casestudy kan men ook inzicht krijgen in zeldzame ziekten of zeldzame klinische situaties. De mate waarin een casestudy bewijskracht oplevert voor het effect van een bepaalde interventie, hangt zeer sterk af van de situatie. Indien een bepaalde interventie een onverwacht, sterk positief effect heeft waar men dat nog nooit eerder heeft vastgesteld, is een dergelijke beschrijving waardevol. Een klassiek voorbeeld hiervan is het effect van antibiotica bij longontsteking, waarbij het niet-overlijden ten gevolge van een longontsteking een zeer sterk, positief resultaat was van de antibiotica. Ook bij niet-verwachte en ernstige bijwerkingen kan een dergelijke beschrijving waardevol zijn. Het moge duidelijk zijn dat in de dagelijkse praktijk van de fysiotherapie en andere paramedische disciplines de waarde van casestudy's beperkt is.

Quasi-experimenteel design

In de meest eenvoudige opzet betekent een quasi-experimentele opzet dat er herhaalde metingen worden toegepast. Hierin onderscheidt deze opzet zich van de casestudy waarin slechts een beschrijving wordt gegeven. Herhaalde metingen wil zeggen dat er minimaal een voormeting ('baseline'-meting) en een nameting (na de behandeling) plaatsvindt. Op deze manier wordt het effect van de behandeling gekwantificeerd. In grote lijnen probeert ieder onderzoek dat zich bedient van een quasi-experimentele opzet, door de herhaalde metingen het verloop van een ziekte en/of de respons van een patiënt op een behandeling uit te drukken in maat en getal. In de literatuur worden verschillende mogelijkheden beschreven.[1,2] Zoals in hoofdstuk 2 werd aangegeven, is met deze opzet de vraag of de therapie effectief was niet te beantwoorden. Men weet immers niet of de toename in spierkracht optrad doordat een patiënt weer normaal is gaan functioneren of als effect van de revalidatie. Om de effectiviteitsvraag te kunnen beantwoorden is dus een vergelijking nodig met een controleconditie. In dit geval zou dat betekenen: 'geen behandeling'.
Een gerandomiseerd experimenteel design op individueel niveau is het meest geschikt om deze effectiviteitsvraag voor een individuele patiënt te beantwoorden.

Experimentele designs

Uit de hoofdstukken 2 en 3 bleek dat een RCT het optimale design is om een antwoord te kunnen geven op een effectiviteitsvraag. De therapie is meestal echter niet bij *alle* patiënten effectief. De conclusie van een RCT is dan dat meer patiënten gebaat zijn bij de ene behandeling in vergelijking met de andere behandeling. Voor iedere individuele patiënt kan dit echter verschillen. In de literatuur wordt in dit verband een SCRCT soms als alternatief voor een RCT genoemd. De vraag dringt zich op of een SCRCT ook een reële optie is als vervanging van een RCT.
Voordat wordt ingegaan op de SCRCT, waarbij een belangrijk aspect van de RCT wordt gebruikt, wordt gekeken naar de achtergronden van een RCT.

RANDOMIZED CLINICAL TRIAL

In een RCT wordt de effectiviteit van een interventie onderzocht door deze te vergelijken met 'geen behandeling' of de 'gebruikelijke behandeling' bij een bepaalde patiëntengroep. Iedere deelnemer wordt gerandomiseerd en komt, afhankelijk van de randomisatie, in de interventie- dan wel controlegroep terecht. Iedere deelnemer ontvangt dus slechts een van beide interventies. In de hoofdstukken 2, 4 en 24 werd de RCT al in meer detail beschreven. Verschillende RCT's naar dezelfde interventies laten nogal eens verschillende conclusies zien. Dit leidt vaak tot verwarring bij behandelaars. Vaak is de oorzaak van verschillen in resultaten dat er, ondanks veel overeenkomsten tussen RCT's, toch ook verschillen tussen de RCT's zijn. Voor de behandelaar is het niet altijd duidelijk of zijn individuele patiënt voldoet aan de in- en exclusiecriteria die gehanteerd zijn in de verschillende RCT's. Met andere woorden, of de individuele patiënt prognostisch vergelijkbaar is met de populatie uit het onderzoek, is nog maar de vraag. Als er prognostische verschillen zijn, moet de therapeut vervolgens ook nog weten of deze prognostische verschillen van invloed zijn op de uitkomst van de therapie. Maar zelfs als een behandelaar wel vaststelt dat een individuele patiënt prognostisch vergelijkbaar is met de onderzoekspopulatie, blijft er nog steeds een probleem bestaan bij het vertalen van het resultaat uit het onderzoek naar het individu. Tabel 23.1 illustreert dit. Deze tabel toont de vier verschillende patiëntkarakteristieken in relatie tot gevoeligheid voor therapie. Indien bijvoorbeeld de effectiviteit van een fysiotherapeutische interventie bij een patiënt met een tenniselleboog wordt vergeleken met een behandeling door de huisarts, zijn er vier mogelijkheden.

- De patiënt uit cel a herstelt door middel van zowel fysiotherapie als interventie van de huisarts.
- De patiënt uit cel b herstelt door middel van fysiotherapie, maar herstelt niet door middel van interventie van de huisarts.
- De patiënt uit cel c herstelt niet door middel van fysiotherapie, maar herstelt wel door middel van interventie van de huisarts.
- De patiënt uit cel d herstelt niet door middel van fysiotherapie en ook niet door middel van interventie van de huisarts.

Stel nu dat de conclusie van deze fictieve RCT luidt: de interventie door de huisarts is effectiever dan de behandeling door de fysiotherapeut. In tabel 23.1 betekent dit dat het randtotaal (a + c) meer mensen bevat dan het randtotaal (a + b). Daar cel a in beide gevallen evenveel mensen bevat (nl. deze patiënten herstellen zowel door fysiotherapie als door de huisarts), wordt het verschil veroorzaakt doordat in cel c dus meer mensen zitten dan in cel b. Wordt nu naar aanleiding van dit onderzoek iedere tenniselleboog door de huisarts behandeld, dan blijven er altijd patiënten die niet herstellen, namelijk de patiënten in cel b. Dit is het probleem dat zich voordoet als resultaten uit een RCT worden vertaald naar het individu.
Omdat in een SCRCT een individuele patiënt beide behandelingen ontvangt, kan wel worden vastgesteld welke interventie het effectiefst is bij deze patiënt. De vraagstelling van dit gerandomiseerde experiment op individueel niveau luidt dan: wat is de effectiefste behandeling voor *deze* patiënt?

Tabel 23.1 De verschillende patiëntentypen in relatie tot gevoeligheid voor therapie.

		interventie huisarts		
		hersteld	niet-hersteld	*totaal*
interventie fysiotherapeut	hersteld	a	b	a+b
	niet-hersteld	c	d	c+d
	totaal	a+c	b+d	

SINGLE CASE RANDOMIZED CLINICAL TRIAL

De 'single case randomized clinical trial' (SCRCT) wordt in de Angelsaksische literatuur op veel manieren aangeduid: 'n of 1 study', 'single case experiment' of 'time series methods'. Een SCRCT is een onderzoek met één patiënt met een aantal specifieke karakteristieken. In het geval van een SCRCT is er sprake van een cross-overonderzoek. In een dergelijke opzet krijgt de patiënt achtereenvolgens alle interventies die met elkaar worden vergeleken.[3] De volgorde waarin de behandelingen worden gegeven, wordt bepaald door middel van een randomisatieprocedure. Stel dat behandeling A voor TENS met instelling 1 staat en behandeling B voor TENS met instelling 2 (TENS = transcutaneous electrical nerve stimulation). De randomisatie kan dan bijvoorbeeld komen tot de volgende behandelreeks: A-A-A-B-A-B-B-B-A-B. Zowel in de geneeskunde als in de fysiotherapie zijn reeds SCRCT's uitgevoerd en gepubliceerd.[4,5]

VOORWAARDEN VOOR SCRCT

Er zijn drie strenge voorwaarden waaraan een SCRCT moet voldoen, omdat het een cross-overopzet betreft.
Ten eerste moet de aandoening in kwestie een stabiel karakter hebben. Voorbeelden van dit soort aandoeningen zijn 'chronic obstructive pulmonary disease' (COPD) of chronisch gestabiliseerd cerebrovasculair accident (CVA). Indien spontaan herstel kan optreden, is een SCRCT niet het aangewezen design om de effectiviteit van een therapie bij deze aandoening te onderzoeken. De onderzoeker is namelijk niet meer in staat in dit geval het waargenomen effect uit te splitsen naar het 'spontane herstel' en het 'specifieke effect' van de therapie. Met andere woorden, hij kan geen uitspraak doen over de effectiviteit van de interventie bij deze aandoening. Indien de aandoening niet stabiel is, maar wel een aandoening is met regelmatig optredende aanvallen of exacerbaties, is het wel een geschikte aandoening om een SCRCT uit te voeren. De onderzoeker kan dan namelijk iedere keer in dezelfde fase van de aandoening de interventie starten.
Ten tweede geldt dat het effect van een interventie reversibel moet zijn. Met andere woorden: het effect van de toegepaste interventie moet weer verdwijnen en de patiënt komt weer terug op zijn oorspronkelijke niveau. Stel dat een van de interventies manuele therapie is en de patiënt in grote mate herstelt door deze interventie, dan ontstaat er een asymmetrie in de onderzoeksopzet. De patiënt hoeft de volgende interventie niet meer te ontvangen. Dat probleem doet zich met name voor als een dergelijke interventie meteen de eerste interventie is die de patiënt ondergaat. Het effect van de tweede interventie kan dus nooit meer worden onderzocht bij deze patiënt.
Het moge duidelijk zijn dat dit probleem met name voor de onderzoeker geldt. Omdat de patiënt niet terugkomt op zijn oorspronkelijke niveau, kan de onderzoeker immers nog steeds geen uitspraak doen over welke interventie nu het effectiefst is voor deze individuele patiënt. De andere therapie is wellicht nog effectiever. De patiënt zal echter blij zijn (grotendeels) van zijn klachten verlost te zijn, en de asymmetrie in de onderzoeksopzet niet als heel hinderlijk ervaren. Een term die vaak wordt gebruikt in dit verband, is het 'carry-overeffect'.
Wanneer het effect van de eerste interventie van invloed is op de effectiviteit van de tweede interventie, is er sprake van een carry-overeffect. Het effect van de eerste interventie werkt als het ware nog na en zou mogelijk (ten onrechte) leiden tot een onjuiste schatting van het effect van de tweede interventie. Om dit te voorkomen moet de tijdsspanne tussen beide interventies van een dusdanige aard zijn dat dit effect niet optreedt. Deze periode wordt ook wel de 'wash-out'-periode genoemd.
Ten derde moet de blindering van de patiënt optimaal zijn om zo een objectieve meting mogelijk te maken. Een perfecte placebo is een sterk hulpmiddel om de behandeling te kunnen blinderen. (Vooral in medicamententrials is dit mogelijk.) Indien een patiënt na beide interventies te hebben ontvangen na-

melijk weet welke interventie voor hem beter 'voelt' en er geen objectieve meting kan plaatsvinden, kan dit een vorm van informatiebias introduceren (zie ook hoofdstuk 25). Samengevat: er moet sprake zijn van een stabiele aandoening, de interventie mag geen blijvend effect hebben – beter nog: slechts een kortdurend effect én de patiënt moet op hetzelfde uitgangsniveau terugkomen (geen carry-overeffect) – en er moet sprake zijn van blindering van de patiënt, hetgeen van groot belang is om een objectieve meting te kunnen garanderen.
Uit deze voorwaarden volgt dat er veel gevallen zijn waarin een SCRCT niet mogelijk zal zijn. Vaak zal een bepaalde interventie toch enig effect hebben en komt de patiënt dus niet terug op zijn basisniveau van voor de eerste interventie.
Voordat men echter met de daadwerkelijke uitvoering gaat beginnen is er nog een belangrijke vraag die beantwoord moet worden, namelijk: is het wel wenselijk dat dit onderzoek wordt uitgevoerd?
Wenselijkheid hangt onder andere samen met de vraag of er wel gerede twijfel is aangaande de effectiviteit van de voorgestelde behandeling voor deze specifieke patiënt. Ook zal de fysiotherapeut moeten afwegen of de interventie wel frequent zal worden gebruikt door de patiënt. Anders is het wellicht verspilde moeite. Dit hangt ook nauw samen met de vraag of een patiënt wel bereid is echt deel te nemen aan het onderzoek, en of een van beide therapieën misschien toch al zijn voorkeur heeft. Uiteraard moet het onderzoek ook ethisch verantwoord zijn.
In tabel 23.2 wordt aan de hand van tien vragen een samenvatting gegeven van de tien factoren die de uitvoerbaarheid en wenselijkheid van een SCRCT bepalen.[6]

Casus
Mw. R., 42 jaar, heeft een jaar geleden een CVA gehad. Zij is redelijk spoedig hersteld en functioneert nu weer op een voor haar acceptabele wijze. Het enige waar zij nog last van heeft, is de spastische parese aan haar linkervoet, die haar beperkt in de loopafstand. Nu, een jaar na dato, is er weinig zicht meer op echte verbetering. Via de revalidatiearts krijgt de fysiotherapeut de vraag om samen met mw. R. eens te kijken met welke orthese zij het best geholpen is. Het grootste probleem is vooral de afstand die zij in een keer kan lopen. Op dit moment is dat zo vermoeiend voor haar dat zij na (gemiddeld) 100 meter moet rusten. Er zijn twee verschillende orthesen, die mw. R. beide goed passen. De vraag is nu: met welke orthese is zij in staat de grootste afstand af te leggen alvorens te moeten rusten?

Bespreking

In de casus van mw. R. zijn alle vragen uit tabel 23.2 bevestigend beantwoord. Om een zo eerlijk mogelijke vergelijking te laten plaatsvinden, wordt niet voor een quasi-experimentele opzet gekozen, maar bepaalt de randomisatieprocedure de behandelvolgorde. Mw. R. heeft zelf op voorhand geen voorkeur voor een van beide orthesen, dus wordt in overleg tussen revalidatiearts, fysiotherapeut en patiënt besloten tot een SCRCT. Een SCRCT ziet er dan als volgt uit.
Als eerste wordt de mogelijkheid van blinderen bekeken. Omdat de fysiotherapie-assistent van het revalidatiecentrum als onafhankelijke persoon kan optreden, kan het onderzoek worden geblindeerd op het niveau van de patiënt én de behandelaar. De assistent draagt zorg voor het feit dat de orthese die volgens het randomisatieschema getest moet worden, wordt aangebracht bij mw. R. zonder dat de patiënt zelf ziet welke orthose het betreft. Het randomisatieschema wordt gemaakt per behandelingspaar. Dat wil zeggen: paar 1 is eerst orthese A, dan orthese B; paar 2 is eerst orthese B, dan orthese A. Op deze manier weet

Tabel 23.2	Tien factoren met betrekking tot de uitvoerbaarheid en wenselijkheid van een SCRCT.[6]
1	Bestaat er voldoende twijfel aan het effect van een behandeling voor de desbetreffende patiënt?
2	Wordt een langdurige of frequent herhaalde behandeling overwogen?
3	Wil de patiënt meewerken en zich bij de uitkomsten neerleggen?
4	Komt het veronderstelde effect snel tot stand?
5	Verdwijnt het effect snel en volledig na het staken van een behandeling?
6	Is er een relevante effectmaat beschikbaar?
7	Is het duidelijk wat het minimale klinische relevante effect is en wanneer het onderzoek zal worden gestaakt?
8	Is het onderzoek praktisch uitvoerbaar in mijn praktijk?
9	Kan ik voldoende methodologische en statistische hulp krijgen?
10	Is het onderzoek ethisch toelaatbaar?

men zeker dat na iedere twee behandelingen beide orthesen getest zijn. Concreet levert het randomisatieschema de volgende volgorde op: A-B, A-B, B-A, A-B, B-A.
Besloten wordt na vijf behandelparen te stoppen. Uit een 'pilot' blijkt dat indien de orthesen niet zijn aangebracht, mw. R. onmiddellijk terugvalt op haar basisniveau met lopen. Met andere woorden, er is geen carry-overeffect. Een echte wash-outperiode is hier dus ook niet nodig. Toch besluit de fysiotherapeut om slechts eenmaal daags de behandeling en de looptest uit te voeren, om zo de vermoeidheid zo min mogelijk een rol te laten spelen. Na tien dagen is de SCRCT dus afgelopen.
De behandeling bestaat telkens uit een aantal oefeningen met als doel het optimaliseren van de balans. Verder moet mw. R. allerlei functies van het algemeen dagelijks leven (ADL) trainen zoals: opstaan uit stoel, traplopen en opstaan vanaf de grond. Deze oefeningen dienen naast gewenning aan de specifieke orthese van die dag tevens als een warming-up voorafgaande aan de test.

CONCLUSIE
Na de vijf behandelparen te hebben afgewerkt blijkt dat mw. R. met orthese A gemiddeld 350 meter loopt, terwijl met orthese B de gemiddelde loopafstand slechts 200 meter bedraagt, alvorens zij moet rusten. De definitieve keuze valt dus op orthese A. (De exacte uitvoering van de analyse van een SCRCT wordt in dit hoofdstuk niet nader besproken.)

Beschouwing

Om antwoord te krijgen op de vraag wat de optimale behandeling is voor deze individuele patiënt, is een SCRCT in theorie de meest geschikte onderzoeksvorm. Dat geldt alleen als er aan een aantal strenge voorwaarden is voldaan. Ten eerste moet de ziekte min of meer chronisch of stabiel zijn. Ten tweede moet de interventie een snel optredend en kortdurend effect hebben. Wellicht levert deze laatste voorwaarde de meeste problemen op. In veel gevallen zal een bepaalde interventie toch wel enig effect sorteren en zo ontstaat er een verschillende uitgangssituatie voor de volgende therapie. Ziekten die zeer sterk fluctueren, zijn ook een probleem. In principe kan een SCRCT echter wel worden uitgevoerd bij aandoeningen die worden gekenmerkt door regelmatig optredende aanvallen of exacerbaties. De therapie kan dan namelijk altijd starten op hetzelfde niveau van de aandoening. Wel is het aan te raden in zulke gevallen meerdere behandelperioden in te bouwen. Zo kunnen de fluctuaties uitmiddelen. Therapie A en thera-

pie B slechts één keer toepassen levert in een dergelijk geval waarschijnlijk de verkeerde conclusies op.
Een ander probleem, zeker in de fysiotherapie, is dat blindering van de patiënt vrij moeilijk is. Zelfs in dit voorbeeld kan men zich afvragen of een patiënt echt geen verschil voelt tussen de beide orthesen. Dit probleem wordt echter deels ondervangen door de objectiviteit van de meting.
Verder is het van groot belang te beseffen dat een SCRCT een n=1-onderzoek is, oftewel een onderzoek op individueel niveau. Dat betekent dat de onderzoeker zich in eerste instantie geen zorgen maakt over in- en exclusiecriteria, omdat dit eenvoudigweg niet aan de orde is. Het gaat namelijk om deze individuele patiënt. Het ontbreken van in- en exclusiecriteria is dus geen bezwaar bij een SCRCT. Het betekent wel dat een SCRCT niet als alternatief voor een RCT kan dienen. Bij een volgende patiënt waarbij men gebruik wil maken van de verkregen resultaten, weet men immers niet of deze wel prognostisch vergelijkbaar is met de patiënt bij wie de vorige SCRCT is uitgevoerd. De resultaten van een SCRCT zijn dus niet of nauwelijks toe te passen bij andere patiënten. Een andere belangrijke reden hiervoor is het feit dat de therapie die voor de ene patiënt wel effectief is, voor de ander dat niet hoeft te zijn (zie tabel 23.1, cel b en c).
Het feit dat een SCRCT niet te extrapoleren is, betekent automatisch dat een SCRCT nooit als alternatief kan dienen voor een RCT. In de literatuur wordt een SCRCT soms wél aanbevolen als alternatief voor een RCT.[2] Vanwege het ontbreken van in- en exclusiecriteria is dit echter niet mogelijk. Anders gezegd: bij vijftig patiënten een SCRCT uitvoeren is niet hetzelfde als een RCT met vijftig patiënten. De kritiek op een RCT dat de populatie niet homogeen is, is vaak niet uit de lucht gegrepen. Alleen wordt dit argument nog pregnanter indien men alleen maar verschillende SCRCT's zou uitvoeren, juist vanwege het totaal ontbreken van in- en exclusiecriteria. Daarnaast is het ook nog maar de vraag of de behandelingen in de verschillende SCRCT's hetzelfde zijn uitgevoerd. In een RCT wordt vaak met behandelprotocollen gewerkt, zodat patiënten in de interventiegroep (min of meer) dezelfde behandeling krijgen. Het zou voor de extrapolatie al beter zijn als men bij een SCRCT dan ook met van tevoren gestelde criteria en afspraken zou werken, zodat meerdere SCRCT's vergeleken zouden kunnen worden. Echter, men komt dan weer verder van de individuele patiënt af te staan.
Een ander argument dat sommigen aandragen ter ondersteuning van de opvatting dat een SCRCT als alternatief kan worden gebruikt voor een RCT, is dat het effect van therapie op individueel niveau kan worden gemeten aan de hand van patiëntspecifieke uitkomstmaten. Echter, ook in RCT's kan per patiënt, voorafgaande aan de randomisatie, de belangrijkste klacht worden geselecteerd, waarna deze steeds op ernst wordt beoordeeld op de verschillende follow-upmomenten.

Literatuur

1 Backman CL, Harris SR. Case studies, single-subject research, and N of 1 randomized trials. Am J Phys Med Rehabil. 1999;78;2:170-6.
2 Apeldoorn AT. Evaluering van behandeleffecten bij de individuele patiënt. Ned Tijdschr Fysiother. 1989;99:341-6.
3 Bouter LM, Dongen MJCM van, Zielhuis GA. Epidemiologisch onderzoek; opzet en interpretatie. Vierde druk. Houten: Bohn Stafleu van Loghum; 2010.
4 Lucassen PLBJ. Een voorbeeld van een single case research. Ned Tijdschr Geneeskd. 1990;33: 2327-9.
5 Wagenaar RC. Functional recovery after stroke [thesis]. Amsterdam: VU University Press; 1990.
6 Bouter LM, Heijden GJMG van der, Beckerman H. Het 'Single Case Design' in de fysiotherapie. Mogelijkheden en beperkingen. Ned Tijdschr Fysiother. 1991;101:132-7.

Economische evaluaties in de eerstelijnsgezondheidszorg

J.E. Bosmans, J.J.M. Pool, M.F. van Wier en M.W. van Tulder

Door de toenemende vergrijzing en de groei van technologische mogelijkheden neemt de vraag naar gezondheidszorg toe. De financiële middelen die beschikbaar zijn voor de gezondheidszorg zijn echter beperkt. Er moeten dus keuzes gemaakt worden welke medische behandelingen wel en niet vergoed worden vanuit het basispakket. Economische evaluaties geven informatie over de relatieve efficiëntie van (para)medische interventies. Dat wil zeggen dat de kosten en effecten van twee of meer interventies tegen elkaar worden afgewogen.
In dit hoofdstuk worden de verschillende vormen van economische evaluatie beschreven. Daarna worden de belangrijkste stappen in de opzet, uitvoering, analyse en rapportage van een economische evaluatie behandeld.

De vraag naar gezondheidszorg neemt toe door de toenemende vergrijzing en de groei van technologische mogelijkheden. De financiële middelen die voor de gezondheidszorg beschikbaar zijn, zijn echter niet voldoende om volledig aan deze vraag te kunnen voldoen. Er moeten dus keuzes gemaakt worden welke interventies wel en niet vergoed worden vanuit het basispakket. Deze keuzes worden doorgaans gemaakt op basis van prijs. Echter, in een gereguleerde markt zoals de gezondheidszorg in Nederland ontbreekt prijsinformatie vaak. Er is daarom informatie nodig over de relatieve efficiëntie van (para)medische interventies, ofwel de mate waarin de ingezette middelen in verhouding staan tot de bereikte resultaten. Deze informatie kan verkregen worden met behulp van economische evaluaties omdat hierin de kosten en effecten van twee of meer interventies tegen elkaar worden afgewogen. Zo kan de interventie geïdentificeerd worden die de meeste waar voor zijn geld biedt.
In dit hoofdstuk worden de verschillende vormen van economische evaluatie beschreven. Daarna worden de belangrijkste stappen in de opzet, uitvoering, analyse en rapportage van een economische evaluatie behandeld. Onderwerpen die hierbij aan bod komen zijn het perspectief van waaruit de evaluatie wordt uitgevoerd, het meten en waarderen van kosten en effecten, de incrementele kosteneffectiviteitsratio, 'cost-effectiveness planes', 'cost-effectiveness acceptability curves' en de interpretatie van de verkregen resultaten. De concepten die in dit hoofdstuk aan bod komen, worden geïllustreerd aan de hand van een recent gepubliceerde economische evaluatie.[1]

Wat is een economische evaluatie?

Een economische evaluatie is een vergelijking van de kosten én effecten van twee of meer (para)medische interventies.[2] Alleen onderzoeken die aan deze twee karakteristieken voldoen, worden beschouwd als volledige economische evaluaties. Andere vormen van evaluaties worden beschreven in tabel 24.1. Zoals in tabel 24.1 wordt beschreven zijn er vier vormen van volledige economische evaluaties. Deze verschillende vormen van eco-

Tabel 24.1 Typen van evaluaties van (para)medische interventies.[2]

		onderzoek naar zowel kosten als effecten?		
		alleen effecten	alleen kosten	zowel kosten als effecten
Worden er twee of meer behandelingen vergeleken?	nee	effectbeschrijving	kostenbeschrijving	kosten-effectenbeschrijving
	ja	effectiviteits-vergelijking	kostenvergelijking	volledige economische evaluatie: – kostenminimalisatieanalyse – kosteneffectiviteitsanalyse – kostenutiliteitsanalyse – kosten-batenanalyse

nomische evaluaties worden op dezelfde manier opgezet en uitgevoerd; het verschil zit in het effect dat wordt bestudeerd. In een *kostenminimalisatieanalyse* wordt ervan uitgegaan dat bestudeerde interventies even effectief zijn en worden alleen de kosten van de interventies vergeleken. De relatieve eenvoudigheid van dit type analyse is aantrekkelijk. Er zijn echter maar weinig situaties waarin met zekerheid te stellen is dat er werkelijk geen verschil in effectiviteit is tussen twee behandelingen en waarin een kostenminimalisatieanalyse terecht is. Daarom wordt deze zelden toegepast.[3] In een *kosteneffectiviteitsanalyse* worden de effecten van de verschillende alternatieven uitgedrukt in ziektespecifieke maten zoals pijn, bloeddruk en herstel. In een *kostenutiliteitsanalyse* wordt een uitkomstmaat gebruikt waarin kwaliteit van leven en levensduur gecombineerd worden. Het meestbekende voorbeeld van zo'n maat is het voor kwaliteit van leven gecorrigeerde levensjaar ('quality-adjusted life-year', QALY'). In een *kosten-batenanalyse* worden zowel de kosten als de effecten van de interventies uitgedrukt in monetaire eenheden (geld). Een probleem hierbij is dat het moeilijk is om (klinische) effecten, bijvoorbeeld een verandering in bloeddruk, in geld uit te drukken.

Opzet van een economische evaluatie

De meeste economische evaluaties worden uitgevoerd binnen een gerandomiseerd gecontroleerd onderzoek ('randomized controlled trial', RCT). Een groot voordeel hiervan is dat zowel kosten- als effectdata prospectief én op patiëntniveau verzameld worden. Dit komt de interne validiteit van de studie ten goede. Daarbij is de extra investering in geld en tijd die nodig is om een economische evaluatie aan een RCT toe te voegen over het algemeen klein.[2]

Bij het uitvoeren van een economische evaluatie moeten een aantal fundamentele beslissingen worden genomen. De belangrijkste daarvan worden hieronder toegelicht. De concepten worden geïllustreerd aan de hand van een recent gepubliceerde economische evaluatie naar de kosteneffectiviteit van 'behavioral graded activity' in vergelijking met manuele therapie voor patiënten met subacute nekpijn.[1]

PERSPECTIEF

Economische evaluaties kunnen vanuit verschillende perspectieven uitgevoerd worden. Het gekozen perspectief bepaalt welke kosten en effecten gemeten worden in de economische evaluatie. Mogelijke perspectieven zijn het maatschappelijk perspectief, het verzekeraarperspectief, het patiëntperspectief en het bedrijfsperspectief. Het maatschappelijk perspectief is het breedste perspectief en alle relevante kosten en effecten worden meegenomen, onafhankelijk van wie betaalt of wie profiteert van de effecten. Alle andere perspectieven zijn smaller. Internationale en Nederlandse richtlijnen voor economische evaluaties adviseren over het algemeen om een maatschappelijk perspectief te hanteren.[2,4,5] In navolging van deze richtlijnen is het nekpijnonderzoek vanuit een maatschappelijk perspectief uitgevoerd.

KEUZE VOOR CONTROLEBEHANDELING

Om de kosteneffectiviteit van een (para)medische interventie te kunnen bepalen, moet de nieuwe interventie vergeleken worden met één of meer alternatieven. Het alternatief bestaat over het algemeen uit de gebruikelijke zorg of de meest gebruikte bestaande behandeling voor de bestudeerde aandoening. Het vergelijken van de nieuwe interventie met een interventie die geen deel uitmaakt van de bestaande klinische praktijk kan tot misleidende resultaten leiden.
In het nekpijnonderzoek is behavioral graded activity vergeleken met manuele therapie. Gekozen is voor een vergelijking met manuele therapie, omdat uit eerder onderzoek is gebleken dat manuele therapie kosteneffectiever was dan gebruikelijke fysiotherapie en gebruikelijke huisartsenzorg.[6]

VASTSTELLEN, METEN EN WAARDEREN VAN EFFECTEN

Over het algemeen worden de primaire klinische uitkomsten in de RCT ook meegenomen in de economische evaluatie (kosteneffectiviteitsanalyse). Veelgebruikte uitkomstmaten in RCT's op het gebied van fysiotherapie en manuele therapie zijn pijn, fysiek functioneren en herstel. Welke primaire klinische uitkomstmaat gekozen wordt, verschilt per studie en hangt af van het soort aandoening en het type behandeling dat onderzocht wordt. Een nadeel van ziektespecifieke uitkomstmaten is dat het niet mogelijk is om interventies te vergelijken voor verschillende aandoeningen. Bij de keuze of een interventie wel of niet in het basispakket moet worden opgenomen, moeten beleidsmakers echter wel kiezen tussen interventies voor verschillende aandoeningen. Het is daarom belangrijk om ook een meer generieke uitkomstmaat zoals kwaliteit van leven mee te nemen in een economische evaluatie.
Kwaliteit van leven wordt gedefinieerd als 'het functioneren van personen op fysiek, psychisch en sociaal gebied en de subjectieve evaluatie daarvan'.[7] Kwaliteit van leven wordt gemeten met speciaal daarvoor ontworpen meetinstrumenten. Ziektespecifieke kwaliteit van leven instrumenten focussen op aspecten van gezondheid die specifiek zijn voor een bepaalde aandoening en zijn daardoor heel gevoelig voor veranderingen in de gezondheidstoestand van een patiënt. Een nadeel is dat ze een beperkt beeld van de kwaliteit van leven van een patiënt geven en niet bruikbaar zijn om interventies voor verschillende aandoeningen te vergelijken. Generieke kwaliteit van leven instrumenten hebben als doel om een volledig beeld van de gezondheidsgerelateerde kwaliteit van leven van een patiënt te geven en kunnen gebruikt worden voor verschillende patiëntgroepen en aandoeningen.
Met een aantal generieke kwaliteit van leven instrumenten is het mogelijk om een algemene waardering voor kwaliteit van leven (utiliteiten) te schatten. Deze utiliteiten worden uitgedrukt op een schaal van 0 ('dood') tot 1 ('perfecte gezondheid'). Utiliteiten lager dan 0 zijn mogelijk wanneer een bepaalde gezondheidstoestand als slechter dan dood gewaardeerd wordt. Twee kwaliteit van leven instrumenten waarvoor een set utiliteiten (zogenaamde tarieven) bepaald zijn, zijn de EQ-5D (EuroQol)[8] en de SF-12.[9]
Nadat de gezondheidstoestanden van de patiënten gewaardeerd zijn met behulp van utiliteiten, kunnen quality-adjusted life-years (QALYs) berekend worden door de utiliteit te vermenigvuldigen met het aantal jaar dat iemand in deze gezondheidstoestand doorbrengt. Per jaar kan maximaal 1 QALY behaald worden (1 jaar in perfecte gezondheid). Belangrijke voordelen van QALYs zijn dat ze kwaliteit van leven en levensduur in één maat combineren en dat ze gebruikt kunnen worden om verschillende aandoeningen, patiëntengroepen en interventies met elkaar te ver-

gelijken. Daarom zijn QALYs de belangrijkste uitkomstmaat voor beleidsmakers.
De primaire klinische uitkomst in de economische evaluatie bij het nekpijnonderzoek was het percentage patiënten dat aangaf hersteld te zijn van nekpijn na 52 weken. Secundaire uitkomstmaten waren nekpijn, beperkingen en kwaliteit van leven. Kwaliteit van leven werd gemeten met behulp van de SF-12 waarna het tarief van Brazier et al. gebruikt is om utiliteiten te berekenen (9). Deze utiliteiten zijn vervolgens gebruikt om QALYs te berekenen.

Vaststellen, meten en waarderen van kosten

Welke kosten worden nu meegenomen in de economische evaluatie? En hoe worden die gemeten en gewaardeerd? Een maatschappelijk perspectief betekent dat alle relevante kosten worden meegenomen. Welke kosten relevant zijn voor een bepaalde aandoening kan bepaald worden aan de hand van klinische richtlijnen en beschrijvingen van het zorgproces. Kosten worden vaak verdeeld in directe kosten binnen de gezondheidszorg, directe kosten buiten de gezondheidszorg, indirecte kosten binnen de gezondheidszorg en indirecte kosten buiten de gezondheidszorg.[5] In tabel 24.2 staan deze kostencategorieën genoemd met voorbeelden uit het nekpijnonderzoek.
Er zijn verschillende methoden om zorggebruik te meten. Er kan bijvoorbeeld zorggebruikdata opgevraagd worden bij zorgverleners. Echter, het is te verwachten dat een patiënt met een bepaalde aandoening, bijvoorbeeld nekpijn, meer dan één zorgverlener bezoekt in verband met deze klachten (bijvoorbeeld de huisarts, fysiotherapeut en neuroloog). Een andere mogelijkheid is om zorgverzekeraars te benaderen, maar die kunnen vaak alleen geaggregeerde data aanleveren die niet gerelateerd zijn aan een specifieke aandoening. Daarbij kunnen zowel zorgverleners als zorgverzekeraars geen informatie aanleveren over kosten die patiënten zelf dragen (bijvoorbeeld zelfzorgmedicatie), zorg van familie en vrienden (mantelzorg) en verzuim van betaald en onbetaald werk (productiviteitsverliezen). Onderzoekers zijn daarom over het algemeen aangewezen op het verzamelen van zorggebruikdata bij patiënten zelf. Methoden voor zelfrapportage door patiënten omvatten vragenlijsten, kostendagboeken en interviews. Welke methode uiteindelijk wordt gekozen om zorggebruik te meten hangt af van de patiëntenpopulatie en de bestudeerde aandoening. In het nekpijnonderzoek is aan deelnemers gevraagd om gedurende 12 maanden vier kostendagboeken bij te houden. De kostendagboeken werden elke drie maanden verzameld door een onderzoeksassistent.
Nadat het zorggebruik in kaart is gebracht, kunnen kosten berekend worden door het zorggebruik te vermenigvuldigen met werke-

Tabel 24.2 Verschillende indelingen van kostencategoriën en de kosten die meegenomen zijn in het nekpijnonderzoek.

indeling van Hakkaart-van Roijen et al.[5]	kostencategorieën uit het nekpijnonderzoek[1]
directe kosten binnen de gezondheidszorg	huisartsenzorg, fysiotherapie, manuele therapie, Mensendieck therapie, massagetherapie, homeopathie, poliklinniekbezoeken, medicatie, röntgenfoto's, CT-scans, MRI-scans en thuiszorg
directe kosten buiten de gezondheidszorg	mantelzorg en betaalde hulp in de huishouding
indirecte kosten binnen de gezondheidszorg	medische kosten in gewonnen levensjaren: in dit onderzoek niet meegenomen
indirecte kosten buiten de gezondheidszorg	verzuim van betaald en onbetaald werk (productiviteitsverliezen)

lijke kostprijzen. In Nederland is een uitgebreide verzameling van standaard kostprijzen beschikbaar in de 'Handleiding voor kostenonderzoek'.[5] Deze standaardkostprijzen zijn in het nekpijnonderzoek gebruikt om het zorggebruik en de productiviteitsverliezen te waarderen. Aanbevolen wordt om zorggebruik en kostenschattingen apart te presenteren, zodat lezers een schatting van de kosten kunnen maken voor hun eigen situatie op basis van het gepresenteerde zorggebruik en prijzen die van toepassing zijn op hun situatie.

Statistische analyse

De eerste stap in de analyse van een economische evaluatie is de analyse van de kosten en van de effecten apart van elkaar te bekijken. De tweede stap is de analyse van de verhouding tussen kosten en effecten van de verschillende behandelingen (kosteneffectiviteit). Elders in dit boek is de analyse van effecten besproken (zie hoofdstuk 12). De analyse van kosten en kosteneffectiviteit vereisen speciale statistische technieken die hier kort besproken worden.

ANALYSE VAN KOSTEN

Kostendata hebben over het algemeen een zeer scheve verdeling zoals getoond in figuur 24.1. Er zijn twee redenen voor deze scheve verdeling: 1) kosten worden begrensd door nul en 2) de meeste patiënten hebben relatief lage kosten en een klein aantal patiënten hele hoge kosten (de lange staart aan de rechterkant van de grafiek). Dit betekent dat standaard statistische technieken zoals een onafhankelijke t-test niet voldoen. Nonparametrische bootstrappingtechnieken worden beschouwd als de meest geschikte methode om de onzekerheid rond kostenverschillen te schatten.[10,11] Nadere bespreking van deze techniek valt buiten het bestek van dit boek. In het nekpijnonderzoek waren de gemiddelde totale kosten in de groep die behavioral graded activity kreeg € 873 (standaarddeviatie 191) en € 613 (standaarddeviatie 125) in de groep die manuele therapie kreeg. Het verschil in kosten was dus € 260; dit verschil was niet statistisch significant (95%-betrouwbaarheidsinterval -107 tot 825).

INCREMENTELE KOSTENEFFECTIVITEITSRATIO

De verschillen in kosten en effecten tussen de twee interventies kunnen aan elkaar gerelateerd worden in een incrementele kosteneffectiviteitsratio ('Incremental Cost-Effectiveness Ratio', ICER) die wordt berekend als:

$$ICER = \frac{C_I - C_C}{E_I - E_C} = \frac{\Delta C}{\Delta E}$$

waar C_I = gemiddelde kosten in de interventiegroep, C_C = gemiddelde kosten in de controlegroep, E_I = gemiddelde effecten in de interventiegroep, en E_C = gemiddelde effecten in de controlegroep.

De ICER geeft weer wat de extra kosten van één extra eenheid effect in de interventiegroep in vergelijking met de controlegroep zijn. In het nekpijnonderzoek herstelde 78% (0,78) van de patiënten in de behavioral graded activity-groep en 76% (0,76) van de patiënten in de manuele therapiegroep. Zoals eerder al beschreven waren de gemiddelde totale kosten per deelnemer 873 euro in de behavioral graded activity-groep en 613 euro in de manuele therapiegroep. Dit leidt tot een ICER van 13.000 (260 euro / 0,02). De interpretatie van deze ICER is dat één herstelde patiënt extra in de behavioral graded activity-groep in vergelijking met de manuele therapiegroep gemiddeld 13.000 euro extra kost.

COST-EFFECTIVENESS PLANE

Om de interpretatie van de ICER gemakkelijker te maken, kan gebruikgemaakt worden van de zogenoemde 'cost-effectiveness plane' (CE plane).[12] De CE plane is een grafiek waarin op de x-as het verschil in effecten tussen de interventie- en controlegroep uitgezet wordt en op de y-as het verschil in kosten (zie figuur 24.2). Dit resulteert in 4 kwadranten waarbij de oorsprong de controlebehandeling

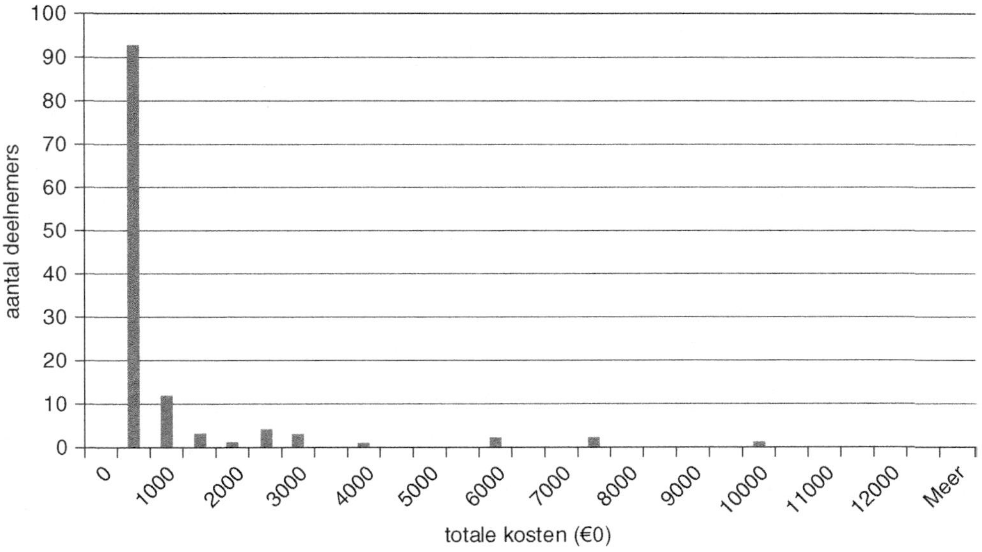

Figuur 24.1 *Kostenverdeling in het nekpijnonderzoek.*

representeert. De helling van de lijn door de oorsprong en de puntschatting van ΔC en ΔE (bijvoorbeeld punt A in figuur 24.2) is gelijk aan de ICER (zie figuur 24.2). De vier kwadranten worden als volgt gedefinieerd:

- noordoost – interventie duurder en effectiever dan de controlebehandeling; de interventie wordt verkozen boven de controlebehandeling als de ICER lager is dan het maximale bedrag dat een beleidsmaker bereid is te betalen per eenheid effect extra (plafondwaarde, λ (uit te spreken als lambda) in figuur 24.2);
- zuidoost – interventie goedkoper en effectiever dan de controlebehandeling; de interventie domineert de controlebehandeling en dient verkozen te worden boven de controlebehandeling;
- zuidwest – interventie goedkoper en minder effectief dan de controlebehandeling; de interventie wordt verkozen boven de controlebehandeling als de ICER hoger is dan de plafondwaarde;
- noordwest – interventie duurder en minder effectief dan de controlebehandeling; de interventie wordt gedomineerd door de controlebehandeling en de controlebehandeling dient verkozen te worden boven de interventiebehandeling.

In het fictieve voorbeeld in figuur 24.2 ligt punt A onder de lijn die de plafondwaarde weergeeft (λ) en zal interventie A verkozen worden boven de controlebehandeling. Dit is ook af te leiden uit de ICER van A ten opzichte van controle (250 euro / 1 = 250 euro / eenheid effect) die lager is dan λ (500 euro / eenheid effect). Interventie B zal niet verkozen worden boven de controlebehandeling omdat punt B boven de lijn die λ weergeeft, ligt en de ICER van B ten opzichte van controle (-200 euro / -3 = 67 euro / eenheid effect) lager is dan λ. Omdat de ICER een ratio is, kan de variantie van de ICER niet geschat worden en kunnen er dus ook geen betrouwbaarheidsintervallen geschat worden. Onderzoekers hebben veelvuldig gediscussieerd over de beste manier om de onzekerheid inzake de ICER te schatten. Deze onzekerheid kan vervolgens grafisch weergegeven worden in de CE plane. Non-parametrische bootstrappingtechnieken worden nu beschouwd als de standaardmethode om de onzekerheid ten aanzien van de ICER te

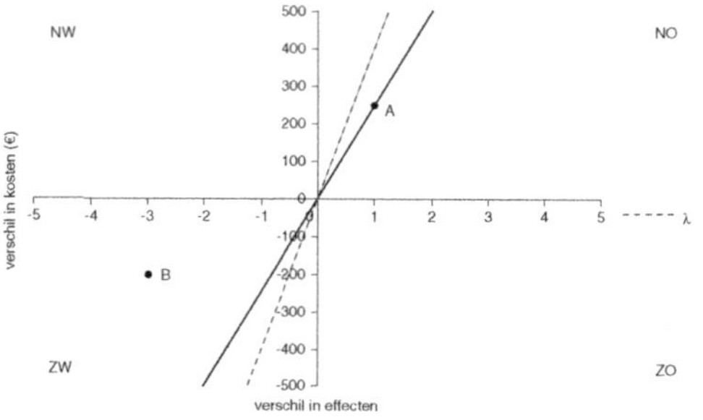

Figuur 24.2 *Cost-effectiveness plane: effectverschil tussen interventie en controle uitgezet op de x-as en kostenverschil tussen interventie en controle uitgezet op de y-as.*

NO = noordoost, ZO = zuidoost, ZW = zuidwest en NW = noordwest, A en B = hypothetische puntschatting van de ICER gebaseerd op geobserveerde ΔC en ΔE, λ (stippellijn) = maximale bedrag dat een beleidsmaker bereid is te betalen per eenheid effect extra.

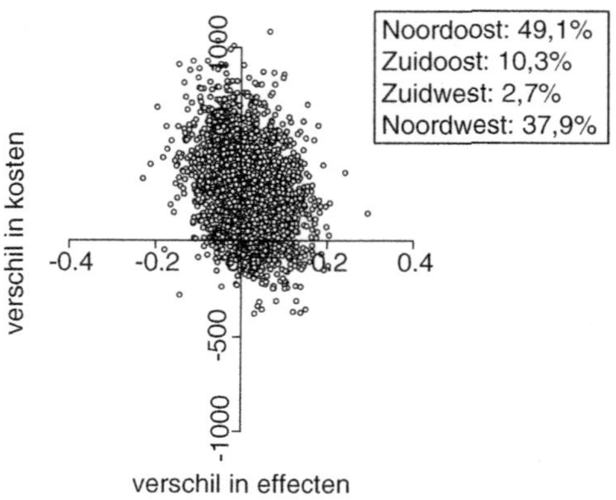

Figuur 24.3 *Cost-effectiveness plane uit het nekpijnonderzoek. Verschil in kosten is uitgedrukt in euro en verschil in effecten in 'per herstelde patiënt extra'.*

schatten.[10] Nadere bespreking van deze techniek valt buiten het bestek van dit boek. De CE plane in figuur 24.3 laat de onzekerheid rond de ICER voor herstel in het nekpijnonderzoek zien (de puntenwolk). Het lichte puntje in het midden van de puntenwolk is de puntschatting van de ICER gebaseerd op de geobserveerde gemiddelde kosten en effecten in de twee groepen. De CE plane laat zien dat behavioral graded activity ongeveer even effectief is als manuele therapie, maar dat behavioral graded activity iets duurder lijkt te zijn dan manuele therapie.

SENSITIVITEITSANALYSES

Naast statistische onzekerheid rond de geschatte kosten en effecten, zal er ook altijd onzekerheid bestaan over de aannames en beslissingen die gedaan worden in een economische evaluatie. In een sensitiviteitsanalyse wordt onderzocht of andere aannames leiden tot andere resultaten van de economische evaluatie.[13] De eerste stap in een sensitiviteitsanalyse is het identificeren van parameters (zowel kosten als effecten) waarover onzekerheid bestaat. De tweede stap is om een plausibele range van waarden te bepalen voor die parameters. Methoden om deze range te bepalen zijn bijvoorbeeld het doorzoeken van de literatuur of het verzamelen van meningen van experts. De derde stap is het uitvoeren van de daadwerkelijke sensitiviteitsanalyse waarbij er drie verschillende vormen zijn:[13]

- eenwegssensitiviteitsanalyse: hierbij wordt de impact van elke variabele apart op de resultaten onderzocht door de waarde van deze variabele te variëren en de overige variabelen constant te houden;
- scenario-analyse: hierbij worden alle variabelen op hun meest optimistische of pessimistische waarde gezet om de uitkomsten voor het beste of slechtste scenario te bepalen;
- probabilistische sensitiviteitsanalyse: hierbij worden de waarden van de onzekere variabelen gelijktijdig gevarieerd op basis van een vooraf bepaalde verdeling van de variabele in de populatie.

Beschouwing

Doordat de financiële middelen die beschikbaar zijn voor de gezondheidszorg beperkt zijn, is het nodig om keuzes te maken welke (para)medische interventies wel en niet vergoed worden vanuit het basispakket. Om deze keuzes te kunnen maken is er informatie nodig over de kosten en effecten van nieuwe behandelingen in vergelijking met de gebruikelijke zorg. Economische evaluaties voorzien in deze informatiebehoefte door het identificeren van de meest efficiënte preventieve of therapeutische interventie. Echter, voorwaarde voor het gebruik van economische evaluaties om dit soort beslissingen door beleidsmakers, clinici of patiënten te informeren is dat ze op een valide en betrouwbare manier uitgevoerd worden.

Het doel van dit hoofdstuk was om inzicht te geven in het ontwerp en de analyse van economische evaluaties in de eerstelijnsgezondheidszorg. De meeste economische evaluaties worden uitgevoerd binnen een gerandomiseerd gecontroleerd onderzoek. In deze gevallen moet de economische evaluatie volledig geïntegreerd worden in het effectiviteitsonderzoek en moet net zo zorgvuldig worden ontworpen. Speciale aandacht dient besteed te worden aan de keuze voor het perspectief van de economische evaluatie, de controlebehandeling en de kosten en effecten die gemeten worden. Bij de analyse van een economische evaluatie zijn specialistische statistische technieken benodigd om de onzekerheid rond het gemiddelde kostenverschil en de incrementele kosteneffectiviteitsratio te kunnen schatten. Tot slot raden wij (toekomstige) onderzoekers aan om bij het opzetten van hun economische evaluatie de richtlijnen van het College voor Zorgverzekeringen[1] op te volgen.[5] Het hanteren van deze richtlijnen leidt ertoe dat de resultaten van economische evaluaties die in Nederland worden uitgevoerd, beter vergelijkbaar zijn. Daarnaast raden wij aan om samen te werken met ervaren doelmatigheidsonderzoekers of gezondheidseconomen om de kwaliteit van de economische evaluatie te waarborgen.

Literatuur

1 Bosmans JE, Pool JJ, de Vet HC, Tulder MW van, Ostelo RW. Is behavioral graded activity cost-effective in comparison with manual therapy for patients with subacute neck pain? An economic evaluation alongside a randomized clinical trial. Spine. 2011;36(18):E1179-86.
2 Drummond MF, Sculpher MJ, Torrance GW, O'Brien BJ, Stoddart GL. Methods for the Economic Evaluation of Health Care Programmes. Third ed. New York: Oxford University Press; 2005.
3 Briggs AH, O'Brien BJ. The death of cost-minimization analysis? Health Econ. 2001 Mar; 10(2):179-84.
4 Gold MR, Siegel JE, Russel LB, Weinstein MC. Cost-Effectiveness in Health and Medicine. New York: Oxford University Press; 1996.
5 Hakkaart-van Roijen L, Tan SS, Bouwmans CAM. Handleiding voor kostenonderzoek: Methoden en standaard kostprijzen voor economische evaluaties in de gezondheidszorg. Geactualiseerde versie 2010. [Dutch manual for costing in economic evaluations]. Diemen: College voor zorgverzekeringen (CVZ); 2011.
6 Korthals-de Bos IB, Hoving JL, van Tulder MW, Rutten-van Molken MP, Ader HJ, de Vet HC, et al. Cost effectiveness of physiotherapy, manual therapy, and general practitioner care for neck pain: economic evaluation alongside a randomised controlled trial. BMJ. 2003 Apr 26; 326(7395):911.
7 Wat is kwaliteit van leven en hoe wordt het gemeten? RIVM. 22-9-2009. Beschikbaar via www.rivm.nl.
8 Lamers LM, Stalmeier PF, McDonnell J, Krabbe PF, van Busschbach JJ. [Measuring the quality of life in economic evaluations: the Dutch EQ-5D tariff]. Ned Tijdschr Geneeskd. 2005 Jul 9; 149(28):1574-8.
9 Brazier JE, Roberts J. The estimation of a preference-based measure of health from the SF-12. Med Care. 2004 Sep;42(9):851-9.
10 O'Brien BJ, Briggs AH. Analysis of uncertainty in health care cost-effectiveness studies: an introduction to statistical issues and methods. Stat Methods Med Res. 2002 Dec;11(6):455-68.

1 Deze 'Handleiding voor kostenonderzoek' is gratis te downloaden en te bestellen via www.cvz.nl.

11 Thompson SG, Barber JA. How should cost data in pragmatic randomised trials be analysed? BMJ. 2000 Apr 29;320(7243): 1197-200.
12 Black WC. The CE plane: a graphic representation of cost-effectiveness. Med Decis Making. 1990 Jul;10(3):212-4.
13 Briggs AH, Gray AM. Handling uncertainty in economic evaluations of healthcare interventions. BMJ 1999 Sep. 4;319(7210):635-8.

25 Systematische reviews van effectonderzoek: doel en opzet

H.C.W. de Vet, I. Logghe en A.P. Verhagen

In een tijdperk waarin kosteneffectieve zorg hoog in het politieke vaandel staat, heeft de wetenschappelijke onderbouwing van de paramedische zorg veel aandacht gekregen. Van elke hulpverlener wordt verwacht dat hij informatie bezit over de effectiefste behandeling op zijn vakgebied. Bewijzen voor die effectiviteit worden bij voorkeur geleverd door gerandomiseerde studies ('randomized controlled trial': RCT). Het aantal RCT's is de laatste jaren snel gestegen. Het wordt voor zorgverleners dan ook ondoenlijk alles bij te houden. Literatuuroverzichten, in de vorm van systematische reviews, maken het de zorgverlener gemakkelijker op de hoogte te blijven van de aanwezige kennis op een bepaald terrein in de literatuur. In hoofdstuk 1 zagen we al dat systematische reviews de basis van vormen van 'evidence-based practice' en een belangrijke rol spelen bij het ontwikkelen van behandelstandaarden of -protocollen.
In dit hoofdstuk wordt ingegaan op het belang van systematische reviews en worden de opzet en uitvoering beschreven.

De afgelopen jaren is er op de gezondheidszorg steeds meer druk uitgeoefend om de zorg wetenschappelijk te onderbouwen, zowel vanuit de politiek als door de zorgverzekeraars. Vanuit het oogpunt van kosteneffectieve zorg zouden de behandelingen waarvan niet is aangetoond dat ze effectief zijn, op den duur uit het behandelingspakket moeten verdwijnen. Hiermee kreeg de beroepsgroep de taak opgelegd effectiviteitstudies te verrichten en aan te tonen dat de toegepaste behandelingen effectief waren. Deze ontwikkelingen weerspiegelen de opkomst van 'evidence-based practice' (zie hoofdstuk 1). Voor de fysiotherapie in Nederland werd dit duidelijk toen de Universiteit Maastricht een rapport publiceerde over de effectiviteit van fysiotherapie.[1,2] De eindconclusie van dat rapport luidde dat er voor een aantal applicaties binnen de fysiotherapie (bijvoorbeeld electrotherapie; tractie) weinig of geen evidence was (='no evidence of effect'). Dat betekent dus dat er *geen* wetenschappelijk bewijs was ten aanzien van de effectiviteit van deze interventies omdat er op dat moment simpelweg nog geen studies naar waren uitgevoerd. Dat wil dus ook zeggen dat er *geen* wetenschappelijk bewijs is dat de interventie niet effectief zou zijn. Met andere woorden, de onderzoekers konden deze vraag niet beantwoorden. Deze conclusie van het rapport werd echter al snel en onzorgvuldig vertaald (o.a. in de media, maar zeker ook door de zorgverzekeraar) als 'evidence of no effect'. Om de uitspraak te kunnen onderbouwen dat een interventie niet effectief is moet er dus wel onderzoek zijn uitgevoerd dat aantoont dat een interventie niet effectief is. Dat was hier dus niet het geval. Maar deze 'onzorgvuldige' vertaling leidde er wel toe dat hier 'wetenschappelijke onderbouwing' gevonden leek voor de bezuinigingen op de fysiotherapie.

Het aantal gepubliceerde effectstudies in de paramedische zorg is de laatste decennia exponentieel gestegen. Wanneer men zich beperkt tot het studiedesign waaraan de meeste bewijskracht wordt toegedicht om de effectiviteit van een behandeling aan te tonen, de 'randomized controlled trial' (RCT) (zie de hoofdstukken 3 en 4), illustreert een blik in het gecomputeriseerde literatuurbestand MEDLINE deze snelle toename: werden er in 1964 nog zestien nieuwe RCT's gepubliceerd op het terrein van de geneeskunde en paramedische beroepen, in 1982 waren dit er al ruim tweeduizend, en in 2000 kwamen er wereldwijd ruim vijfendertigduizend nieuwe RCT's bij. Dit is een verveelvoudiging van het aantal RCT's in een paar jaar tijd. De database van de fysiotherapie (PEDro-database) bevat eind 2011 ruim zestienduizend RCT's, ruim drieduizend systematische reviews en meer dan duizend richtlijnen. Het moge duidelijk zijn dat een behandelend paramedicus deze omvangrijke literatuur nooit kan bijhouden, ook al zou hij de beschikking hebben over alle tijdschriften (meer dan tweehonderd) waarin deze effectstudies worden gepubliceerd.

In de praktijk blijkt dat behandelaars vaak maar van een zeer klein deel van de gepubliceerde studies op de hoogte zijn en op basis daarvan conclusies trekken voor hun handelen. Deze conclusies zouden misschien heel anders zijn als ze toegang hadden tot (bijna) alle informatie die voorhanden is, want de uitkomsten van de verschillende studies over hetzelfde onderwerp kunnen onderling nogal verschillen. Daarom speelt de systematische review een steeds belangrijkere rol bij het samenvatten van de aanwezige kennis op een bepaald vakgebied.

Vormen van systematische reviews

Het doel van een systematische review is een samenvatting te geven van de aanwezige kennis op een bepaald vakgebied. Zo kan de lezer een preciezer inzicht krijgen in de effectiviteit van bepaalde behandelingen en de verschillen daarin bij verschillende patiëntengroepen (bijvoorbeeld acuut versus chronisch) of een beeld krijgen van de invloed van de dosering, behandelduur en behandelfrequentie. Anderzijds biedt een systematische review zicht op de lacunes in onze kennis en genereert zo vaak nieuwe onderzoeksvragen.

Van oudsher bestond het literatuuronderzoek uit een uitgebreid overzichtsartikel – klassieke of 'narratieve (verhalende) review' – waarin een expert op een bepaald vakgebied zijn mening gaf over de stand van zaken met betrekking tot een bepaalde behandeling of aandoening op basis van (een selectie uit) de literatuur. Hoe deze selectie tot stand kwam en waarop de expert zijn mening baseerde, was niet altijd even duidelijk. Men vertrouwde geheel op de deskundigheid van de auteur.

Vanaf de jaren tachtig kwam daarin verandering en werd het literatuuronderzoek systematischer van opzet. Vanaf die tijd wordt de term 'systematische review' gebruikt voor studies waarin de literatuur op systematische wijze wordt verzameld en beoordeeld. Onderdeel van die beoordeling is dat de methodologische kwaliteit van de in het overzicht betrokken studies wordt bepaald. Het meest kenmerkende van een systematische review is dat duidelijk wordt beschreven op welke manier men de literatuur heeft doorzocht, welke gegevens uit de diverse studies is geëxtraheerd, hoe de kwaliteit van de onderzoeken is beoordeeld en hoe men vervolgens tot een conclusie is gekomen. Dit stelt de lezer in staat de gang van zaken te volgen en zich een mening te vormen over de kracht van het bewijs zelf.

Wanneer een kwantitatieve samenvatting van de resultaten wordt gegeven, wordt een systematische review ook wel meta-analyse genoemd. Dit is niet geheel juist omdat een systematische review de hele methodiek beslaat zoals hierboven beschreven. De meta-analyse is niet meer dan een (belangrijk) onderdeel omdat de resultaten dan ook statistsch samengevat (gepoold) kunnen worden. Het onderscheid is belangrijk omdat men anders zou kunnen denken dat indien er geen meta-analyse is uitgevoerd, het geen systematische review zou zijn. Dit is dus onjuist. In meta-analyses worden de resultaten van alle onderzoeken (grote en kleine) op een gewogen manier (grote studies geven meer gewicht in het gepoolde resultaat) bij elkaar opgeteld. Dit optellen wordt statistische 'pooling' genoemd, omdat met een bepaalde statistische techniek een 'pool' van resultaten wordt gecreëerd, waaruit een algemene conclusie kan worden getrokken. Hierdoor kunnen kleine, maar relevante effecten worden aangetoond, die in de afzonderlijke onderzoeken niet altijd worden opgemerkt vanwege een te kleine omvang van de onderzoekspopulatie.

Opzet van een systematische review

De opzet van een systematische review bestaat uit een aantal onderdelen: de onderzoeksvraag, het formuleren van in- en exclusiecriteria, de zoekstrategie van de literatuur, de selectie van welke artikelen uiteindelijk in de review worden opgenomen, het bepalen van de methodologische kwaliteit van de afzonderlijke artikelen, de analyse (mogelijk een meta-analyse maar dat hoeft niet per se zo te zijn) en het trekken van de conclusies. Deze opzet geldt niet alleen voor reviews waarin de resultaten van RCT's worden samengevat, maar geldt ook voor reviews die resultaten uit observationeel onderzoek samenvatten of reviews over de waarde van een speciale diagnostische test. De uitwerking hierna is gericht op reviews van effectstudies (RCT's). Door de explosieve toename van RCT's is het daarnaast gebruikelijk bestaande systematische reviews te 'updaten'. De oorspronkelijke onderdelen van de review vormen hierbij het uitgangspunt (zie kader 25.1).

ONDERZOEKSVRAAG

Een systematische review heeft als doel een gerichte vraag te beantwoorden. Bijvoorbeeld: hoe effectief is fysiotherapie en manuele therapie voor een behandeling van patiënten met spanningshoofdpijn?[3] De zoekvraag kan men specificeren door exact aan te geven in welke patiënten (populatie), interventie en/of uitkomstmaat men geïnteresseerd is. Een voorbeeld van een specifiekere vraag is welke behandeling het effectiefst is bij chronische patiënten, of de vraag of de effectiviteit het meest tot uiting komt in een afname van de pijn, of een vermindering in ziekteverzuim.

Kader 25.1 Samenvatting

Studiedesign. Een systematische review van gerandomiseerde klinische trials (RCT's).

Doelstelling. Het doel van deze systematische review is om de effectiviteit van fysiotherapie en manipulaties bij patiënten met spanningshoofdpijn te evalueren.

Methode. Dit is een update van de bestaande review uit 2004. Er is gezocht naar literatuur in PubMed, CINAHL en Cochrane. Alleen gerandomiseerde klinische trials zijn geïncludeerd die fysiotherapie en manipulaties evalueerden bij een volwassenen populatie (18 jaar en ouder) met spanningshoofdpijn. Twee onderzoekers beoordeelden, onafhankelijk van elkaar, de gevonden literatuur op methodologische kenmerken met behulp van de Delphi-lijst en voerden de data-extractie uit. Analyse vond plaats op basis van een 'best evidence synthesis'.

Resultaten. In totaal zijn twaalf studies geselecteerd. De originele review bestond uit 8 studies en in deze update zijn er vier nieuwe studies toegevoegd. We vonden een grote variatie aan interventies, zoals manipulaties, oefentherapie, fysiotherapeutische applicaties, massage, relaxatietherapie en acupunctuur. Twee studies hadden een laag risico op vertekening van de resultaten (bias). Deze studies evalueerden beide manipulaties in vergelijking met een placebobehandeling (placebolaser) of medicatie. Er werd geen significant verschil gevonden tussen beide behandelingen. Specifieke oefentherapie (craniocervicale training) is mogelijk wel

effectief, maar dit betreft slechts één studie.
Conclusie. In deze review is het niet mogelijk om definitieve conclusies te trekken over het effect van manipulaties en fysiotherapie bij volwassenen met spanningshoofdpijn, maar een specifiek oefenprogramma lijkt een veelbelovende interventie.

IN- EN EXCLUSIECRITERIA

Op basis van deze onderzoeksvraag bepaalt men de in- en exclusiecriteria voor de studies die in het overzicht worden opgenomen. In hoofdstuk 4 beschreven we al dat als hulpmiddel voor een goede vraagstelling vaak het PICO-systeem gebruikt wordt: 'Patient – Intervention – Comparison – Outcome'. Deze selectiecriteria kan men in vier hoofdgroepen verdelen. Allereerst wordt bepaald in welk type onderzoeksdesign men is geïnteresseerd. Gouden regel is dat indien er voldoende RCT's gepubliceerd zijn over het onderwerp van keuze, men zich beperkt tot een systematische review van trials. De reden hiervoor is dat RCT's de meeste bewijskracht hebben wat betreft de effectiviteit van een interventie. Bestaan er geen of heel weinig RCT's over het desbetreffende onderwerp – hetgeen op het terrein van de fysiotherapie op dit moment nog maar zelden het geval is – dan kan men ook andere onderzoeksvormen, zoals quasi-experimenten, opnemen. Uiteraard hangt het aantal onderzoeken dat men opneemt ook af van hoe specifiek of hoe breed men de onderzoeksvraag formuleert. Vervolgens bepaalt men in- en exclusiecriteria met betrekking tot de patiëntenpopulatie of aandoening waarin men is geïnteresseerd. Wil men bijvoorbeeld de effectiviteit van een bepaalde behandeling bekijken bij alle patiënten of alleen bij chronische patiënten. In het voorbeeld zijn het patiënten met spanningshoofdpijn, zowel met acute als chronische klachten. Vervolgens bepaald men in welke interventie men is geïnteresseerd; wil men de effectiviteit weten van alle soorten fysiotherapie, of alleen oefentherapie? In het voorbeeld is men geïnteresseerd in alle soorten fysiotherapie inclusief manuele therapie. Als laatste wordt bepaald over welke uitkomstmaten in een onderzoek moet zijn gerapporteerd. Als men bijvoorbeeld een uitspraak wil doen over pijnvermindering en 'kwaliteit van leven', dan worden onderzoeken waarin alleen laboratoriumparameters zijn gepresenteerd uitgesloten.

ZOEKSTRATEGIE

Na het formuleren van de onderzoeksvraag en de in- en exclusiecriteria wordt naar de literatuur gezocht. Dit zoeken moet planmatig gebeuren, want het doel is om *alle* bestaande studies die aan de in- en exclusiecriteria voldoen ook daadwerkelijk te vinden. Meestal is de zoekstrategie vrij breed, om daarna te beoordelen welke onderzoeken precies aan de in- en exclusiecriteria voldoen. Het meest praktisch is met de zoekactie te beginnen in gecomputeriseerde literatuurbestanden, zoals Cochrane Library, MEDLINE, EMBASE en PEDro. Als het meer psychologisch gerichte vraagstellingen betreft, moet ook in Psychinfo worden gezocht. Het samenstellen van een set trefwoorden ('keywords') is daarbij cruciaal. Men mag geen belangrijke trefwoorden over het hoofd zien. Een manier om dat te controleren is te kijken of alle relevante trefwoorden die bij de gevonden artikelen staan, ook in de zoekstrategie voorkomen. De computerbestanden vormen slechts het begin van een zoekstrategie. Aanvullende zoekstrategieën zijn noodzakelijk. Het ligt voor de hand eerdere reviews op te zoeken en literatuurreferenties in de inmiddels gevonden artikelen na te kijken. Verder wordt aanbevolen contact op te nemen met experts op het desbetreffende terrein, en in databases naar lopende studies te zoeken (om eventuele publicatiebias te voorkomen).

SELECTIE VAN STUDIES

Als het zoeken naar studies is afgerond, moet aan de hand van de in- en exclusiecriteria worden bepaald welke studies in de systematische review worden opgenomen. Soms kan dit op basis van het 'abstract', soms moet daarvoor het gehele artikel worden bestudeerd. Omdat het vaak een subjectieve beslissing is of de studie nu wel of niet aan de in- en exclusiecriteria voldoet, wordt deze procedure vaak door twee reviewers onafhankelijk van elkaar verricht. Het is gebruik om in een flowdiagram aan te geven hoeveel studies men in de diverse selectiestappen vond: d.w.z. aantal titels, volledige artikelen, en het aantal dat aan de inclusiecriteria voldeed. Tevens worden hier redenen vermeld waarom studies uitgesloten werden.

METHODOLOGISCHE KWALITEIT VAN DE AFZONDERLIJKE STUDIES

Voor het beoordelen van de methodologische kwaliteit (tegenwoordig ook wel 'risk of bias' genoemd) van de afzonderlijke studies wordt naar een aantal criteria gekeken, die in criterialijsten worden samengevoegd. Een criterialijst bevat vragen (items) zoals: is er gerandomiseerd? Was de patiënt geblindeerd? Waren er veel uitvallers? Enzovoort. Voor RCT's bestaan verschillende soorten criterialijsten. De meeste criterialijsten bevatten drie domeinen: interne validiteit (items over randomisatie, blindering, uitval), externe validiteit (items over de patiëntenpopulatie, interventie, effectmaten) en precisie (items over groepsomvang, meetvariatie). Een voorbeeld van een gevalideerde algemene (generieke) criterialijst voor RCT's is de Delphi-criterialijst.[4] Deze lijst is opgenomen in tabel 25.1. Alle items hebben als antwoordmogelijkheid: 'ja/nee/weet niet'. Deze Delphi-lijst vormde de basis voor twee andere veelgebruikte criterialijsten, namelijk de PEDrolijst die in de PEDro database veel wordt gebruikt alsook voor de criterialijst van de Cochrane Back Review Group. Soms worden de items van de criterialijst waarop een 'ja' is gescoord, bij elkaar opgeteld tot een somscore. Alle items wegen dan even zwaar. Somscores hebben het voordeel dat ze eenvoudig en inzichtelijk zijn. De score lijkt dan op een rapportcijfer dat elke studie krijgt. Een nadeel van een rapportcijfer is dat

Tabel 25.1 Delphi-criterialijst.[4]

1	Randomisatie	
	a Is een methode van randomisatie uitgevoerd?	ja / nee / weet niet
	b Was de randomisatiecode onbekend voor degene die patiënten insloot en de behandelingen toewees?	ja / nee / weet niet
2	Waren de groepen aan het begin van het onderzoek onderling vergelijkbaar wat betreft de belangrijkste prognostische variabelen?	ja / nee / weet niet
3	Zijn de in- en exclusiecriteria genoemd?	ja / nee / weet niet
4	Was de effectbeoordelaar geblindeerd?	ja / nee / weet niet
5	Was de hulpverlener/behandelaar geblindeerd?	ja / nee / weet niet
6	Was de patiënt geblindeerd?	ja / nee / weet niet
7	Zijn de puntschatting en spreidingsmaten gepresenteerd voor de primaire uitkomstmaten?	ja / nee / weet niet
8	Is de analyse volgens het 'intention to treat'-principe* uitgevoerd?	ja / nee / weet niet

* Alle patiënten worden geanalyseerd in de groep waaraan ze zijn toegewezen, ongeacht welke interventie ze uiteindelijk hebben ontvangen.

een 'nee' op het ene item kan worden gecompenseerd met een 'ja' op een ander item. Een onderzoek kan dan toch een 6 halen, terwijl op items die als heel belangrijk worden gezien een 'nee' is gescoord. Het is ook mogelijk de items individueel te bekijken. Hoe een criterialijst moet worden gebruikt, is niet altijd duidelijk aangegeven. In het geval van de Delphi-criterialijst is het aan de onderzoeker te bepalen of er een somscore wordt berekend of niet. In de publicatie dient te worden vermeld voor welke optie men heeft gekozen. Ook wordt geadviseerd per afzonderlijke studie de scores per item weer te geven in een tabel, zodat de lezer inzicht krijgt hoe de scores ten aanzien van de risk of bias van de afzonderlijke studies tot stand is gekomen. Het scoren van de risk of bias van de studies wordt meestal door twee reviewers onafhankelijk van elkaar gedaan. Daarna worden de resultaten naast elkaar gelegd en worden de discrepanties besproken. Door middel van discussie of het oordeel van een derde persoon probeert men tot een eindoordeel te komen.

ANALYSE

De volgende stap in een systematische review is de analyse. Daarbij moet een besluit worden genomen of de resultaten van de afzonderlijke onderzoeken bij elkaar worden opgeteld, ofwel statistisch gepoold, of niet. Indien men statisch kan poolen wordt dat ook wel meta-analyse genoemd. Of een meta-analyse wel of niet kan worden uitgevoerd hangt af van een aantal factoren. Een noodzakelijke voorwaarde hiervoor is dat de individuele studies minimaal een puntschatting (gemiddelde, modus, mediaan) en een spreidingsmaat (standaarddeviatie, betrouwbaarheidsinterval) presenteren voor de uitkomstmaat waarin men is geïnteresseerd, anders kan er niet worden gepoold. Verder dient afgewogen te worden of de individuele studies inhoudelijk voldoende op elkaar lijken wat betreft patiëntenpopulatie, interventies en uitkomstmaten om de gegevens bij elkaar te kunnen optellen. Dit wordt ook wel homogeniteit genoemd. Of anders gesteld: als studies te heterogeen zijn, dan is een meta-analyse niet verstandig omdat men dan appels met peren gaat vergelijken. In het voorbeeld (zie kader 25.1) bleken de interventies te divers (te heterogeen) om de resultaten statistisch te poolen.[2] Waar de grens ligt bij wat men mag poolen en wat niet, is meer een kwestie van klinische en methodologische afwegingen dan van statistische overwegingen.

PRESENTATIE VAN DE RESULTATEN

In een systematische review worden meestal veel en grote tabellen gepresenteerd. Vaak vindt men een tabel met een overzicht van de geïncludeerde studies, met kenmerken van de patiënten, aantal patiënten, en kenmerken van de interventie en soms uitkomstmaten. Zoals eerder is aangegeven is ook gebruikelijk om iets te laten zien van de risk of bias van de afzonderlijke studies. Per uitkomstmaat worden meestal de grootte van het effect (effectschatting ofwel effect sizes) gepresenteerd, eventueel samen met het gepoolde effect. Een apart overzicht van alle uitkomstmaten vindt men vervolgens in een aparte tabel, ook wel de Summary of Findings (SoF)-tabel genoemd. Hierin staan alle belangrijke uitkomstmaten, ook als er geen enkele studie (of slechts enkelen) die uitkomstmaat presenteerde(n). In deze SoF-tabel staan voor alle relevante uitkomstmaten de gepoolde effectschatting (of een andere indicatie van het effect); het aantal studies en aantallen patiënten dat daaraan bijgedragen heeft.

GRADE: HOE STERK IS HET BEWIJS?

Als men een idee heeft gekregen van de grootte van het effect, is de volgende vraag: hoe sterk is het bewijs (de evidence) daarvoor? Guyatt et al. ontwikkelden het GRADE-systeem om de sterkte van het bewijs uit te drukken.[5] GRADE staat voor Grading the Recommendations, Assessment, Development and Evaluation. Uitgaande van de gepoolde effectschatting, of van het overzicht van de effecten die in de verschillende studies zijn gevonden, wordt gekeken naar een aantal domeinen die de sterkte/kracht van het bewijs aantasten. Het gaat om de volgende domeinen: a) de studieopzet (design) en risk of bias van de studie; b) de betrouwbaarheid van het resultaat (precision); c) de consistentie van de resultaten; d) of het bewijs direct of indirect is; en e) of er mogelijk sprake is van publicatiebias. GRADE wordt in principe toegepast op reviewniveau en niet op studieniveau. De risk of bias wordt natuurlijk wel op studieniveau vastgesteld. GRADE kent uiteindelijk vier niveaus van bewijskracht: 1) sterk bewijs; 2) beperkt bewijs; 3) weinig bewijs en 4) zeer weinig bewijs.

Risk of bias

Als een systematische review alléén RCT's includeert heeft deze een grotere bewijskracht dan wanneer niet-gerandomiseerde experimenten of observationele studies zijn geïncludeerd. In dat geval begint met een 'sterk niveau van bewijs'. Maar ook RCT's moeten volgens de regels der methodologische kunst worden uitgevoerd en dat wordt bekeken aan de hand van de risk of bias per studie. Als de systematische review vooral studies met een hoog risico op vertekening van de resultaten bevat (high risk of bias), dan doet dit afbreuk aan de bewijskracht. Men spreekt binnen de GRADE-systematiek dan van het 'downgraden' van de bewijskracht waardoor deze bijvoorbeeld nog maar beschreven wordt als 'beperkt niveau van bewijs.'

Betrouwbaarheid

De betrouwbaarheid van de (gepoolde effect) schatting wordt aangegeven door het betrouwbaarheidsinterval. Daarbij wordt natuurlijk eerst gekeken of het effect statistisch significant is. Maar ook als dat het geval is geeft een smal betrouwbaarheidsinterval een preciezere schatting van de grootte van het effect, waardoor de bewijskracht steviger wordt dat de geschatte grootte van het gevonden effect klopt, dan wanneer het betrouwbaarheidsinterval erg breed is.

Consistentie van het effect

Dit gaat om de vraag of steeds ongeveer hetzelfde effect wordt gevonden in een groep studies. Als dat het geval is heeft men meer vertrouwen in die uitkomst dan wanneer er sommige onderzoeken een groot effect laten zien en anderen helemaal geen. Vaak is dat ook al een reden om het effect niet statistisch te poolen over de studies. We zeggen dan dat de uitkomsten te heterogeen zijn. Deze heterogeniteit kan mogelijk veroorzaakt worden door verschillen in de patiëntenpopulatie, interventie of uitkomstmaten. De vraag of er sprake is van heterogeniteit kan het best worden beantwoord op basis van gezond verstand. Naarmate men strengere in- en exclusiecriteria hanteert, wordt de kans op heterogeniteit kleiner, maar de kans dat men geen onderzoeken overhoudt, wordt des te groter. Soms worden er ook verschillende effecten gevonden in studies die erg op elkaar lijken. We spreken dan van statistische heterogeniteit. Deze kan worden berekend, maar aan de interpretatie van die berekening zitten nogal wat haken en ogen. Indien de resultaten van studies niet consistent is wordt het niveau van de bewijskracht binnen GRADE ook weer een niveau lager, ofwel 'downgraded'.

Direct of indirect effect

Indirect bewijs wil zeggen dat er een conclusie wordt getrokken die niet direct over de onderzoeksvraag gaat. Een voorbeeld is onderzoek naar het effect van een cholesterolverlagend middel op het aantal gevallen van hart- en vaatziekten. Om dit vast te stellen kijkt men bijvoorbeeld meestal naar het effect op de hoogte van het cholesterol in het bloed, terwijl men eigenlijk wil weten of dit middel ook het aantal gevallen van hart- en vaatziekten vermindert. Dit soort 'afgeleide' maten worden ook wel intermediaire maten of proxy-uitkomsten genoemd. De mate waarin zo een intermediaire uitkomst nu ook daadwerkelijk iets zegt over de echte uitkomst bepaalt in zulke gevallen de waarde van het onderzoek. In dit geval kun je het effect op het cholesterolgehalte dan een vorm van indirect bewijs noemen voor de eigenlijke uitkomst: hart- en vaat ziekten. Het is helder dat indirect bewijs minder sterk is dan direct bewijs. In de GRADE-systematiek zal de bewijskracht ook weer een niveau lager uitvallen, ofwel worden 'downgraded' indien er sprake is van indirect bewijs.

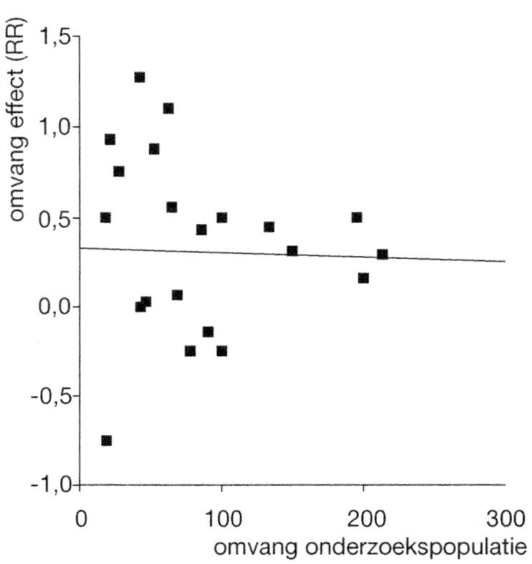

Figuur 25.1 *Funnelplot voor de schatting van publicatiebias.*

Publicatiebias

Publicatiebias houdt in dat er vertekening (bias) in de review optreedt doordat niet alle onderzoeken die bestaan zijn gepubliceerd, of dat niet alle publicaties zijn gevonden omdat ze in minder goed toegankelijke tijdschriften zijn gepubliceerd. Men gaat ervan uit dat het risico van publicatiebias het grootst is bij kleine studies waarin men geen of zelfs negatieve effecten vindt. Als een grafische presentatie (plot) wordt gemaakt van de relatie tussen de effectschatting en de omvang van de onderzoekspopulatie, krijgt men bij voldoende studies een soort trechtervorm van puntjes te zien: een 'funnelplot' (figuur 25.1). Als er erg veel puntjes ontbreken in het gebied van de kleine studies met geen of een negatieve uitkomst, kan er sprake zijn van publicatiebias. In de hier gepresenteerde figuur is dat niet of nauwelijks het geval. In dit geval zal de bewijskracht dus niet een niveau worden verlaagd voor het domein 'publicatiebias'. Kortom, op basis van deze vijf domeinen bepaalt men hoe sterk het bewijs is van de conclusie in een systematische review. Deze methode is nog vrij nieuw en levert tijdens de uitvoering vaak nog onderlinge discussie op bij de auteurs. Het is echter wel een expliciete methode waarbij de auteurs zelf mogen aangeven hoe sterk het bewijs is en daar transparant in moeten zijn, wat een groot voordeel is. Voordat we de GRADE-systematiek gebruikten werd ook de methode van de 'levels of evidence' veel gebruikt om de sterkte van het bewijs weer te geven. Deze indeling wordt nog steeds vaak in richtlijnen gebruikt. Soms ook is het aan de lezers of gebruikers van de systematische review om een beoordeling te geven aan de sterkte van het bewijs. Deze lieten zich nog meer dan de auteurs leiden door het feit of de uitkomst van de review hen beviel of niet.

Noodzaak van onderzoeksprotocol

Het is zeer belangrijk van tevoren een onderzoeksprotocol te maken, waarin bovenbeschreven stappen en de manier waarop men die gaat uitvoeren worden vastgelegd. Dit protocol beschrijft onder andere wie zich bezighouden met de informatieverzameling (reviewers, al dan niet inhoudsdeskundig), hoe de risk of bias van de onderzoeken wordt vastgesteld, en hoe dit in de eindconclusie wordt verwerkt. Binnen de Cochrane Collaboration is het zelfs verplicht en worden de protocollen voorafgaande aan de uitvoering van de review ook gepubliceerd in de Cochrane Library.

Mode of noodzaak?

Het is bekend dat het enige tijd duurt voordat resultaten van studies doordringen tot de kennis en praktijk van de behandelaars. In hoofdstuk 1 beschreven we al dat dit van alle tijden is, zelfs als het om nijpende problemen

gaat. Systematische reviews en meta-analysen kunnen een belangrijke rol spelen om die tijd te bekorten. Antman c.s. hebben in 1992 onderzocht hoe snel bevindingen uit wetenschappelijk onderzoek in medische tekstboeken terechtkomen.[6] Zij hebben gekeken naar de behandelingen en secundaire preventie van hart- en vaatziekten. Van streptokinase (een antistollingsmiddel) was in 1973 de effectiviteit al bekend, maar het middel werd pas in 1985 voor het eerst in de tekstboeken opgenomen als zijnde een adequate behandeling bij hart- en vaatziekten. Een ander voorbeeld betreft het middel lidocaïne (een middel tegen ventrikelfibrilleren). In vijftien onderzoeken tussen 1970 en 1987 (met in totaal 8745 gerandomiseerde patiënten) bleek lidocaïne niet effectief te zijn. Toch komt het middel als aanbevolen profylaxe tot 1990 (en misschien nu nog) voor in medische tekstboeken.
Uit het onderzoek van Antman c.s. bleek ook dat, waarschijnlijk doordat men niet op de hoogte was van al bestaande onderzoeken, er onnodig veel studies op een bepaald vakgebied zijn uitgevoerd.[6] Zo zijn er tussen 1959 en 1985 33 RCT's uitgevoerd naar het effect van streptokinase als trombolytische (antistolling)therapie. Als na acht RCT's een meta-analyse zou zijn uitgevoerd, zou een significante vermindering van het aantal overleden patiënten zijn gevonden door het gebruik van streptokinase (totaal 2432 patiënten gerandomiseerd). De 25 daarop volgende RCT's (totaal nog eens 34.542 patiënten gerandomiseerd) gaven in de meta-analyse geen verandering van het effect te zien. Al deze 34.542 patiënten zijn voor niets in trials opgenomen en aan de helft daarvan is een gunstige/effectieve behandeling onthouden. Eén opmerking moet hierbij wel worden gemaakt, namelijk dat bij deze meta-analysen niet is gekeken naar de risk of bias van de desbetreffende onderzoeken.
Concluderend kan worden gesteld dat de resultaten van systematische reviews van belang zijn voor zowel behandelaars als patiënten, zodat niet onnodig lang niet-effectieve behandelingen worden voorgeschreven of effectieve behandelingen worden onthouden aan patiënten. Een andere les die kan worden getrokken uit dit verhaal, is dat men *altijd* een systematische review moet uitvoeren alvorens men aan een nieuwe effectstudie begint. Deze review heeft niet alleen als functie te kijken of de onderzoeksvraag misschien al beantwoord is, maar kan ook goede sturing geven aan de keuze van onderzoekspopulatie, interventie en uitkomstmaten.

Cochrane Collaboration en evidence-based medicine

Steeds meer systematische reviews worden uitgevoerd onder de vlag van de Cochrane Collaboration (CC). De in 1992 opgerichte CC is genoemd naar Archie Cochrane, een Britse arts-epidemioloog die schreef dat het een schande was dat hulpverleners niet op de hoogte waren van de onderzoeksbevindingen in hun eigen vakgebied. De CC is een internationaal samenwerkingsverband van een sterk groeiend aantal wetenschappers. Het doel van deze organisatie is het systematisch verzamelen van informatie uit (effect)studies en vervolgens het in kaart brengen van de effectiviteit van behandelingen in alle takken van de gezondheidszorg in een actuele systematische review. Deze systematische reviews en alle RCT's worden verzameld in de Cochrane Library (http://www.cochrane.org). Het uitvoeren van systematische reviews wordt gestimuleerd en gecoördineerd, zodat zo weinig mogelijk studies dubbel worden gedaan. Bovendien inventariseert de CC de zogenaamde 'witte vlekken', gebieden waar nog weinig RCT's zijn gedaan en niet of nauwelijks systematische reviews voorhanden zijn.
Volgens de CC dient voornamelijk die zorg te worden aangeboden waarvan de effectiviteit is aangetoond ('evidence-based medicine'). Evidence-based medicine of evidence-based practice betekent letterlijk het geven van die zorg die is gebaseerd op wetenschappelijk bewezen effectiviteit. Systematische reviews en meta-analysen leveren hiervoor de basis ofwel de 'evidence'. Deze kennis over de ef-

fectiviteit wordt vervolgens in richtlijnen en behandelstandaarden opgenomen.

Beschouwing

Met de niet-aflatende vraag om kosteneffectieve zorg is er behoefte om evidence-based practice door te voeren in alle aspecten van zorg. Vooral de overheid en zorgverzekeraars spelen hierin een grote rol. Alleen het publiceren van resultaten is niet voldoende om de praktijk te veranderen of te beïnvloeden. Het samenvatten van de aanwezige onderzoeksgegevens in systematische reviews en deze gebruiken bij het opstellen van behandelstandaarden en richtlijnen zijn methoden om de paramedische zorg optimaal gebruik te laten maken van de aanwezige kennis op het gebied van zowel effectstudies als prognostische en diagnostische studies. De paramedische zorg is wat dit betreft op de goede weg.

Literatuur

1 Beckerman H, Bouter LM, editors. Effectiviteit van fysiotherapie: een literatuuronderzoek. Maastricht: Rijksuniversiteit Limburg, Vakgroep Epidemiologie; 1991.
2 Beckerman H, Bie RA de, Bouter LM, Oostendorp RAB. De effectiviteit van lasertherapie bij aandoeningen van het bewegingsapparaat en de huid: een meta-analyse van patiëntgebonden onderzoek. Ned Tijdschr Fysiother. 1990;100: 306-6.
3 Verhagen AP, van Heest M, Have D van der, Lenssinck M-L.B. Berger MY, Verkerk K, Passchier J, Koes BW. Het effect van fysiotherapie en manipulaties bij volwassenen met spanningshoofdpijn; een update van een systematische review. Ned Tijdschr Fysiother. 2009;119:85-92.
4 Verhagen AP, Vet HCW de, Bie RA de, Kessels AGH, Boers M, Bouter LM, et al. The Delphi list: a criteria list for quality assessment of randomized clinical trials for conducting systematic reviews developed by Delphi consensus. J Clin Epidemiol. 1998;51:1235-41.
5 Guyatt G, Oxman ADD, Akl EA et al. Introduction – GRADE evidence profiles and summary of finding tables. J Clin Epidemiol. 2011;64: 383-94.
6 Antman EM, Lau J, Kupelnick B, Mosteller F, Chalmers TC. A comparison of results of meta-analyses of randomized control trials and recommendations of clinical experts. JAMA. 1992;268:240-8.

Over de redactie

Raymond Ostelo (1968) is fysiotherapeut en klinisch epidemioloog. In 2002 promoveerde hij aan de Universiteit Maastricht op het proefschrift *Rehabilitation following lumbar disc surgery*. Tijdens dit promotietraject was hij ook werkzaam aan de Hogeschool Zuyd, opleiding Fysiotherapie, waar hij onderwijs ontwikkelde en verzorgde op het gebied van de onderzoeksmethodologie en evidence-based practice. Sinds 2002 is Ostelo werkzaam bij het EMGO$^+$ Instituut van het VU/VU medisch centrum waar hij sinds 2007 als Universitair Hoofddocent is aangesteld. Tussen 2004 en 2007 was hij als lector Paramedische Zorg verbonden aan de Hogeschool van Amsterdam. Hij verricht en coördineert onderzoek naar de effectiviteit en kosteneffectiviteit van paramedische behandelingen. Daarnaast is hij betrokken bij klinimetrisch onderzoek. Raymond Ostelo is (mede)auteur van meer dan tachtig internationale 'peer reviewed' publicaties en meer dan dertig nationale publicaties. Verder werkte hij mee aan het opstellen van diverse richtlijnen voor lage-rugklachten en is lid van verschillende editorial boards van internationale wetenschappelijke tijdschriften. Hij was betrokken bij de organisatie van meerdere nationale en internationale congressen. Raymond Ostelo heeft ruime ervaring in het onderwijs aan met name Research Master studenten en promovendi op het gebied van epidemiologie en onderzoeksmethodologie.

Arianne Verhagen (1959) is fysiotherapeut, manueel therapeut en klinisch epidemioloog. In oktober 1999 behaalde ze haar doctorstitel aan de Universiteit Maastricht. Vanaf juni 1999 was ze werkzaam als postdoc en later als universitair docent van de afdeling Huisartsgeneeskunde op het Erasmus MC in Rotterdam. Sinds maart 2009 is ze tevens werkzaam als lector diagnostiek aan de Avans Hogeschool in Breda. Op beide werkplekken coördineert ze onderzoek op het gebied van het bewegingsapparaat in de eerstelijnszorg, met name onderzoek op het gebied van nekklachten, whiplash, klachten van de arm, nek en schouder. Verder houdt ze zich bezig met de ontwikkeling van methodologie van gerandomiseerd onderzoek en systematische reviews. Arianne Verhagen is (mede)auteur van ongeveer honderdveertig internationale wetenschappelijke publicaties en meer dan zeventig Nederlandstalige publicaties, en is co-promotor bij acht promovendi. Ze is sinds 2008 lid van de Advisory Board van de Cochrane Back Review Group en sinds 2012 lid van de editorial board van de Journal of Physiotherapy.

Riekie de Vet (1956) is klinisch epidemioloog. Ze begon haar wetenschappelijke carrière bij de capaciteitsgroep Epidemiologie van de Universiteit Maastricht (1981-1999). Vanaf 2000 werkt ze bij het EMGO Instituut van het VU medisch centrum te Amsterdam, waar ze tot 2010 het onderzoeksprogramma 'Klachten aan het bewegingsapparaat' coördineerde. Ze was (en is) betrokken bij de opzet en uitvoering van een groot aantal gerandomiseerde onderzoeken op het gebied van klachten aan het bewegingsapparaat. Vanaf 2002 is ze hoogleraar in de Klinimetrie en ze richt haar onderzoek op de kwaliteit van metingen en meetinstrumenten. Verder is ze betrokken bij de (nadere) ontwikkeling van de methodologie van systematische reviews, gerandomiseerd onderzoek, prognostisch onderzoek en van systematische reviews naar de kwaliteit van meetinstrumenten. De Vet is (mede)auteur van meer dan driehonderd internationale wetenschappelijke publicaties en ze was (co)-promotor van zeventien promovendi. Ze heeft ruime ervaring in het onderwijs en geeft met name onderwijs aan promovendi op het gebied van systematische reviews en klinimetrie. De Vet is lid van de Gezondheidsraad en van de wetenschappelijke adviesraad van het Anna Fonds|NOREF.

Register

Printed in Dunstable, United Kingdom

91343459R00121